Stefan Weinmann

Erfolgsmythos
Psychopharmaka

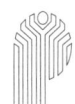

Stefan Weinmann

Erfolgsmythos Psychopharmaka

Warum wir die Medikamentenbehandlung in der Psychiatrie neu bewerten müssen

Psychiatrie-Verlag

Stefan Weinmann
Erfolgsmythos Psychopharmaka. Warum wir die Medikamentenbehandlung
in der Psychiatrie neu bewerten müssen
1. Auflage 2008
ISBN 978-3-88414-455-8

Bibliografische Information der Deutschen Nationalbibliothek
Die Deutsche Nationalbibliothek verzeichnet diese Publikation in der Deutschen
Nationalbibliografie; detaillierte bibliografische Daten sind im Internet über
http://dnb.d-nb.de abrufbar.

Bibliographic information published by Die Deutsche Nationalbibliothek
Die Deutsche Nationalbibliothek lists this publication in the Deutsche Nationalbibliografie;
detailed bibliographic data is available in the Internet at http://dnb.d-nb.de.

Psychiatrie-Verlag im Internet: www.psychiatrie-verlag.de

Bei Medikamenten, die in diesem Buch ohne besondere Kennzeichnung aufgeführt sind, kann es
sich um gesetzlich geschützte Warenzeichen handeln, die nicht ohne Weiteres benutzt werden
dürfen.

Lektorat: Uwe Britten, textprojekte, Geisfeld
Umschlag: Petra Nyenhuis, Bonn, unter Verwendung eines Fotos von www.photocase.de
Typografiekonzept: Iga Bielejec, Nierstein
Satz: Psychiatrie-Verlag, Bonn
Druck und Bindung: CPI – Clausen & Bosse, Leck
Zum Schutz von Umwelt und Ressourcen wurde für dieses Buch
FSC-zertifiziertes Papier verwendet.

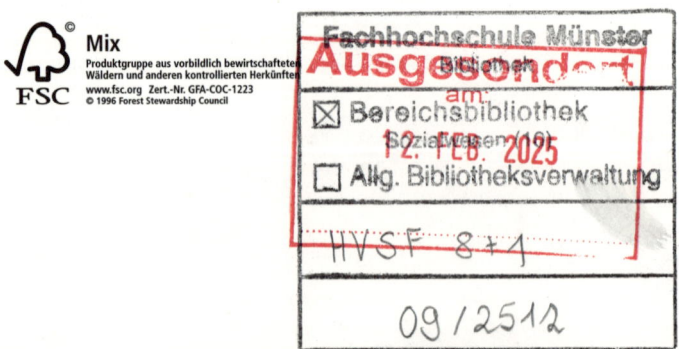

1 Über die Unverzichtbarkeit der Psychopharmaka – Einleitung

»Die psychiatrische Theorie ist vielleicht nicht sehr viel mehr als eine Sammlung von Begründungen für die breite Verwendung von Medikamenten ...«
(Gelman 1999, eigene Übersetzung)

Die Psychiatrie gibt es nicht. Psychiatrisches Handeln kann und wird von Ort zu Ort und zu unterschiedlichen Zeiten verschieden sein. Die Art von Psychiatrie, wie sie derzeit in vielen Kliniken, Arztpraxen und psychiatrischen Zentren bei uns und zunehmend auch in nichtwestlichen Ländern praktiziert wird, besteht im klinischen Alltag zu einem bedeutenden Teil aus der Verschreibung des richtigen Medikamentes. Ein Großteil der ärztlichen Tätigkeit wird auf die Indikationsstellung, die Auswahl, die Beurteilung der Wirkung, die Sicherung der Compliance und die Behandlung der Nebenwirkungen von Psychopharmaka verwendet. In der Routineversorgung sind Medikamente bei vielen Kontakten zwischen Psychiatern oder anderen Ärzten und den von einer psychischen Erkrankung Betroffenen zentral und beeinflussen die Art der Kommunikation und Interaktion erheblich. Psychopharmaka können wichtige und segensreiche Medikamente sein, wenn sie sinnvoll eingesetzt werden. Im gegenwärtigen Versorgungssystem sind sie unverzichtbar.

Jedes Medikament, das einen signifikanten Nutzen in der Behandlung von psychischen Problemen bei einem akzeptablen Nebenwirkungsspektrum besitzt, sollte für Menschen, die davon profitieren, verfügbar sein. Zu jedem Medikament sollte es jedoch auch über die kurzfristige Wirkung hinausgehende Informationen geben, denen die Betroffenen und ihre Behandler vertrauen können. Eine von vielen psychiatrisch Tätigen über alle ideologischen Grenzen hinweg geteilte Sorge ist gegenwärtig, dass unser Bild von der Wirksamkeit der verfügbaren Psychopharmaka, das manche Hersteller und Meinungsführer des Fachgebiets verbreiten, unvollständig ist. Ebenso ein Grund zur Sorge ist, dass sich die »Nebenwirkungen« langfristiger Medikation bei schwer psychisch Erkrankten nicht auf die direkten körperlichen Effekte beschränken, sondern auch tiefgreifende und nicht immer positive Auswirkungen auf die Teilhabe am sozialen Leben und die Beziehungsgestaltung haben können. Diese Auswirkungen sind meist nicht beabsichtigt und erhalten wenig Aufmerksamkeit, sie werden nicht selten ausgeblendet oder in Kauf genommen, da Medikamente Symptome lindern und die Erkrankungen selbst oft in relevanter Weise die Teilhabe am gesellschaftlichen Leben beeinträchtigen oder verändern.

Viele Betroffene spüren, dass Psychopharmaka eine wichtige Funktion *bei ihren Verschreibern selbst* haben. Sie ahnen, dass sie auch zu *deren* Stabilisierung beitragen. Medikamente geben auch Ärzten Sicherheit. Von dieser Rolle der Medikamente in der Begegnung von Arzt und psychisch Erkranktem, von ihren forschungsgeschichtlichen Hintergründen und Auswirkungen sowie von der Art, wie wissenschaftliche »Evidenz« in diesem Bereich geschaffen wird, handelt dieses Buch. Die Rolle der Psychopharmaka zu überdenken bedeutet auch, die Art und Weise psychiatrischer Tätigkeit im Hinblick auf eine Orientierung an *Recovery*, dem Prozess der »Rückkehr zum Normalzustand« (AMERING/SCHMOLKE 2007), zu überdenken.

Es gibt kaum Zweifel, dass viele Menschen in Ländern unterschiedlichster Breitengrade und ökonomischer Leistungsfähigkeit an vielfältigen psychischen Problemen leiden, die als »behandlungsbedürftig« betrachtet werden. Doch wie soll der über die letzten Jahrzehnte postulierten Zunahme psychischer Erkrankungen begegnet werden? Die Zuständigkeit der Psychiatrie als Teilgebiet der Medizin für Probleme, die als *psychiatrische* oder neuerdings als *neuropsychiatrische* erkannt werden, wird oft mit der Verfügbarkeit effektiver Behandlungsmaßnahmen gerechtfertigt. Diese Argumentationsfigur ist durchaus nicht neu. Wie der Soziologe Alain Ehrenberg zeigte, gab es aus den Reihen der Psychiater in den 60er Jahren des 20. Jahrhunderts unmittelbar vor der Ausweitung des Einsatzes von Antidepressiva dieselbe Argumentation einer zu geringen Erfassung depressiver Erkrankungen in der Bevölkerung. Es wurde an verschiedenen Stellen darauf hingewiesen, dass erst mit der Etablierung der Antidepressiva die Depression als Erkrankung in ihrer heutigen Form wahrgenommen wurde. Dies bedeutet nicht, dass mit der Verfügbarkeit von Antidepressiva auch eine neue Erkrankung *geschaffen* wurde, aber das Bewusstsein für diese spezifische Symptomkonstellation, die eine Depression ausmacht, stieg rasant an. Ehrenberg schreibt hierzu:»Alles wird zur Depression, weil Antidepressiva auf alles wirken. Man kann alles behandeln, man weiß aber nicht mehr genau, was heilbar ist.« (EHRENBERG 2004, S. 227) Die Depression in jener Form, wie sie in den vom westlichen Blick geprägten Diagnosesystemen ICD (International Classification of Diseases) und DSM (Diagnostic and Statistical Manual of Mental Disorders) mit ihren typischen Kriterien beschrieben ist, kann keineswegs als kulturübergreifend und universal angesehen werden. Denn der Schwerpunkt auf der *psychologischen* Beschreibung und dem innerseelischen Erleben einer Depression (mit ihrer niedergedrückten Stimmung, den Gefühlen von Schuld, Verzweiflung und Insuffizienz etc.) fehlt in den Betrachtungsweisen vieler nichtwestlicher Kulturen, in denen die körperlichen Beschwerden im Vordergrund stehen. Und körperliche Beschwerden können von psychischen nicht scharf getrennt werden, sondern beeinflussen sich gegenseitig. Die transkulturelle Psychiatrie hat gut herausgearbeitet, dass somatische Probleme schneller vorübergehen können, wenn psychologische Repräsentationen (in der Vorstellung vorhandene Bilder) fehlen, und ohnehin muss die therapeutische Herangehensweise durch die jeweilige Kultur legitimiert sein (MARSELLA 1980).

Die Symptome einer Erkrankung wie der Depression und ihre klinische Präsentation werden durch die Kultur bestimmt, ebenso wie deren Behandlung. Es scheint ein spezifisches Charakteristikum unserer Kultur zu sein, dass insbesondere die für die jeweilige Indikation zugelassenen oder außerhalb des Anwendungsbereiches verschriebenen Medikamente den *legitimierten Zugang zur Erkrankung* darstellen – gestützt von vielen verfügbaren wissenschaftlichen Studien, jedoch ohne klare Vorstellung vom Wirkmechanismus. Wenn sich die gegenwärtige medizinische Herangehensweise an psychische Probleme als die »wissenschaftliche« bezeichnet, dann sollte sie jedoch auch die psychosoziale Wirkung ihrer Kernbestandteile, der Medikamente, als säkularer *Rituale* erforschen, so wie die Heilungsrituale in anderen Kulturen Objekte unserer Forschung geworden sind.

In ähnlicher Weise wie die Depression ist gegenwärtig die Demenz vom Alzheimer-Typ in den Medien präsent. Die breite Wahrnehmung der Symptome der Alzheimer-Demenz als Ausdruck einer psychiatrischen Erkrankung erfolgte nicht unmittelbar mit der Publikation der vielfältigen Ergebnisse neurobiologischer Demenz-Forschung, sondern *erst parallel* zur Verfügbarkeit medikamentöser Therapieoptionen: den Cholinesterasehemmern. Da diese Medikamente teuer sind und nur eine sehr begrenzte Wirksamkeit zeigen, wurden sie in letzter Zeit bezüglich ihres Nutzens streng überprüft, um Aufnahme und Verbleib im Leistungskatalog der Krankenversicherung oder der nationalen Gesundheitsdienste zu rechtfertigen. Obgleich die meisten Fachleute zugestehen, dass sie nur gering und zudem lediglich symptomatisch wirksam sind, ist ein wichtiges Argument *gegen* eine Begrenzung ihres Einsatzes die Sorge, dass den Ärzten dann kaum Therapien zur Verfügung stehen und dass das öffentliche Interesse an der Erkrankung schwinden könnte. Dies könnte zur Folge haben, dass auch nichtmedikamentöse Therapien in geringerem Maße angewendet würden.

Auch dieses Argument impliziert, dass ärztlich-psychiatrisches Handeln seine Rechtfertigung in erster Linie aus dem Einsatz von Medikamenten gewinnt und dass eine Legitimationskrise befürchtet werden müsste, wenn der Stellenwert der Psychopharmaka zu kritisch hinterfragt würde. Ärzte können aber weit mehr sein als Experten für Medikamente.

Vergleichbare Argumentationsmuster finden sich in vielen Bereichen der Psychiatrie. Die soziale Phobie und die Aufmerksamkeitsstörungen im Erwachsenenalter (ADHS) sind diagnostische Kategorien, die vor einigen Jahrzehnten nicht vorhanden waren. Auffallend hoch schlagen die Wellen der medialen Bewusstmachung (sogenannte *Awareness*-Kampagnen), wenn sie mit der Verfügbarkeit neuer Medikamente oder einer Zulassungserweiterung einhergehen. Die Depressionskampagnen haben vielen Menschen geholfen, wirksame Behandlung zu bekommen und endlich zu ihrem psychischen Problem zu stehen, ohne stigmatisiert zu sein. Aber sie haben eben auch Nebenwirkungen, insbesondere wenn soziale Probleme psychologisiert und unangemessene Hoffnungen auf Heilung geweckt werden und die Behandlung zu einer unter Umständen lebenslangen Betreuung führt.

Viele psychiatrische Klassifikationen weisen auf ein für unsere westliche Kultur charakteristisches Verständnis nicht nur von psychischen Auffälligkeiten, sondern insbesondere von der Art des Umgangs mit ihnen hin.

Dieses Grundverständnis ist in subtiler Weise Werbestrategien unterworfen, die unser soziales Handeln inner- und außerhalb des medizinischen Systems beeinflussen und den Bereich des Denkbaren und somit unsere Handlungsoptionen erweitern oder eingrenzen. Neu ist nicht der Begriff der biologischen Psychiatrie (mit seiner Dominanz vorwiegend biologischer Erklärungsmodelle für psychische Erkrankungen). Biologische Forschung war schon immer von großer Bedeutung in der Psychiatrie und biologische Erklärungen hat es immer gegeben. Einige Hypothesen wurden sogar in jüngster Zeit durch hervorragende Forschungsergebnisse bestätigt. Bedeutsam ist jedoch die aus der somatischen Medizin in die Psychiatrie übertragene Schlussfolgerung, dass Probleme, bei denen biologische Auffälligkeiten gefunden werden konnten, auch primär biologische Therapien zur Folge haben müssen und dass die medikamentöse Therapie wie bei einem Diabetes mellitus einen eindeutig lokalisierbaren Defekt ausgleicht.

Durch die Neurobiologie bietet sich der Psychiatrie die Gelegenheit, mit den sonstigen biomedizinischen Fächern gleichzuziehen und vergleichbare Legitimationen und Erfolge zu verbuchen. Somit wird aus einem Bereich, in dem Begriffe wie »Bedeutung«, »Sinn«, »Leiden« und »persönliche Erfahrung« eine besondere Rolle spielen, ein Teilaspekt der Medizin, in dem die sichtbaren psychopathologischen Zustände auf »natürliche« Störungen zurückgeführt werden. Wie in dem meisten anderen Bereichen der Biomedizin werden sowohl das Paradigma einer klaren, nachvollziehbaren Kausalkette, die als wahr angesehen wird, übernommen als auch Verhaltensauffälligkeiten, Gefühle, (soziales und persönliches) Leid, Denkmuster, soziale Ausgrenzung und Verlusterfahrungen ihres kulturellen »Überbaus« entkleidet. Der Arzt wird dazu ausgebildet, die subjektive und biografische Erfahrung im Zusammenhang mit der Erkrankung insbesondere als Ausdrucksform der Grunderkrankung, als sekundär, wenig richtungweisend und die eigentlichen Pathologien auf der Gehirnebene nur modulierend zu betrachten.

Dass eine Erkrankung, insbesondere eine psychische Erkrankung, im Kern soziale Beziehungen beeinflusst, vielleicht sogar im Wesentlichen eine Veränderung von Beziehungen und Netzwerken darstellt und das gesamte moralische und kulturelle Bedeutungssystem der Betroffenen und ihrer Umgebung mit einbezieht, das ist eine von der modernen biologisch orientierten Psychiatrie unbewältigte Herausforderung. Im Kampf um praktisch umsetzbare Erkenntnis, Anerkennung und Legitimität, aber auch aus dem Handlungs- und Leidensdruck der akuten Notsituation der psychiatrischen Kontakte heraus wird oft übersehen, dass psychiatrische Institutionen auch einem politischen und gesellschaftlichen Auftrag verpflichtet sind. Sie haben die auch von ihr selbst geforderten (immer weiter ins soziale Leben hineinreichenden) Aufgaben deshalb übertragen bekommen, weil in der gegenwärtigen Phase politisch-ökonomischer Transformation soziale, psychische und Verhaltensprobleme oft als direkte Auswirkungen gesellschaftlicher Veränderungen erscheinen (KLEINMAN 1997). Die soziale Situation wird aber als gegeben und kaum beeinflussbar hingenommen – der natürliche Angriffspunkt ist der Symptomträger.

Die Behauptung, psychische Erkrankungen seien zunehmend besser erkennbar und vor allem auch besser behandelbar, ist in Zeiten steigender Prävalenz dieser Erkrankungen sehr schwer nachzuweisen. Eine Vielzahl von Untersuchungen zeigt die unerklärt starke Zunahme oder zumindest fehlende Abnahme psychischer Erkrankungen *trotz* Verfügbarkeit wirksamer Therapieverfahren (KESSLER u. a. 2005 a; KESSLER u. a. 2005 b). Katamnese-Studien, in denen Studienteilnehmer über mehrere Jahre wieder kontaktiert wurden, und historische Vergleiche weisen darauf hin, dass in Zeiten, in denen weniger (medikamentöse) Behandlungsoptionen zur Verfügung standen, die Verläufe schwerer psychischer Störungen zumindest nicht schlechter waren. Richard Warner von der Universität Boulder in Colorado (USA) zeigte eindrucksvoll, dass der Einfluss der Medikation auf den Langzeitverlauf der Schizophrenie bei weitem überschätzt würde und dass es vor allem die soziale Situation vor der Diagnose und nicht die klinische Ausprägung ist, die über die Gesundheitsprognose entscheidet (WARNER 2004). Seiner Meinung nach war die politisch-ökonomische Situation auf der Makroebene der wesentliche Faktor, der zu einem günstigen oder ungünstigen Verlauf und zur Veränderung der Gesundungsraten über verschiedene Zeiten hinweg beitrug.

Ein substanzieller Beitrag zur Reduktion der *gesamten* Last an psychischen Erkrankungen in einem Land durch eine Erhöhung nicht nur der Zahl der verschriebenen Medikamente, sondern der Behandlungsprävalenz insgesamt muss erst noch nachgewiesen werden. Vielleicht aber kann dies vom Behandlungs- und Versorgungssystem auch gar nicht erwartet werden, da ja zum Beispiel die Verbesserung der Behandlung von chronischen körperlichen Erkrankungen wie Diabetes mellitus, Herz-Kreislauf-Erkrankungen oder bestimmten neurologischen Erkrankungen wie Schlaganfall zu einer Minderung der krankheitsspezifischen Sterblichkeit geführt hat und damit durch die Verlängerung der Lebenszeit der Betroffenen zu einer erhöhten Zahl der Erkrankten.

Erwartet werden darf allerdings eine Verbesserung der Lebensqualität und des Krankheitsverlaufs. Klinikern kann die ausgeprägte Diskrepanz zwischen der benachteiligten sozialen Situation schwer psychisch Erkrankter und der optimistischen Einschätzung der Hersteller von Medikamenten nicht entgehen. Ein Großteil dieser Diskrepanz wird, bisher ohne gute Evidenz, der unzureichenden Früherkennung psychischer Störungen, der mangelnden Compliance der Betroffenen (Patienten oder auch Ärzte) und oft auch der Schwere der Erkrankung oder ungünstigen sozialen »Rahmenbedingungen« angelastet. Die Probleme der Früherkennung selbst werden allerdings eher selten den unklaren und wissenschaftlich durchaus nicht unumstrittenen Konstrukten der verschiedenen Diagnosekategorien zugerechnet. Ebenso selten wird hintergefragt oder beforscht, welche soziale Bedeutung und welche kulturellen Implikationen die breite psychopharmakologische Behandlung besitzt, obwohl sich in der neueren wissenschaftlichen Literatur Hinweise darauf häufen, dass eine grundsätzliche Neubewertung des Nutzens bestimmter Psychopharmaka anstehen könnte (Moncrieff 2002; Moncrieff /Kirsch 2005). Darauf weist auch der Arzneiverordnungsreport hin, der aufgrund der schwierigen Interpretation der Studien dafür plädiert, etwa bei der Depression den Stellenwert der Antidepressiva im therapeutischen Gesamtkonzept neu zu überdenken (Schwabe/Paffrath 2007, S. 828).

B. Müller-Oerlinghausen (2005), der ehemalige Vorsitzende der Arzneimittelkommission der deutschen Ärzteschaft, schreibt in einem viel geschmähten Leserbrief auf einen kritischen Artikel der Zeitschrift *arzneimitteltelegramm* zur Wirksamkeit von Antidepressiva: »Ihr Artikel über die sehr geringe, wenn man genauer hinschaut (wie es zum Beispiel die FDA getan hat) gegen null gehende Wirksamkeit von Antidepressiva und insbesondere auch von SSRI als gemitteltes Ergebnis aller Studien [...] hat sicher viele Leser [...] schockiert. Dennoch entspricht er einer sich auf Daten und auf ärztliche Erfahrungen stützenden, in jüngster Zeit vernehmlicher gewordenen Argumentation und auch meiner eigenen diesbezüglich zunehmend kritischer gewordenen Position, mit der ich freilich bei den meisten psychiatrischen Fachkollegen auf bares Unverständnis stoße. Es wird dann allemal das Argument hervorgezogen, dass, wenn man solche Ansichten publik mache, die mühsam erreichte geschärfte Wahrnehmung der Diagnose Depression und die Realisierung des Wissens um ihre grundsätzliche Behandelbarkeit antagonisiert würden und man wieder ansteigende Suizidziffern zu erwarten habe [...]. Ich möchte nicht ausschließen, dass wir in der Zukunft eine Reevaluation des tatsächlichen Stellenwertes von Antidepressiva bei differenzierten Zielpopulationen bekommen werden, wie wir sie jetzt bei dem Thema ›Hormone in den Wechseljahren‹ erleben.«

Wir leben in der Zeit sogenannter evidenzbasierter Medizin. Therapien haben eine Bringschuld bezüglich ihres Nutzens (Weinmann 2007). Für die Bewertung des Stellenwertes psychopharmakologischer Behandlung ist allerdings die Definition von *Nutzen* und *Schaden* entscheidend. In der einen Perspektive kann die Auswirkung einer medizinischen Maßnahme positiv, in einer anderen negativ erscheinen. Wenn die Frühdiagnose einer Erkrankung mittels eines Screeningprogramms bei Vorliegen einer wirksamen Therapie erfolgt, kann Lebensqualität verbessert und Sterblichkeit verringert werden. Wenn keine verfügbare lebensverlängernde oder lebensqualitätsverbessernde Therapie existiert, wird mittels Früherkennung oft nur die Zeit in Sorge und Unsicherheit verlängert oder es werden inadäquate und schädliche Therapieversuche unternommen.

Wenn man in der Psychiatrie Nutzenkategorien verwendet, die aus einer einzelnen zwar bedeutsamen, aber nur *eine* Perspektive widerspiegeln-

den Forschungsdimension entstanden sind, dann kann das Phänomen
auftreten, dass im Grunde nur das gefunden wird, wonach man gesucht
hat:»getting what you ask for« (DEMYTTENAERE/DE FRUYT 2003).

Wenn beispielsweise eine die stationären Aufenthalte verkürzende oder eine
verhaltenssteuernde Wirkung von Antipsychotika im Vordergrund der
Betrachtungsweise steht, dann kann letztlich nur eine Bestätigung aus der
wissenschaftlichen Literatur erwartet werden, auch wenn der Nachweis
eines breiten positiven Einflusses auf das *Leben* der Betroffenen ausstehen
mag.

Wenn die Schizophrenie in Fortschreibung der Kraepelin'schen Krankheitskonzepte, die vor vielen Jahrzehnten im deutschen Kaiserreich aufgestellt
worden waren, weiterhin grundsätzlich als schwere biologisch determinierte Erkrankung aufgefasst wird, die lebenslang bestehen bleibt und einen
meist ungünstigen Verlauf nimmt, dann kann es als Erfolg gelten, wenn
Betroffene in einer Werkstatt für behinderte Menschen für keine oder nur
eine symbolische Bezahlung arbeiten können und keine übermäßig störenden Verhaltensweisen zeigen. Inwiefern die Umgangsweise mit schwerer psychischer Erkrankung selbst allerdings deren *Verlauf* beeinflusst, ist
schwer nachzuweisen. Vielfältige Hinweise aus der Literatur und klinische
Erfahrungen in verschiedenen psychiatrischen Systemen deuten darauf
hin, dass der Verlauf psychischer Auffälligkeiten eventuell weniger von
den verabreichten Medikamenten und Interventionen, sondern vielmehr
von der grundsätzlichen Haltung und Orientierung aller an der psychiatrischen Versorgung Beteiligten, der Angehörigen und der weiteren sozialen
Umgebung abhängt. Es gibt eine Wechselwirkung zwischen der positiven,
die Gesundung und Reintegration (Recovery) fördernden Sichtweise und
günstigen Verläufen. Dies ist mittlerweile auch in internationalen Veröffentlichungen unumstritten (RESNICK u. a. 2005):

>»Wir denken, dass es eine wechselseitige Beziehung gibt zwischen einer
>auf Genesung und Rückkehr zum Normalzustand (Recovery) gerich-
>teten Haltung und den positiven klinischen Verläufen, die das Ziel
>evidenzbasierter Behandlungspraxis sind.« (Eigene Übersetzung)

Dennoch hat sich die Behandlungspraxis an vielen Orten erst leicht verändert oder es wird versucht, lediglich einzelne Elemente einer größeren

Betroffenenbeteiligung zu wagen. Ein Beispiel hierfür ist das *shared decision making*, die partizipative Entscheidungsfindung, die sich allerdings oft auf die Auswahl der Psychopharmaka beschränkt. Häufig entsteht der Eindruck, dass die für die Behandlungsplanung relevante Grundannahme diejenige ist, dass Menschen mit einer schweren psychischen Störung in erster Linie ihre Erkrankung und die mit ihr in Zusammenhang gebrachten Symptome mittels Medikamenten *bekämpfen* müssen. Nur wenn die Symptome verschwinden, kann von einer Besserung oder Bewältigung ausgegangen werden. Diese sehr enge, aber dominierende Ansicht vom Leben der Personen mit einer schweren psychischen Erkrankung spiegelt offensichtlich nicht das Verständnis von *Recovery* wider, das Voraussetzung für eine erfolgreiche Rehabilitation ist (Davidson u. a. 2005).

Eine nüchterne Schlussfolgerung aus dieser Erkenntnis könnte die grundsätzliche Neubewertung des Einsatzes verschiedener Psychopharmaka sein – und sowohl das Nachdenken über deren Wirkmechanismus jenseits von Wirkungen auf Rezeptoren als auch die Einbeziehung der Betroffenen mit ihrem soziokulturellen Bedeutungssystem. Einen Anstoß hierfür möchte das vorliegende Buch geben. Es erhebt nicht den Anspruch einer vollständig wissenschaftlichen Publikation, sondern nimmt einen Standpunkt ein. Dadurch ist es angreifbar. Es ist nicht aus der Betroffenen- oder Angehörigenbewegung entstanden, sondern aus der Reflexion der psychiatrischen Praxis. Gegenwärtig wird diese psychiatrische Praxis von vielen Seiten einer Neubewertung unterworfen und oft sind die Positionen verhärtet und bewirken eher eine Konfrontation als eine Annäherung.

Eine der zentralen Thesen dieses Buchs ist, dass die Behauptung einer spezifischen Wirkung vieler Psychopharmaka nicht zu halten ist. An ihr festzuhalten gehört jedoch zu den Ritualen moderner Psychiatrie und ist Teil der aktuellen Definition des Fachgebietes. Sich ihr zu entziehen fällt jedem praktisch tätigen Psychiater schwer – erscheint jedoch notwendig, um dem Fachgebiet eine Fortentwicklung zu ermöglichen. Um zu einem gesundungsfördernden Umgang mit schwerer psychischer Erkrankung zu gelangen und die Sicht der Betroffenen angemessen zu berücksichtigen, müssen wir die Unzulänglichkeiten der bisherigen Behandlungs- und Versorgungsstruktur betrachten – und untersuchen, wie und warum der

Mythos bahnbrechender Erfolge der Psychopharmaka entstanden ist und warum er immer noch aufrechterhalten wird. Wir müssen auch untersuchen, warum in unserer Kultur oder in anderen Kulturen praktizierte und teilweise erfolgreiche alternative Strategien zur Bewältigung psychischer Verletzlichkeit und ihrer individuellen und sozialen Folgen bisher von vielen Psychiatern und anderen Therapeuten weitgehend ausgeblendet wurden. Dieses Buch will nicht die Verschärfung unterschiedlicher Argumente oder eine Polemisierung, sondern einen gegenseitigen Perspektivwechsel fördern, der einer Annäherung vorausgehen muss.

Das Buch gliedert sich in folgende Kapitel:

Zunächst wird dargestellt, welche Argumente die These von der Notwendigkeit und universellen Wirksamkeit von Psychopharmaka bei schweren psychischen Erkrankungen stützen. Dabei werden die derzeit gültigen Diagnosesysteme betrachtet, die von der jeweiligen Vorstellung von »Normalität«, von der Ausprägung der erfassten Symptome, von neurobiologischen Hypothesen, aber auch von der Verfügbarkeit der Medikamente beeinflusst werden (Kapitel 2). Ein Schlüssel für die zunehmende Verbreitung medikamentöser psychiatrischer Behandlung liegt sicherlich auch in der Art und Weise, wie wissenschaftliche »Evidenz« geschaffen wird, vor allem Evidenz aus randomisierten kontrollierten Studien. Deren getestete Hypothesen und Ergebnisse hängen stark von den gültigen Paradigmen ab (Kapitel 3). Die Beeinflussung psychiatrisch Forschender und Praktizierender (Kapitel 4) wird problematisiert, ebenso die innerärztlichen und strukturellen Faktoren, die die These von der Unverzichtbarkeit und universellen Wirksamkeit der Psychopharmaka aufrechterhalten.

Das anschließende Kapitel weist auf einige Probleme der breiten Anwendung von Psychopharmaka hin (Kapitel 5) und begründet auch, warum wir es den von seelischer Erkrankung Betroffenen schuldig sind, nach therapeutischen Alternativen zu suchen bzw. vorhandene zu etablieren. Im vorletzten Kapitel wird anhand von Beispielen hinterfragt, warum es alternative Therapieansätze und Umgangsweisen mit schwerer psychischer Andersartigkeit bisher in der Routineversorgung so schwer hatten (Kapitel 6).

Abschließend (Kapitel 7) werden Gründe für eine Neubewertung der Psychopharmakotherapie als eine der Voraussetzungen für eine neue Sicht psychischer Erkrankung genannt. Bisher wurde allzu oft versucht, aus der Untersuchung von Rezeptoren, auf die Psychopharmaka wirken, direkt auf Krankheitsmechanismen zu schließen. Die persönliche Erfahrung spielte, weil sie nur subjektiv und schwieriger zu messen ist, kaum eine Rolle – weder in der Ätiologie-Forschung noch in randomisierten kontrollierten Studien zur Wirksamkeit. Eine Neubewertung der verfügbaren Medikamente muss aber immer die Nutzer mit einbeziehen – und ihre Perspektiven sind sehr unterschiedlich. An individuellen Ergebnisparametern in den Studien führt kein Weg vorbei. Um die Chancen medikamentöser und psychosozialer Behandlung in der Psychiatrie im Hinblick auf eine echte Genesung besser zu nutzen, müssen wir uns vom Paradigma einer einheitlichen und spezifischen Wirkung von Psychopharmaka trennen – ohne zu fürchten, dass wir unseres Handwerkszeugs beraubt würden. Je größer die Diskrepanz ist zwischen übertriebenen Versprechungen zur medikamentösen Wirkung und dem erlebten Alltag psychiatrisch Erkrankter, desto weniger vertrauen die Patienten den Therapeuten. Wir können wieder an Authentizität und Glaubwürdigkeit gewinnen, wenn wir die Betroffenen nicht nur zu Experten ihrer Erkrankung machen, sondern sie auch mehr in die Bewertung der Therapien einbeziehen.

2 Diagnosen für Medikamente

»[...] wir haben es nicht geschafft, andere klar zu sehen, sondern stattdessen ihre kulturellen Welten als Zerrspiegel behandelt, die unsere eigenen kulturellen Ansichten und Ängste deformiert wiedergeben.«
(KIRMAYER/MINAS 2000; eigene Übersetzung)

Zum Nutzen psychiatrischer Diagnosesysteme
Überarbeitung von diagnostischen Schablonen

Die beiden wichtigsten Diagnosesysteme ICD und DSM werden aktuell überarbeitet, weil sich viele Psychiaterinnen und Psychiater bewusst geworden sind, dass sie die Wirklichkeit nicht abbilden. Mit Ergebnissen ist in etwa fünf Jahren zu rechnen. Bei der Überarbeitung prallen Welten aufeinander – die Meinungen reichen von der Forderung, ganz konkret die Ergebnisse neurobiologischer Forschung in den Diagnosesystemen zu berücksichtigen (wie die postulierte Störung des körpereigenen, auf dem Nervenzellüberträgerstoff Dopamin beruhenden Belohnungssystems bei der Schizophrenie), bis hin zum grundsätzlichen Zweifel, ob diagnostische Kategorien wie»Schizophrenie« oder»Depression« überhaupt haltbar sind, da sie lediglich Konstrukte seien. Das Ergebnis dieser Überarbeitungen wird sicherlich ein bedeutendes Zeugnis des Selbstverständnisses unserer modernen Psychiatrie sein.

Von den meisten in der Psychiatrie forschend und klinisch Tätigen wird die Notwendigkeit, unsere Denkschablonen in Bezug auf psychiatrische Diagnosen zu überdenken, nicht angezweifelt. Aber wie kann dies geschehen, ohne dass eine zu große Unsicherheit entsteht und alle Beteiligten ihr Gesicht wahren können? An erster Stelle sollte sicherlich die Frage stehen, welchen Nutzen Diagnosesysteme *für die Betroffenen* haben. Der Einleitung in diese Thematik sollen einige Fallbeispiele dienen.

Fallbeispiele

Vergebliche Rettung

Ein 29-jähriger Mann, dessen Eltern aus Lateinamerika stammen, wird abends um 23 Uhr in Polizeibegleitung und Handschellen in ein psychiatrisches Zentrum gebracht. Die Polizei berichtet, den Nachbarn sei durch das Fenster aufgefallen, dass der Mann seit zwei Tagen immer wieder eigenartige und offensichtlich religiös motivierte Handlungen im Kerzenschein vornehme und die Wohnung tagelang nicht verlassen habe. Nachdem die Nachbarn mehrmals ohne erkennbare Reaktion bei ihm geklingelt hatten, sei die Polizei gerufen worden. Diese wurde dann erst nach mehrmaligem Läuten ins Haus gelassen.

Die Beamten seien auf religiöse Bilder, Statuen, aus Büchern herausgerissene Seiten mit Abbildungen von Heiligen, Gebetskränze und einen abwesend wirkenden jungen Mann gestoßen, der sich durch die Eindringlinge nicht unterbrechen ließ, immer wieder im Zimmer auf und ab ging, einen verworrenen Eindruck gemacht und davon gesprochen habe, dass er mit seinem verstorbenen Bruder Kontakt aufnehmen müsse, um Schlimmeres zu verhindern. Neben den Resten einer Mahlzeit habe ein Messer auf dem Tisch gelegen, das der Mann offensichtlich verwendet hatte, um sich Schnüre zurechtzuschneiden und eine Art Gebetskranz zu basteln.

Nachdem der Mann keine schlüssigen Angaben zu seiner Situation machte und sich weigerte, mitzukommen, wurde er überwältigt und in Handschellen auf die geschlossene Station der psychiatrischen Klinik gebracht. Dort berichtete er immer wieder von der Stimme seines Bruders und seinem »Auftrag«. Weil er sich weiterhin körperlich wehrte, nach Hause drängte und auch auf seinen religiösen Pflichten beharrte, wurde von einem jungen Arzt, der aus seinem Dienstzimmer gefunkt wurde, aufgrund der Wahnsymptomatik (»Unkorrigierbarkeit irrealer und von anderen nicht geteilter Ansichten«), der Sinnestäuschungen (»Stimmenhören«) und der Verhaltensauffälligkeiten die Diagnose »Schizophrenie« gestellt.

Nach einer Fixierung durch drei Pfleger erfolgte die Gabe von 10 mg Haloperidol (antipsychotisch) und 2 mg Lorazepam (sedierend/beruhigend), da der Patient die ihm angebotene Medikation in Tablettenform ablehnte. Erst nach weiteren 5 mg Haloperidol und 1 mg Lorazepam schlief der junge

Mann schließlich im Bett fixiert ein. Am darauf folgenden Samstag wurde er von einem weiteren Arzt gesehen und aus seiner Fixierung gelöst. Der junge Mann schwieg dann den ganzen Morgen, frühstückte nichts und zeigte keine Reaktionen auf die Fragen des Pflegepersonals – was in ihrer Einschätzung die Diagnose bestätigte.

Über einen Dolmetscher wurde der Patient in der Muttersprache befragt. Er berichtete erst nach längerer Zeit über den Tod seines Bruders, der zwei Wochen zuvor an einem Hodentumor gestorben war. Dieser Bruder hatte sich einige Monate vor seinem Tod von der Ursprungsfamilie distanziert und die eigene Frau und Tochter verlassen, um eine neue Beziehung einzugehen. Dadurch war das Gleichgewicht in der gesamten Familie aus den Fugen geraten, der Vater hatte ihn enterbt und ihm selbst, dem Bruder, nahegelegt, sich um die Frau und die Tochter seines Bruders zu kümmern. Diese wiederum hatten die Fürsorge abgelehnt. Kurze Zeit danach war dem Patienten die Information über die Tumorerkrankung des Bruders zugetragen worden. Ein Kontakt zu dem einige Wochen später aufgrund eines Operationszwischenfalls verstorbenen Bruders war nicht mehr zustande gekommen, da der Patient selbst an einer Lebensmittelvergiftung erkrankte.

In mehreren Gesprächen wurde später deutlich, dass der Patient die Tumorerkrankung als Bestrafung wertete, die in Zusammenhang mit Zeugungsfähigkeit und Nachkommenschaft stand. Gleichzeitig warf er sich vor, den Bruder nicht aufgesucht und »gerettet« zu haben. Die religiösen Rituale wurden von einem Supervisionsteam als nachträglicher Rettungsversuch des Bruders gewertet, die akustischen Halluzinationen stellten sich als Stimme des Bruders heraus, der vor seinem Tod nicht mehr kontaktiert werden konnte. Der Patient blieb jedoch auf der unruhigen Aufnahmestation gegenüber den Pflegern, Schwestern und Ärzten verschlossen und feindselig, undurchschaubar und verhaltensauffällig. Er entwickelte am dritten Tag eine medikamentös induzierte Beinunruhe und versuchte einen Spaziergang mit dem Personal zum Entweichen aus der Klinik zu nutzen. Der zuständige Oberarzt, geprägt durch einen kürzlich zurückliegenden Suizidversuch eines psychotischen Patienten im Wochenendurlaub, bestand auf der Einrichtung einer Eilbetreuung und auf der Fortsetzung der Zwangsmedikation. Nach einigen Tagen entwickelte der Patient eine Indifferenz, die sich nicht nur auf seine religiösen Rituale beschränkte, sondern auch seine Teilnahme am sozialen Leben in der elterlichen Familie beeinträchtigte. Der Aufenthalt zog sich über neun Wochen hin. Die Angehörigen wurden in die »Therapie« nicht miteinbezogen, da sie schwer zu erreichen waren.

Soziale Isolation

Ein 54-jähriger Mann wurde nach Vermittlung des betreuenden Hausarztes mit Verdacht auf coenästhetische (Körper-)Halluzinationen auf eine psychiatrische Station aufgenommen. Er berichtete, er habe seit einigen Wochen einen Stein hinter der linken Stirn, der sich wie eine Kugel im Kopf hin und her bewege. Der Mann wirkte eigenbrötlerisch und konnte sich in mehreren Gesprächen mit den behandelnden Psychiatern nicht von der Überzeugung des Steines im Gehirn lösen. Zudem fielen ein sozialer Rückzug und eine Störung der Konzentrationsfähigkeit auf, die sich auch darin äußerte, dass der Mann trotz seiner früheren Genauigkeit und seines Pflichtbewusstseins bei der Arbeit häufiger Fehler machte. Als wesentlicher Belastungsfaktor für die »Psychose« stellte sich bei dem Patienten, der bisher bei seiner Mutter gewohnt und noch nie eine länger dauernde Partnerschaftsbeziehung gehabt hatte, der Tod der Mutter vor vier Monaten heraus. Mehrere Wochen lang wurde er in der Klinik unter der Diagnose einer »coenästhetischen Schizophrenie« mit insgesamt drei Antipsychotika behandelt, ohne dass eine wesentliche Besserung der Symptome auftrat.

Bei einer Fallkonferenz der Klinik wurde der Patient gefragt, woran die Mutter gestorben sei. Dieser antwortete, die Mutter sei an einem linksseitigen Gehirntumor gestorben. Auf die Frage an den behandelnden Oberarzt, ob dieser einen Zusammenhang mit der Symptomatik des Patienten sehe, wich dieser aus und zeigte am Beispiel des Patienten die bekannten »Basissymptome« der Schizophrenie, die formalen Denkstörungen, Gedankenblockaden, die Wahrnehmungsstörungen, Störungen des Handlungsablaufs und die Körpermissempfindungen. Der Patient wurde nach zehn Wochen mit einer antipsychotischen Kombinationstherapie (Fluphenazin als Depot und Olanzapin in Tablettenform) aus der Klinik entlassen und auf Veranlassung des behandelnden Oberarztes frühberentet.

Zusätzlich zum Verlust der einzigen engeren Bezugsperson, der Mutter, mit der er in symbiotischer Beziehung gelebt hatte, wurde dem Patienten mit ärztlicher Unterstützung der Weg aus der Berufstätigkeit ermöglicht, was ihn in eine soziale Isolation mit zunehmender Negativsymptomatik und fortgesetzter psychiatrischer Behandlung trieb.

Bibel-Siegel

Das folgende Beispiel wurde einem Zeitschriftenbeitrag von K.W.M. FULFORD (2004) entnommen:
Simon war ein Schwarz-Amerikaner, der als erfolgreicher Rechtsanwalt in einer rassistischen Gegend der USA arbeitete. Er kam aus einer baptistischen Familie, war aber nicht besonders religiös. Er hatte gelegentlichen Kontakt mit »Sehern« (was nicht besonders ungewöhnlich ist in den USA). Dieser durchschnittliche, geradlinige, schwarze Mittelschichts-Rechtsanwalt arbeitete also in einer sehr gefährlichen Gegend. Im Alter von 40 Jahren wurde er plötzlich mit einer Anklage seitens einer Gruppe weißer Kollegen konfrontiert. Als ein rassistisch motivierter Angriff war dies eine Bedrohung für seine berufliche und persönliche Identität, seinen Wohlstand und möglicherweise auch für Leib und Leben. Es war daher eine sehr ernste Bedrohung.
Simon reagierte auf all das in dramatischer Weise. Eines Abends ging er nach Hause und baute einen Altar in einem der vorderen Zimmer seines Hauses auf. Dieser hatte die Form eines Tisches, auf den er zwei Kerzen stellte, und zwischen die Kerzen legte er eine große Familienbibel. Dann kniete Simon vor seinem Altar nieder und verbrachte die gesamte Nacht im Gebet.
Als er am nächsten Morgen aufstand, bemerkte er, dass das Wachs der Kerzen, die er auf den Altar gestellt hatte, auf die Familienbibel gelaufen war und bestimmte Worte und Sätze markiert hatte. Als er diese »Siegel«, wie er sie nannte, sah, wusste er sofort, dass »etwas Bemerkenswertes vor sich ging«. Er rief einen Freund an und sagte ihm: »Ich sah die Siegel in der Bibel meines Vaters, und, weißt du, irgendetwas Bemerkenswertes passiert. Es ist seine Schönheit, die da hindurchscheint. Es ist nicht mein Verstand, der verrückt spielt, weil es diese besonderen Worte sind, die mir sagen, was ich tun soll.«

Aus der Perspektive der Psychiatrie des 20. Jahrhunderts würden Simons Erfahrungen als Wahnwahrnehmungen betrachtet, also Wahnideen, die aus einer normalen Wahrnehmung resultierten. Nachdem er die Wachssiegel gesehen hatte, wusste Simon, dass er der neue Messias war, der den Islam und das Christentum miteinander versöhnen würde. Die Botschaften, die Simon von den Siegeln bekam, waren eigens für ihn gedacht. Seine sonstige soziale und berufliche Bezugsgruppe sah keine besondere Bedeutung in den Siegeln, aber für Simon waren sie die wichtigste Sache, die ihm im Leben passiert war.

Aber war es tatsächlich eine Verkennung? Gewann Simon seine Gerichtsverhandlung? Oder endete er in der Klinik? Mit einem Satz: War dies eine beflügelnde (wenn auch sehr eigene) religiöse Erfahrung oder ein Wahn und Symptom einer schweren psychischen Krankheit?

Nach den Kriterien der traditionellen Psychiatrie gibt es keine Zweifel, dass Simon in eine Klinik gehen sollte. Er hatte nicht nur einen Wahn, sondern eine Wahnwahrnehmung. Und in der traditionellen Psychiatrie ist eine Wahnwahrnehmung pathognomonisch für eine Schizophrenie oder eine andere vergleichbare schwere psychotische Erkrankung. Aber – und dies ist die Schwierigkeit für die traditionelle Psychiatrie – Simon war überhaupt nicht krank! So eigen wie seine Erfahrungen waren, sie führten ihn tatsächlich an und bestärkten ihn. Er entschloss sich zu kämpfen und seine (existenzielle) Gerichtsverhandlung anzugehen. Und: Er gewann sie. Sein Ruf als Rechtsanwalt stieg immens in jener rassistischen Gegend in den USA. Und das Letzte, was wir von ihm (aus Oxford) hörten, war, dass er einen bedeutenden Teil seines neu erworbenen Vermögens auf die Seite legte, um eine Stiftung zu gründen, die sich mit dem Studium religiöser Erfahrungen beschäftigte.

Diese Fallberichte sind selektiv und nicht repräsentativ. Sie sollen lediglich in den Themenbezug einleiten und den Blick von der Lehrbuchpsychiatrie lösen. Sie zeigen, wie wir uns als Psychiaterinnen und Psychiater in unserer Diagnostik auf die bekannten Kriterien der Schizophrenie oder anderer schwerer psychiatrischer Erkrankungen verlassen und eine vermeintliche Sicherheit gewinnen, die uns die Berechtigung zu eingreifenden Therapien verleiht. Aber ist es wirklich so, dass es Menschen gibt, deren unterschiedliche Verhaltens- und Erlebensweisen so eindeutig in erster Linie Ausdruck einer biologischen Erkrankung sind? Was macht uns so sicher in unseren psychiatrischen Kategorien?

Definition abnormen Verhaltens

Normabweichungen des Verhaltens und des psychischen Erlebens wurden in jeder Zeitepoche zu klassifizieren versucht und den verschiedensten Ursachen zugeschrieben. Die Gründe für die wissenschaftliche und therapeutische Beschäftigung mit abnormen Verhaltens- und Erlebensweisen lagen in früheren Epochen zumeist nicht so sehr im Wunsch nach Linderung von Leid für die Betroffenen, sondern in der Gefahr, die für die Gesellschaft gesehen wurde. Die sogenannten traditionellen Gesellschaften, aber auch heutige westliche Kulturen funktionieren auf der Basis eines gemeinsamen Wertekodex, festgeschriebenen oder unausgesprochenen Regeln, deren Missachtung Sanktionen zur Folge hat. Das ursprüngliche Ziel dieser Sanktionen war die Sicherung des Überlebens des gesamten Systems. Ein unkontrolliertes Verhalten, das nicht erklärbar und nicht in einen sozialen Kontext integrierbar war, stellte das Zusammenleben insofern infrage, da Ressourcen, die der Überlebenssicherung oder der Abgrenzung nach außen dienen sollten, für innere Klärungs- und Ordnungsprozesse verwendet werden mussten. Ein gewisses Maß an Vorhersagbarkeit des Verhaltens der Mitglieder der eigenen Gemeinschaft ist für eine Gruppe notwendig, um sich in der bewegten Umwelt behaupten zu können.

Abnormes Verhalten wurde in prähistorischer Zeit, aber auch im Mittelalter, überwiegend dem Wirken überirdischer Wesen zugeschrieben, die als Geister oder Dämonen entweder ausgetrieben wurden oder als Repräsentationen eines transzendenten Wirkens einen festen Platz in einem Ritus zugewiesen bekamen. Im frühen Mittelalter ging die Behandlung von psychisch auffälligen Menschen überwiegend im Kampf gegen die Häresie, das heißt gegen Abweichungen von der offiziellen kirchlichen Meinung auf (Spanos 1978).

Die Ansicht, dass abnormes Verhalten auch psychologischen Ursprungs sein konnte, wird dem griechischen Arzt Galen zugeschrieben (Halgin/Whit-

BOURNE 1993), wohingegen Hippokrates für die fünf von ihm beschriebenen Formen von Wahnsinn (Hysterie, Epilepsie, akute geistige Verwirrtheit mit und ohne Fieber und chronische geistige Verwirrtheit) medizinische Ursachen ausmachte, die mittels Entnahme von Körperflüssigkeiten behandelt werden sollten. Mit dem Zeitalter der Aufklärung gewannen, mit jeweils wechselnder Intensität, medizinische und moralische Erklärungen und Maßnahmen im Umgang mit psychisch Abnormalen die Oberhand.

Ursprünge moderner diagnostischer Denkweisen

Die Wurzeln der modernen Psychiatrie finden sich im Deutschland des 19. Jahrhunderts, obgleich natürlich auch in anderen Teilen der Welt wichtige Entwicklungen vor sich gingen. Johann Christian Reil schuf den Begriff »Psychiatrie« (aus dem Griechischen »psyche« = Seele und »iatros« =Arzt). Wilhelm Griesinger baute in den 60er Jahren des 19. Jahrhunderts den ersten modernen Psychiatrie-Lehrstuhl in Berlin auf. Er verbrachte wie seine damaligen Kollegen viel Zeit mit der Untersuchung von Gehirnschnitten. Die zentrale Figur dieser ersten Blütezeit der biologischen Psychiatrie ist Emil Kraepelin, der 1883 in seinem Lehrbuch der Psychiatrie viele auch heute noch in den Grundzügen gültige Klassifikationsschemata prägte. Kraepelins Idee bestand darin, dass psychische Erkrankungen in wenige Subtypen zu kategorisieren seien, die durch das Studium der Krankheitssymptome, die Untersuchung von Gehirnen oder durch die Entdeckung der Ätiologie einigermaßen objektiv und nachvollziehbar identifiziert werden könnten. Individuen mit dem gleichen Symptomspektrum hatten bei korrekter Klassifizierung die gleiche Gehirnkrankheit. Damals wie heute waren die genaue Beobachtung der Symptome und die Einordnung in vorgefertigte Begriffssysteme die wesentlichen Klassifikationsmethoden. Kraepelins Aufteilung der schweren psychischen Erkrankungen in zwei Kategorien, die Schizophrenie (von ihm als »Dementia praecox« bezeichnet) und die manisch-depressive Erkrankung (von ihm neben der Paranoia als dritter Kategorie ebenfalls als »Psychose« bezeichnet), wurde in Deutschland, Großbritannien und den USA heftig diskutiert, schließlich aber von den meisten Klinikern und Forschern weitgehend akzeptiert. Die Schizophrenie hatte seiner Ansicht nach einen überwiegend chronischen,

negativen Verlauf, die manisch-depressive Erkrankung eher einen episo-
dischen, immer wieder remittierenden (zum Normalzustand zurückkeh-
renden) Verlauf, ging also eher selten mit einer bleibenden chronischen
Beeinträchtigung einher.

Das Kraepelin'sche Klassifikationssystem und sein Paradigma der Psychose
als Gehirnkrankheit hatten einen großen Einfluss auf die moderne Psychiatrie. Beide überstanden die Klassifikationskrisen im 20. Jahrhundert und
beide sind die Basis für die gegenwärtige neurobiologische und epidemiologische Forschung. Wenig hervorgehoben wurde, dass die Kraepelin'schen
Ideen das Produkt eines besonderen sozialen und historischen Kontextes
sind – des deutschen Expansionismus im Kaiserreich des späten 19. Jahrhunderts, in dem Autorität, Hierarchie und Pflichterfüllung eine zentrale
Rolle spielten – und dass die diagnostischen Kategorien heute andere wären,
hätten sich andere Forscher durchgesetzt oder wäre die Zeit eine andere
gewesen (dazu auch BENTALL 2003, S. 140). Die Sichtweise des Schweizers
Eugen Bleuler war eine andere. Er kam zu dem Schluss, dass beispielsweise
die Schizophrenie und die manisch-depressive Erkrankung keine separaten
Krankheitseinheiten seien, sondern dass Betroffene, je nach dem Ausmaß
der vorhandenen psychotischen oder affektiven Symptome, eher dem einen oder anderen Pol zuneigen. Auch war er der Überzeugung, dass es
keine klare Grenze zwischen Normalen und Kranken gibt. Die Patienten
waren für ihn im Unterschied zu Kraepelin nicht primär wissenschaftliche
Objekte, sondern zuallererst Menschen, die die gleichen existenziellen
Kämpfe wie andere zu bewältigen hatten, es aufgrund ihrer psychischen
Erkrankung jedoch schwerer hatten. Kraepelins Paradigmen setzten sich
durch und wurden von US-amerikanischen Psychiatern mit den Werten
eines mächtigen wissenschaftlichen und ökonomischen Systems versehen
und in das DSM überführt.

Der überwiegende Teil der im späten 20. Jahrhundert und im frühen
21. Jahrhundert veröffentlichten Forschungsergebnisse weist auf eine große
Bedeutung genetischer und biologischer Faktoren in der Verursachung und
im Verlauf psychischer Erkrankungen hin. Mittlerweile reiht sich eine Fülle
von interessanten Befunden zu strukturellen (den Aufbau betreffenden)
und funktionellen (die Arbeitsweise betreffenden) Unterschieden im Zen-

tralnervensystem zwischen psychisch Kranken und psychisch Gesunden aneinander, deren Interpretation äußerst schwierig ist. Dies führt zum einen dazu, dass sich das Forschungsinteresse sehr stark auf die Biologie konzentriert, zumal in diesem Bereich eine von Weltanschauungen und Ideologien freie Wissenschaft noch möglich erscheint. Mit der Summe der versammelten Fördergelder steigt wiederum auch die Zahl der tatsächlichen Befunde, da nur dort bestätigende Ergebnisse zu erwarten sind, wo auch verstärkt geforscht wird. Zu den Forschungen mit bildgebenden Verfahren zu strukturellen und funktionellen Abweichungen bei der Schizophrenie und ihre Auswirkungen auf therapeutische Paradigmen siehe etwa S. K. SCHULTZ und N. C. ANDREASEN (1999, S. 1425–1430).

Der»Publikationsbias«, dies bedeutet die höhere Wahrscheinlichkeit der Publikation positiver, hypothesenbestätigender Befunde und die Nicht-Veröffentlichung von Negativbefunden, führt zu einem Übergewicht erwartungskonformer Veröffentlichungen. Oft können allerdings die Ergebnisse später nicht mehr repliziert werden, wie dies für alle bisherigen Forschungsergebnisse zu»Kandidatengenen« für die Schizophrenie zutrifft (CROW 2007; SANDERS u. a. 2008). Zudem folgt aus der Gleichsetzung von Neurobiologie bzw. Neuroimaging (Bildgebung) und Psychiatrie die Dominanz *biologischer Therapien* in der Psychiatrie, die die Hirnstruktur oder die Physiologie und Biochemie des Gehirns (die biologische Vulnerabilität) direkt zu verändern versuchen. Denn die Korrektur biologischer Ungleichgewichte bleibt in der breiten Wahrnehmung den Medikamenten und anderen unmittelbar somatischen Therapien vorbehalten, obgleich viele Studien zeigen, wie einerseits frühe Traumatisierungen in der Kindheit die Biologie des Gehirns verändern können und andererseits wie intensiv beispielsweise eine Psychotherapie auf die Verknüpfung von Nervenverbindungen (Synapsen) und auf Signaltransduktionsmechanismen wirkt und ihre Spuren hinterlässt.

Bevor hier jedoch die biologische Prophezeiung in der Psychiatrie insbesondere am Beispiel der Schizophrenie problematisiert werden kann, möchte ich zunächst auf die Problematik der notwendigen Eingrenzung von Patientengruppen, in denen die neurobiologischen Unterschiede deutlich werden sollen, und deren Identifikation erörtern.

Wer ist krank?

Eine Einigung darüber, wer krank und wer gesund ist, die diagnostische Konvention, ermöglicht es zunächst, Therapiebedürftigkeit festzulegen. Ein »Leistungsempfänger« in nationalen oder versicherungsgetragenen Gesundheitssystemen sollte möglichst objektiv als »krank« definiert sein, um medizinische Interventionen erhalten zu dürfen. Dementsprechend muss ein Therapeut psychischer Probleme daran interessiert sein, die behandelten Störungen als Krankheiten und nicht als Normvarianten festzuschreiben, um eine Therapie erstattet zu bekommen. Kategoriale Einteilungen psychischer Probleme mit klaren Abgrenzungen gegenüber dem Normalen und auch zwischen verschiedenen psychischen Erkrankungen haben daher große Vorteile gegenüber einer Dimensionenbetrachtung, die insbesondere auf den Ausprägungsgrad und die Schwere psychischer Normabweichungen zur Definition von Behandlungsbedürftigkeit zielt. Ein Denken in Kategorien vereinfacht ärztliches Handeln und erleichtert Rollenerfüllung und die Erstattung von Therapien.

Die sich in den Revisionen der Klassifikationssysteme ICD und DSM widerspiegelnde kontinuierliche Verfeinerung der Diagnosen und Klassifikationen dient, neben der differenzierten Zuweisung zu den verfügbaren Therapien, eben vor allem auch der Festlegung des Anspruchs auf Leistungen, die durch eine Solidargemeinschaft finanziert werden. In der Psychiatrie ist eine Funktion der Klassifikationssysteme auch darin zu sehen, die Zuständigkeit des medizinischen Versorgungssystems in Abgrenzung zu anderen Berufsgruppen zu rechtfertigen.

Eine objektive Definition von Krankheit wurde für die psychiatrischen Störungen allerdings immer wieder infrage gestellt. Ein prominentes Beispiel dafür, wie versucht wurde, die vermeintliche Objektivität ad absurdum zu führen, ist die Studie des Psychologen D. Rosenhan. Er trainierte für ein Experiment psychisch gesunde Freiwillige als »Pseudopatienten«, die sich mit Symptomen bisher nicht beschriebener, ungewöhnlich klingender akustischer Halluzinationen in psychiatrischen Kliniken vorstellten und auch aufgenommen wurden. Nach der Aufnahme täuschten sie keine weiteren Symptome mehr vor, wurden von den Psychiatern jedoch ohne Ausnahme nicht als gesund erkannt und von den tatsächlichen Patienten nicht unterschieden (ROSENHAN 1973). D. Rosenhan schlussfolgerte, dass das psychiatrische Krankenhaus als Behandlungsort selbst pathologisch sei und dass etwas wie eine seelische Erkrankung als Charakteristikum eines Individuums ohne Berücksichtigung der Interaktion mit der sozialen Umgebung nicht existieren könne. Wenn es ein Konstrukt wie »seelische Erkrankung« tatsächlich gebe, könne es von der behandelnden Institution nicht erkannt werden. Er plädierte deshalb dafür, weniger Augenmerk auf die psychiatrische Diagnose zu richten als vielmehr auf die Bedürfnisse und Lebensprobleme der Betroffenen.

Diese extremen Schlussfolgerungen erscheinen heute nicht mehr begründet. Die tatsächlichen Patienten erkannten die Pseudopatienten rasch als solche, ebenso wie einige Krankenschwestern. Diese wichtige Studie schärfte jedoch das Bewusstsein für die Kontextabhängigkeit psychiatrischer Diagnosestellung – eine Erkenntnis, die die Psychiater beunruhigt und von ihnen oft verdrängt wird. Rosenhans Ergebnisse weisen auch darauf hin, dass das Medizinsystem in der Regel vorwiegend damit beschäftigt ist, keine Diagnosen zu übersehen, und nicht, falsche Diagnosen zu entlarven.

Die Folgen einer einseitigen Sichtweise von psychischer Abnormität und Diagnostik sind im psychiatrischen Versorgungssystem und auch im Alltag unübersehbar. Die Empfehlungen der World Psychiatric Association (WPA) zur Entwicklung eines neuen psychiatrischen Diagnosesystems als Erweiterung der ICD-10 und die bisherigen Entwürfe unter dem Präsidenten Juan E. Mezzich berücksichtigen zwar psychosoziale Rahmenbedingungen, Behinderungen und Lebensqualität in Rahmen eines multiaxialen Diagnosesystems deutlich stärker als zuvor und stellen einen großen Fortschritt gegenüber den bisherigen Systemen dar. Erstaunlicherweise wird die Kontextabhängigkeit des Diagnostizierens selbst jedoch nicht erwähnt, ebenso wenig das Problem der »Norm«. Die WPA-Entwicklungsgruppe bezeichnet die Zuweisung zur adäquaten klinischen Behandlung als Hauptziel des Diagnostizierens:

»Die diagnostische Beurteilung ist der Prozess der Einschätzung des Zustandes eines Patienten. Er beinhaltet den wirksamen Einbezug des Patienten, um genaue Informationen zu erhalten, die wichtig sind zur Beurteilung von Gesundheitsproblemen (psychischen und allgemeinmedizinischen Störungen), ihren Kontexten (psychosozialen Problemen und Problemen im Umfeld) sowie deren Auswirkungen auf soziale Anpassungsvorgänge und die Teilhabe an der Gesellschaft (Behinderungen). Die umfassende Erarbeitung einer Diagnose ist das Ergebnis der klinischen Beurteilung des Gesamtzustandes des Patienten, was so weit als möglich in Zusammenarbeit mit ihm erfolgt. Das wesentliche Ziel der Diagnose ist es, die Basis für die klinische Behandlung zu schaffen. Weitere Ziele betreffen die präzise Kommunikation und verlässliche Informationen über Gesundheitsprobleme, das Verständnis psychosozialer Pathogenese und der Interaktion zwischen internen und äußeren Faktoren, die Verbesserung der Ausbildung und der Forschung und – nicht zuletzt – die Unterstützung eines gemeinsamen Behandlungsprozesses, welcher der Wiederherstellung und Förderung von Gesundheit, von sozialen Funktionen und Lebensqualität dient.« (MEZZICH u. a. 2003, eigene Übersetzung)

Der Paradigmenwechsel zu psychosozialen Funktionen ist bewundernswert und außerordentlich zu begrüßen. Unberücksichtigt bleibt allerdings die Frage, wer die Kriterien für psychische Abnormität oder Normabweichung festlegt bzw. festlegen sollte. Die *soziale* Definition als eine Komponente der Sichtweise von Abnormität wurde bisher von der psychiatrischen Profession wenig akzeptiert oder überhaupt kaum rezipiert. Cecil G. HELMAN (2000, S. 171) liefert ein vereinfachtes Modell zur Darstellung der Dimensionen sozialen Verhaltens, das veranschaulicht, wie Abnormität (in verschiedenen Kulturen) definiert wird (siehe Abbildung).

In diesem Modell gibt es vier mögliche Zonen sozialen Verhaltens (A, B, C und D), entsprechend den Wahrnehmungen der Gesellschaft insgesamt oder bestimmter Gruppen. Diese Zonen sind selbstverständlich nicht statisch. So kann ein Verhalten, das in einer Generation oder während einer Zeitepoche als »schlecht« wahrgenommen wird (wie Hedonismus oder unbeschränkter Individualismus), in einer anderen Generation als normales Verhalten akzeptiert oder sogar gefördert und belohnt werden. Im Falle »kontrollierter Normalität«, aber auch bei »kontrollierter Abnormität«

ABBILDUNG

Matrix zur Betrachtung abweichenden Verhaltens in verschiedenen Kulturen

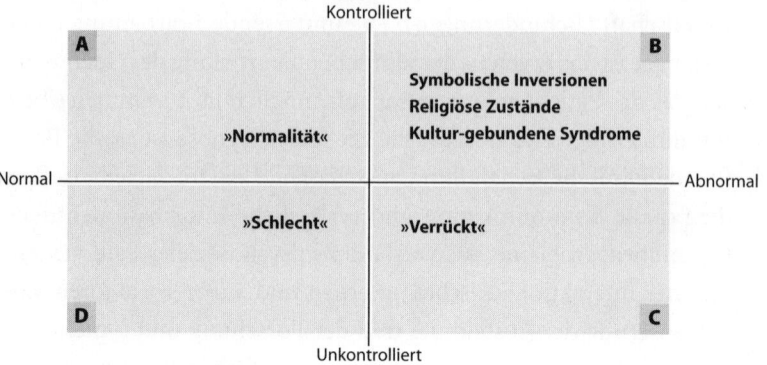

(wie religiöser Trance, Über-die-Stränge-Schlagen während eines Heavy-Metal-Konzertes oder im Kölner Karneval) wird angenommen, dass das Individuum sich der sozialen Normen bewusst ist. In jeder Gesellschaft gibt es ein breites Spektrum zwischen »normal« und »unnormal«. Unkontrolliertes Verhalten wird als soziales Problem betrachtet – sei es »böse« oder »verrückt«. In allen Kulturen findet bizarres, gestörtes und bedrohliches Verhalten besondere Beachtung – und die Charakteristika »unnormalen« Verhaltens und das Maß der Übereinstimmung in der Beurteilung sind in den meisten Kulturen vergleichbar. Verhalten wird dann als »verrückt« bezeichnet, wenn es unnormal und nicht durch soziale Normen kontrollierbar ist. Dies tritt dann auf, wenn kein Ziel oder kein identifizierbarer äußerer bzw. akzeptabler Grund für das Verhalten ausfindig zu machen ist. Auch in unserer westlichen Kultur sind diese Kategorien sowohl bei Laien als auch bei psychiatrisch Tätigen dominierend. Bestimmte andere Verhaltensweisen sind zwar ebenfalls unkontrollierbar, werden jedoch von der Gesellschaft toleriert, auch wenn die Betroffenen dafür verantwortlich sind. Erst in jüngster Zeit gerät dieses System durch die deterministische Argumentation von Neurowissenschaftlern – scheinbar – ins Wanken, da auch den Nicht-Kranken die Freiheit der Entscheidung, sich so oder so zu verhalten, abgesprochen wird. Ein Zeugnis hierfür ist das sogenannte Manifest der Neurowissenschaften, ein Dokument führender Neurowissenschaftler, mit dem diese eine ethische Debatte um die Möglichkeiten und Grenzen der Hirnforschung begannen, den freien Willen bezweifeln und behaupten, dass psychische Auffälligkeiten und Fehlentwicklungen, aber auch Verhaltensdispositionen zumindest in ihrer Tendenz bald vorauszusehen seien (ELGER u. a. 2004). Obgleich kulturelle Faktoren bei modernen Neurowissenschaftlern eine geringe Rolle spielen, kann das von den Wissenschaftlern geforderte veränderte Menschenbild aus anderen Gründen zu einer Verunsicherung führen, klar zu definieren, was »normal« ist – und zwar deshalb, weil die Gründe für Verhaltensweisen bei allen Menschen nicht mehr außerhalb der Person ausfindig gemacht werden können, sondern in den Synapsen verortet werden. Das Manifest wird daher von vielen Psychiatern und insbesondere von forensischen Psychiatern abgelehnt.

Kriterien für psychische Abnormität

»Psychiater haben immer danach gestrebt, dem Mainstream in der Medizin zu folgen. In Anbetracht dieser Annäherung mag dies aber vor allem darin begründet sein, dass der Rest der Medizin der Psychiatrie ähnlicher geworden ist.«
(GELMAN 1999, eigene Übersetzung)

Wenn man einen Konsens zur Definition von »Abnormalität« anstrebt, sollte ein ideales Klassifikationssystem alle allgemein als abnormal bezeichneten Verhaltensweisen erkennen und umfassen und alle normalen Verhaltensweisen ausschließen. Die objektive Messung und Einordnung dieser Verhaltensweisen sollte von Einflussfaktoren wie Kultur und Persönlichkeit *möglichst* unabhängig sein.

Die Klassifikationsschemata, die dies anstreben, können etwa fünf Clustern oder Denkperspektiven zugeordnet werden:

1. rechtliche Kriterien,
2. statistische Kriterien,
3. das Kriterium der Abweichung von der Norm,

4. psychologische und soziale Kriterien sowie
5. medizinisch orientierte Kriterien psychischer Krankheit.

Alle diese Kriterien haben ihre Vor- und Nachteile und mögen in ihrem jeweiligen Bezugssystem funktional sein. Inwiefern tragen sie jedoch zu einer unabhängigen Definition psychischer Abnormität bei?

Rechtliche Kriterien

Als schwere psychische Erkrankung wird implizit eine solche angesehen, die die Urteilsfähigkeit der Person derart einschränkt, dass eine Behandlung auch gegen ihren Willen notwendig ist. Dieses rechtliche Kriterium für psychische »Abnormität« hilft jedoch wenig weiter, wenn man sich dem Konstrukt seelischer Erkrankungen nähern möchte. Allerdings sollte von einem Rechtssystem, das beispielsweise eine Behandlung gegen den Willen der Betroffenen ermöglicht, erwartet werden können, dass es eine akzeptable Definition seelischer Erkrankungen verwendet. In den landesrechtlichen Unterbringungsgesetzen fehlt jedoch eine Definition dessen, was eine psychische Erkrankung ausmacht:

Das Gesetz über Hilfen und Schutzmaßnahmen bei psychischen Krankheiten (PsychKG) in Nordrhein-Westfalen bestimmt in § 1 Abs. 2: »Psychische Krankheiten im Sinne dieses Gesetzes sind behandlungsbedürftige Psychosen sowie andere behandlungsbedürftige psychische Störungen und Abhängigkeitserkrankungen von vergleichbarer Schwere.«

Die eigentliche Interpretation und Definition der Unterbringungsnotwendigkeit werden dem Urteil der ärztlichen Profession überlassen.

Eine Person kann nicht allein aufgrund einer psychischen Erkrankung in einer psychiatrischen Einrichtung untergebracht werden, es sei denn, es liegt eine ernsthafte »Eigen- oder Fremdgefährdung« vor oder sie hat das Gesetz gebrochen. Hier genau liegt jedoch das Problem der Auslegung. Die Gefahr der Eigen- oder Fremdgefährdung kann fast in jedem schwereren psychiatrischen Fall vom Psychiater behauptet werden. Wenn man die Auswirkungen der in den letzten Jahren neu gestalteten Landesgesetze zur »fürsorglichen« Unterbringung betrachtet, so haben die Bemühungen, die Zahl der Unterbringungen herabzusetzen, nicht oder nur teilweise Erfolg gezeigt. In einigen Kliniken hat der Anteil der gegen ihren Willen Behandelten sogar zugenommen, was auch auf die veränderte Zusammensetzung des Patientenspektrums in den Kliniken und die Enthospitalisierung von Langzeitpatienten zurückgeführt wird. D. RICHTER und Th. REKER (2003) konstatieren:»Seit Mitte der neunziger Jahre zeigt sich für die anteilsmäßig bedeutenden Diagnosegruppen schizophrene Störungen, Alkoholmissbrauch/-abhängigkeit und Demenzerkrankungen ein erheblicher Anstieg der Zwangsunterbringungen [...]« Allerdings sind die gestiegenen Unterbringungsraten in Europa und Deutschland insgesamt am ehesten als Symptom einer sich verändernden psychiatrischen Versorgungspraxis mit kürzeren, aber häufigeren stationären Behandlungsepisoden zu interpretieren, bei denen es deshalb auch zu häufigeren Zwangshospitalisierungen kommt (DREßING/SALIZE 2004).

Die Dehnbarkeit und Interpretierbarkeit rechtlicher Kriterien für psychische Abnormität und Behandlungsbedürftigkeit wird allerdings durch die gänzlich unterschiedlichen Unterbringungsraten in verschiedenen Regionen und zwischen verschiedenen Bundesländern eindrucksvoll dokumentiert. Auf die Lehrbücher der forensischen Psychiatrie und auf die Kommentarbände zu den Paragraphen 20 und 21 des Strafgesetzbuches (siehe etwa LACKNER/KÜHL 2004) sei hier in diesem Zusammenhang explizit verwiesen. Die dortigen Ausführungen können das Problem von Krankheit und Gesundheit nicht erklären, sondern nur einiges zur Erhellung von selbstverantwortlichem Handeln (Schuldfähigkeit) und Handeln in Ausnahmezuständen wie Psychose oder Drogenintoxikation aussagen. Die forensische Psychiatrie tut sich daher besonders schwer mit den Forschungen zu den neurobiologischen Grundlagen von Motivation, Affekt, Kognition etc., da sich die Strafgesetzgebung auf Begriffe der Psychiatrie von vor etwa vierzig bis fünfzig Jahren stützt. Daraus würde eine gewaltige Unsicherheit resultieren, wenn klare rechtliche *Kategorien* durch eine *dimensionale* Betrachtungsweise psychischer Funktionen verunmöglicht würden. Das Rechtssystem mit seinen erzwungenen Grenzsetzungen und dem Konstrukt»vernünftigen« Handelns hilft uns nicht weiter, wenn wir uns mit Abnormität beschäftigen.

Statistische Kriterien

Statistische Kriterien, bei denen für Verhaltensweisen eine Normalverteilung mit einer Standardabweichung vom Mittelwert festgelegt wird, haben den Reiz einer objektiven, »mathematischen« Charakterisierung abweichenden Verhaltens oder Erlebens. Sie geben vor, ohne die Subjektivität klinischer Einschätzungen auszukommen. Diese statistische Festlegung wird beispielsweise beim Intelligenzquotienten (IQ) vereinbart. Der Mittelwert des IQ der Referenzpopulation beträgt standardisiert 100, die Standardabweichung ist 15, und ein IQ-Wert von 70 oder darunter ist »abnormal«, da er nur für 2 Prozent der Bevölkerung zutrifft.

Diese Definition psychischer Abnormität hilft jedoch wenig weiter, da der Kliniker dennoch die Verhaltensbereiche festlegen muss, die der Charakterisierung von »Störungen« dienen. Außerdem muss (willkürlich) ein Schwellenwert festgelegt werden, der statisch und nicht kontext- oder zeitabhängig ist. Für wichtige Bereiche wie etwa das Konstrukt »verantwortliches oder soziales Verhalten« existieren keine objektiven Messungen.

Allerdings sind manche psychische Erkrankungen statistisch so häufig, dass das Kriterium der Abweichung vom Normalen das Konstrukt von »Normalität« infrage stellt. So wird von einer Lebenszeitprävalenz für die Depression von 17 Prozent ausgegangen (JACOBI u. a. 2004). Zu jedem Zeitpunkt sollen in Deutschland 3 Millionen Menschen behandlungsbedürftig depressiv sein und bis zu 70 Prozent der Frauen in westlichen Großstädten irgendwann einmal eine Depression haben (BEBBINGTON u. a. 1989). Daher ist auch ein statistisches Kriterium nicht wertfrei – obgleich der Schwellenwert noch lange nichts darüber aussagt, wie sich diejenigen fühlen, die darunter oder darüber liegen.

Kriterium der Abweichung von der Norm

Das Abweichen von der Norm als Diagnosekriterium, welches zur Krankheitsdefinition meist auch mit einem Unerwünschtsein von Verhaltensweisen einhergehen *muss*, wirft bei seelischen Störungen die Frage nach kulturellen Normen und Erwartungen auf. Entscheidend ist, inwiefern das individuelle Verhalten vom *erwarteten* Verhalten abweicht. Wenn Halluzinationen oder tranceartige Zustände mit lautem Schreien in einigen

Gesellschaften als normales oder ritualgebunden funktionelles Verhalten gelten, können sie dort nicht krankheitsdefinierend sein – und eine »Behandlung« wäre ein Eingriff in diese Gesellschaft und ihre Kultur. Der Wandel des Umgangs mit Homosexualität (vor nicht langer Zeit noch eine »Krankheit«) zeigt deutlich die Unzulänglichkeiten dieses »Abweichungskriteriums«, das immer auch der Gefahr unterliegt, für politische Zwecke instrumentalisiert zu werden. So wurden in der ehemaligen UdSSR viele politische Dissidenten als »psychisch erkrankt« definiert – und somit behandelt und aus dem Verkehr gezogen.

Das Krankheitskriterium des Leidens der Betroffen oder der Umgebung an bestimmtem psychischem Erleben oder Verhalten hat zudem einige Autoren dazu bewegt, nahezu allen Menschen irgendeine Form seelischer Erkrankung in bestimmten Lebensphasen anzudichten und damit den Alltag zu pathologisieren:

»[...] wir sagen, dass alle Menschen zu verschiedenen Zeiten seelische Erkrankungen unterschiedlicher Ausprägung haben und dass diese manchmal schwächer oder stärker sind. Und dies ist exakt das, was epidemiologische Studien aufgezeigt haben. [...] Die Ansicht, dass der psychisch Kranke eine Ausnahme ist, kann nicht aufrechterhalten werden. Es ist nun allgemein anerkannt, dass die meisten Menschen irgendwann bis zu einem bestimmten Grad seelisch erkrankt sind [...]« (MENNINGER 1963, eigene Übersetzung)

Diese Feststellung ist zweifellos absurd – jedoch nur dann, wenn man von »Erkrankungen« spricht. Die Aussagen bekommen einen anderen Charakter, wenn man die Bezeichnung »seelische Erkrankung« durch »psychische Probleme« ersetzt. Die Definition von Krankheit als Abweichung von der Norm kann bei körperlichen Problemen funktionieren – weil durch den biologischen Befund entweder eine Bestätigung oder Widerlegung erfolgen muss. Bei psychischen Auffälligkeiten ist dies nicht möglich, was das Kriterium immer der Gefahr einer Instrumentalisierung aussetzt. Wird eine Person auf diese Weise als psychisch krank diagnostiziert, so werden ihr auch nicht beobachtbare Symptome (Gefährlichkeit, Unberechenbarkeit usw.) zugeschrieben.

Psychologische und soziale Kriterien

Psychologische und soziale Kriterien liegen, häufig implizit, den meisten klinischen Diagnoseprozessen in der Psychiatrie zugrunde. Im Zentrum steht hier häufig die Notwendigkeit äußerer Hilfe, also die Hilfsbedürftigkeit (subjektiver oder objektiver Bedarf). D. Rosenhan und M. Seligman (1984) schlugen eine Liste unerwünschter Verhaltensweisen vor, anhand derer beurteilt werden könne, ob eine Person hilfebedürftig sei oder nicht. Die Liste schloss Begriffe wie Leiden, persönliche und soziale Fehlanpassung, unvorhersagbares Verhalten und Kontrollverlust, unkonventionelles und irrationales Verhalten, Unwohlsein beim Beobachter und die Verletzung moralischer Standards ein. Durch den Einbezug persönlichen Leidens basierte zwar das Urteil über psychische Abnormität nicht gänzlich auf der Einschätzung Fremder. Die meisten Kriterien jedoch sind schwer messbar und standardisierbar sowie in der Anwendung äußerst subjektiv.

In individualistischen Gesellschaften wird die bewusste Verletzung sozialer Normen teilweise belohnt, indem beispielsweise ein skrupelloses Geschäftsgebaren und finanzielle Ausbeutung anderer mit Durchsetzungsfähigkeit gleichgesetzt wird. Dieser Mangel an sozialer Kooperation würde in kollektivistischen Gesellschaften rasch als abnorm angesehen und sanktioniert werden. Auch »unkonventionelle« und auf den ersten Blick irrationale Verhaltensweisen mancher Medienstars findet man in fast identischer Form bei Menschen mit seelischen Erkrankungen. Und irrationales Verhalten ist ganz und gar nicht ungewöhnlich unter besonderen äußeren Umständen, wenn Menschen von schweren Schicksalsschlägen getroffen werden oder für sie Unbegreifliches erleben.

Von vielen (medizinisch-)psychiatrischen Laien und auch von Juristen wird der Begriff der Irrationalität bemüht, um seelische Erkrankung zu definieren. Hierbei wird oft die Irrationalität der Person mit der Irrationalität einzelner Verhaltensweisen vermengt. Eine Person als irrational und damit für Verbrechen und andere unerwünschte Verhaltensweisen nicht voll verantwortlich anzusehen rechtfertigt dann die Unterbringung in einer forensischen oder anderen psychiatrischen Institution. Eine begriffliche Grenzüberschreitung von der irrationalen und nicht verantwortlichen Person zum Absprechen von Merkmalen menschlichen Seins ist jedoch nicht ganz so schwierig, wie dies oft behauptet wird (MOORE 1984, S. 196 f.).

Thomas Szasz enthüllt einen der fundamentalen Unterschiede der gegenwärtigen Psychiatrie zur naturwissenschaftlichen Medizin: Während für den Naturwissenschaftler die Fähigkeit, das Beobachtete zu verstehen, essenziell ist, charakterisiert den psychiatrischen Experten die *Unfähigkeit*, die beobachtete Person zu verstehen. Diese Unfähigkeit, einen Menschen und seine Handlungen zu verstehen, bestätigt den Psychiater in der Diagnose. Seine Beobachtung unterstreicht Szasz mit der pikanten Feststellung, dass das medizinische Personal in den großen US-amerikanischen staatlichen Psychiatrien über lange Zeit zum überwiegenden Teil aus ausländischen Ärzten bestand. Deren Fähigkeit, sich mit den Englisch sprechenden Patienten zu unterhalten, war erheblich eingeschränkt, was jedoch nicht als Problem betrachtet wurde (SZASZ 1997, S. 64).

Die Beobachtung, dass bei dem sich gegenwärtig verschärfenden Ärztemangel in Deutschland der Anteil von Therapeuten ohne differenzierte deutsche Sprachkenntnisse ausgerechnet in den psychiatrischen Kliniken am deutlichsten steigt, macht die Frage nach Kriterien für die Beurteilung der Irrationalität von Verhaltens- und Erlebensweisen noch dringender. Jeder Therapeut kennt Beispiele aus dem Versorgungsalltag, in denen sich die Motivation und die Beweggründe für vermeintlich irrationales Verhalten erst durch das Hören oder Lesen zwischen den Zeilen und vor dem jeweiligen soziokulturellen Hintergrund erschließen. Das gilt ebenso für Menschen mit einem Migrationshintergrund, die Hilfen in der psychiatrischen Versorgung suchen. Selbst wenn wir die Abwehr des Psychosekranken, unseren (medikamentösen) Empfehlungen zu folgen, als Unvernunft betrachten und mit der fehlenden »Krankheitseinsicht« die Korrektheit unserer Diagnose bestätigen, haben wir wenig gewonnen. Krankheitseinsicht ist zunächst einmal unsere Aufgabe – im Sinne einer Einsicht in die Relativität des Krankheitsverständnisses und nicht im Sinne einer Einsicht in eine abstrakte Krankheit. Damit sind wir als Therapeuten gefordert, Compliance zu entwickeln, also kooperativer zu werden (BOCK 1997). Psychologische und soziale Kriterien der Abnormität sind damit nicht immer hilfreich. Ein Unwohlsein angesichts der Symptome eines Patienten kann bei einem Psychiater vorhanden sein, bei einem anderen fehlen. Mit der Weiterentwicklung der kognitiven Psychologie werden wir uns von der Unverständlichkeit psychotischer Phänomene trennen – und wir wissen nicht, was unsere Zeit noch an Unkonventionellem salonfähig macht.

Medizinisch orientierte Kriterien

Die medizinisch orientierten Kriterien von Abnormität zeichnen sich durch die Verwendung bestimmter Symptomkonstellationen aus, die vorhanden sein müssen, um das Vorliegen einer behandlungsbedürftigen psychischen Erkrankung zu diagnostizieren. Diese Symptommuster (Syndrome) sind in Diagnosemanualen wie der ICD-10 oder dem DSM-IV niedergelegt. Allgemein definiert die ICD-10 seelische Störungen als »das Vorhandensein von klinisch erkennbaren Mustern von Symptomen oder Verhaltensweisen, die in den meisten Fällen nicht als positiv erlebt werden und die persönlichen Lebensbereiche und -funktionen beeinträchtigen«.

Auch das DSM-IV stellt das Leiden oder Unwohlsein (»distress«) ins Zentrum, ergänzt es jedoch auch durch »Behinderung« (der Beeinträchtigung eines oder mehrerer Funktionsbereiche) und durch ein deutlich erhöhtes Risiko, zu sterben oder Schmerz, Behinderung oder einen bedeutsamen Verlust von Freiheit zu erleben. Das Muster der Symptome dürfe nicht lediglich eine erwartete Antwort auf bestimmte Ereignisse wie beispielsweise den Tod eines Nahestehenden sein. Die Symptomkonstellation als zentrales Krankheitskriterium hat sich bei uns durchgesetzt, da sie auf kausale Erklärungen psychischer Abnormität weitgehend verzichtet. Aber sind die medizinischen Kriterien wirklich so eindeutig?

Probleme medizinisch-psychiatrischer Diagnosesysteme

Das Kernproblem der medizinischen Kriterien ist das der Reliabilität und Validität. Die »Reliabilität« ist ein Maß für die Zuverlässigkeit wissenschaftlicher Untersuchungen. Die Reliabilität wird gemessen, indem getestet wird, ob man bei der Wiederholung unter gleichen Bedingungen zu denselben Ergebnissen kommt. Mit »Validität« wird die Gültigkeit einer wissenschaftlichen Untersuchung oder eines Diagnosekriteriums bezeichnet. Es handelt sich dabei um eine Angabe der Qualität eines Tests, die zeigt,

in welchem Ausmaß er tatsächlich das misst, was er zu messen vorgibt.
Wichtig ist jedoch auch, wie umfassend die Kriterien sind, ob sie eine gute Vorhersagewahrscheinlichkeit (prädiktive Validität) haben und eine gute ursachenbezogene Zuordnung erlauben (ätiologische Validität). Je vager ein Diagnosesystem ist, desto umfassender kann es sein. Die älteren unbestimmteren Diagnosesysteme wurden in den letzten Jahren durch solche mit besser operationalisierten Kriterien ersetzt. Dies macht die einzelnen Diagnosen homogener, erhöht aber die Zahl der gesamten Kategorien, um das System einigermaßen umfassend zu halten. Auffallend am DSM-IV oder an der ICD-10 ist, dass es etliche Diagnosen als Restkategorien gibt, in die Auffälligkeiten eingeordnet werden können, die andere Kriterien nicht erfüllen, beispielsweise diejenige der »wahnhaften Störung, nicht näher bezeichnet« (im DSM-IV) oder diejenige der »anderen psychotischen Störung ohne organische Ursache« (F 28) in der ICD-10. Für Probleme wie »dissoziative Störungen« (die früheren Konversionssyndrome) werden die Betroffenen in der klinischen Praxis meist in jene Kategorien eingeordnet, die das Attribut »nicht näher bezeichnet« besitzen (MEZZICH u.a. 1989).

Dies weist darauf hin, dass die Übereinstimmung zwischen den tatsächlichen Problembereichen der Betroffenen und den Versuchen der Klassifikation nicht besonders gut ist. In vielen Bereichen, insbesondere bei depressiven Störungen, kommt das Problem der Schwellenwerte (ab wann ist eine Trauer eine Depression?) hinzu, das trotz intensiver Forschungsarbeit ungelöst ist.

Reliabilität: Übereinstimmung zwischen verschiedenen Beobachtern

Studien aus den siebziger und achtziger Jahren haben gezeigt, dass die Übereinstimmung zwischen Klinikern in den psychiatrischen Diagnosen vergleichsweise gering ist, auch wenn dieselben Informationen vorliegen. Bei der frühen DSM-I-Version lag die Reliabilität in vielen Fällen lediglich bei 32 Prozent (KENDELL 1975). Nur ein Drittel der Diagnosen wurde von verschiedenen Klinikern übereinstimmend gestellt. Aufgrund dieser Befunde hat die American Psychiatric Association und im Gefolge die

Wissenschaftlergruppe der ICD in neueren Diagnosemanualen die Kriterien insbesondere derjenigen Kategorien verfeinert, für die eine niedrige Reliabilität erkennbar war. Die Übereinstimmung ist jedoch weiterhin, abhängig von der Störung, unbefriedigend, sodass es nach wie vor für die Therapie, die man erhält, entscheidend ist, wer diagnostiziert. So wurden für sexuelle Störungen gute Korrelationen von 0,92 zwischen den Klinikern, für somatoforme Störungen jedoch nur von 0,54 gefunden (DAVISON/NEALE 1994). Auch schizophrene Störungen variieren je nach diagnostizierendem Kliniker stark. Wie in den siebziger Jahren festgestellt (WHO 1973), wurden in den USA oder in der UdSSR auch weiterhin erheblich mehr Schizophrenien diagnostiziert als beispielsweise in England. Eine Verbesserung der Übereinstimmungen in den Diagnosen oder den erfassten Symptomen kann durch Übung erreicht werden (MÜLLER u. a. 1998), die Befunde zu kulturellen und zu Geschlechterverzerrungen (ADLER u. a. 1990) entkräften aber das Argument einer guten Reliabilität auch unserer heutigen psychiatrischen Diagnosesysteme DSM-IV und ICD-10 erheblich.

Validität: Bedeutung

Die Validität eines diagnostischen Kriteriums ist das Ausmaß, in dem es tatsächlich misst und abbildet, was es zu messen vorgibt. Die Validität psychologischer und psychiatrischer Test- und Diagnosesysteme muss grundsätzlich anderen Prinzipien gehorchen als diejenige von Testverfahren in der somatischen Medizin. Denn in Ermangelung klarer biologischer Marker psychischer Störungen gibt es wenig unabhängige Prüfverfahren und Nachweise für die Validität der psychiatrischen Diagnosen. Es gibt keinen »Goldstandard«.

So kann ein Persönlichkeitstest reliabel sein, wenn unterschiedliche Untersucher konsistent zu demselben Ergebnis kommen, aber in Wahrheit mag er die Intelligenz oder die Sprachgewandtheit eher messen als das Konstrukt »Persönlichkeit«. Daher wurde der Begriff der Konstrukt-Validität geprägt, der impliziert, dass ein Testverfahren auf einer definierten Theorie basieren muss, für deren Sinn und Anwendbarkeit es einige wissenschaftliche Nachweise gibt. Dieser Begriff ist insofern sinnvoll, da er deutlich macht, dass wir so etwas wie Persönlichkeit oder psychiatrische Erkrankung *konstruieren*, das heißt aus vorgefundenen Charakteristika und Verhaltens- oder Erlebensweisen ein anwendbares und sinnvolles Diagnosesystem zu generieren versuchen.

Zur Messung der prädiktiven Validität, also der Korrektheit der Testaussagen, muss ein Referenztest, gegen den geprüft wird, herangezogen werden. Dieser kann beispielsweise ein bildgebendes Verfahren in der Neurologie zur Validierung einer klinischen Diagnose sein. Die Messung der prädiktiven Validität psychiatrischer Diagnosekriterien ist jedoch in der Regel kaum möglich. So können Ergebnisse eines frühen Intelligenztests mit den späteren schulischen Leistungen verglichen werden. Da diese jedoch von der Förderung, vom sozialem Umfeld und von anderen Faktoren abhängen, bleibt die Aussagekraft der Validitätsmessung im Nachhinein äußerst fraglich.

Ein eindrückliches Beispiel für eine Validitätsprüfung einer psychiatrischen Diagnose ist das Krankheitsbild des »Sisi-Syndroms«. Im Jahr 1998 erschien in einer bekannten psychiatrischen Fachzeitschrift sowie in einem anderen Ärzte-Organ eine einseitige Anzeige eines international renommierten und erfolgreichen pharmazeutischen Unternehmens. Dort wurde erstmals der Begriff des »Sisi-Syndroms« vorgestellt, und zwar als »Erkrankung aus dem depressiven Formenkreis«. Auf das Krankheitsbild wurde über eine Reihe von Medien, vor allem den wichtigsten bundesdeutschen Tageszeitungen, Zeitschriften, Fernsehmagazinen, ergänzt durch Fernsehsendungen und Internetseiten, aufmerksam gemacht. Das Interesse wuchs – zumal gleichzeitig das entscheidende, Abhilfe schaffende Antidepressivum mitgenannt wurde. Es wurden auch entsprechende Seminare und Pressekonferenzen abgehalten, auf denen dann ausgewiesene Depressionsexperten Stellung nahmen – überwiegend konkret und positiv, was die diagnostische Basis und die therapeutischen Möglichkeiten anbelangte. Das »Sisi-Syndrom« war endlich erkannt, akzeptiert und behandelbar.

Dieses »Sisi-Syndrom« geht auf die österreichische Kaiserin Sisi zurück, die, obgleich von äußerer Schönheit, im Inneren verarmt, depressiv und traurig gewesen sein soll. Insbesondere Frauen sollen das nach ihr benannte Krankheitsbild aufweisen, wenn es ihnen äußerlich gut zu gehen scheint, sie im Inneren aber unter schweren, tiefen Depressionen leiden.

Wie M. Burgmer, G. Driesch und G. Heuft von der Poliklinik für Psychosomatik und Psychotherapie des Universitätsklinikums Münster in der Fachzeitschrift *Der Nervenarzt* ausführen, wurde dieses Phänomen 1998 wie folgt definiert (BURGMER u. a. 2003):

◉ Das »Sisi-Syndrom« ist eine besondere Ausprägungsform der Depression.

◉ Im Verlauf des Beschwerdebildes mündet das »Sisi-Syndrom« in eine typische Depression.

◉ Patienten mit einem »Sisi-Syndrom« werden selten als depressiv erkannt.

◉ Die Ursache des »Sisi-Syndroms« wird in einer »Serotonin-Dysbalance« vermutet.

◉ Paroxetin ist das Mittel der Wahl zur Behandlung des »Sisi-Syndroms«.

Später erschien auch ein Taschenbuch zu diesem Thema, in dem sehr ausführlich über Einzelheiten des Krankheitsbildes, über biologische und psychologische Hintergründe und über die heutigen therapeutischen Möglichkeiten berichtet wurde. In einem Statement eines Privatdozenten und psychiatrischen Forschers, das in einer Ärztezeitung im Jahre 2001 abgedruckt wurde (www.depression-therapie-forschung.de/0901haus.html), ist zu lesen:

»Was kann der Hausarzt tun, um eine Depression zu erkennen? Ganz wichtig ist, so [Psychiater] Wiegand, gezielt nach möglichen Anzeichen einer Depression zu fragen. ›Begnügen Sie sich nicht damit, nur danach zu fragen, ob die Patienten niedergeschlagen sind, sondern haken Sie weiter nach‹, so sein Rat. ›Loten Sie auch aus, ob Symptome wie Interesselosigkeit, Müdigkeit, Appetitlosigkeit, Schlafstörungen, mangelndes Selbstvertrauen, Konzentrationsstörungen, vermindertes sexuelles Interesse oder gar vermehrtes Nachdenken über den Tod vorliegen.‹ Schwierig ist die Diagnose bei Patienten mit einer sogenannten ›smiling-depression‹ oder einem ›Sisy-Syndrom‹. Die Betroffenen klagen nicht und kaschieren ihre Beschwerden oft durch übermäßige Aktivitäten, vorgegebene Selbstsicherheit sowie durch ein geradezu perfektionistisches Auftreten und Aussehen, erläuterte der Experte [...]«

Burgmer und Kollegen arbeiteten heraus, dass das Krankheitsbild von einem pharmazeutischen Unternehmen in Zusammenarbeit mit einer PR-Agentur *geschaffen* wurde. Die Lancierung dieser Diagnose diente der Absatzsteigerung eines Antidepressivums. Allein das Vorhandensein eines »Syndroms« bewirkte, dass eine nicht unerhebliche Anzahl von Ärzten bei vielen Patienten die Diagnosekriterien für das »Sisi-Syndrom« erfüllt sahen und diese als behandlungsbedürftig betrachteten (BURGMER u. a. 2003):

>»Die Etablierung des ›Sisi-Syndroms‹ im deutschsprachigen Raum scheint ein Beispiel für eine Strategie der pharmazeutischen Industrie zu sein, über die Erweiterung des Krankheitsspektrums oder der Schaffung neuer Krankheiten neue Märkte zu eröffnen. Eine kritische Bewertung der von der pharmazeutischen Industrie eingesetzten Marketingstrategien wird für den Arzt als Adressaten immer schwieriger.«

Einen wichtigen Satz formulierten die Autoren jedoch am Ende der kritischen Publikation:

>»Die bisher erfolgreiche Allianz der Medizin und der pharmazeutischen Industrie in der Behandlung kranker Menschen soll durch unsere Arbeit nicht infrage gestellt werden.«

Trotz aller Absurdität und weiterer Beispiele psychiatrischer Irreführung (zur neuen »generalisierten Heiterkeitsstörung« siehe STREEK 2000) kann dieser Fall auch bezüglich der etablierten Diagnosen nachdenklich machen.

Der Begriff der deskriptiven Validität bezeichnet die Forderung, dass Diagnosen homogen sein sollten und sich von anderen Kategorien ausreichend unterscheiden müssen. Das DSM-IV arbeitet mit sogenannten »Prototypen« für Diagnosen. Dies bedeutet, dass einige Störungsmuster bei verschiedenen Krankheitsträgern variieren dürfen, um die gleiche Diagnose zu stellen – jedoch muss eine bestimmte Zahl und Ausprägung gleich sein. Eine hohe Zahl von Untergruppen, wie bei der Schizophrenie (paranoide, undifferenzierte, hebephrene, Schizophrenia simplex, schizophreniforme Psychose, schizotype Störung, zoenästhetische nicht näher bezeichnete Schizophrenie etc.), weist auf die Probleme dieses Homogenitätsanliegens bei dieser für die Psychiatriegeschichte zentralen Erkrankung hin.

Die Messung deskriptiver Validität von Diagnosen und die Entscheidung, wann psychische Störungen unterschiedlich sind und wann bei Vorliegen eines wenig einheitlichen Störungsmusters von »Komorbidität« gesprochen werden muss, kann nun aber lediglich in großen Feldversuchen durch den Vergleich mit klinischen Einschätzungen erfolgen. So bat der US-amerikanische Psychiater R. Spitzer im Vorfeld der DSM-III-Bearbeitung eine große Zahl von Klinikern um eine Einschätzung von Kriterien für bestimmte Persönlichkeitszüge. Als Ergebnis wurde eine neue Diagnosekategorie für eine »selbstzerstörerische Persönlichkeitsstörung« zurückgewiesen, da diese nicht ausreichend deutlich von anderen bereits existierenden Störungskategorien abgegrenzt werden konnte (Spitzer u. a. 1989).

Die Frage, ob eine Diagnosegruppe »dissoziative Identitätsstörung« in das DSM-IV eingefügt werden solle, wurde lediglich von einem Viertel der 367 befragten amerikanischen Psychiater befürwortet. Für die verbleibenden drei Viertel lag eine ausreichende wissenschaftliche Evidenz für ihre Validität nicht vor (Pope u. a. 1999). Wenn jedoch die klinische Einschätzung als Validitätskriterium verwendet wird, wie dies bei vielen Diagnosen im DSM und dem psychiatrischen Teil der ICD der Fall ist, dann kann von ausreichender Validität kaum gesprochen werden.

Kategorien oder Dimensionen?

Unbeantwortet ist auch die Frage nach der Verwendung von Kategorien oder Dimensionen zur Definition von psychischer Normabweichung, da klare Kategorien zur Abgrenzung des Normalen vom Abnormalen der Differenziertheit menschlichen Erlebens und Verhaltens nicht gerecht werden. Ein Großteil menschlicher Verhaltensweisen ist tatsächlich normalverteilt (dimensional ausgeprägt), andere, wie die Lese-Rechtschreib-Schwäche, kategorial.

Die moderne kritische Forschung im Bereich schizophrener Psychosen geht zunehmend von Übergängen und Grenzbereichen zur Schizophrenie aus, sodass eine klare Abgrenzung der Schizophrenie von »Normalität« unangemessen erscheint. Fragen nach diesen Übergängen sind allerdings für den praktizierenden Arzt eher beunruhigend, da eine diagnostische

Unsicherheit den therapeutischen Prozess sowie die Überzeugung und Sicherheit im Handeln des Arztes erheblich beeinträchtigen kann. Dies mag einer der Gründe dafür sein, dass hartnäckig an der Illusion klar abgrenzbarer psychiatrischer Erkrankung festgehalten wird.

Insbesondere durch die in Großbritannien und den USA in neuester Zeit etablierten Forschungen zu kognitiven Modellen der Entstehung und Therapie paranoiden Erlebens wird von einer zunehmenden Zahl von Psychiatern angenommen, dass auch der Wahn auf einem *Kontinuum* mit »normalen« Ansichten und Meinungen liegt (KINGDON/TURKINGTON 1994). Die rationalistische Sichtweise Karl Jaspers', wonach dem Wahn ein vom Normalen grundsätzlich verschiedener psychologischer Mechanismus zugrunde liegen muss, wird insbesondere von jungen klinischen Psychologen bezweifelt (HUGHES u. a. 2003). Das dimensionale oder Kontinuitätsmodell der Psychose oder anderer schwerer psychiatrischer Symptome würde zumindest die Möglichkeit einer Beeinflussung des Verlaufs durch psychosoziale Faktoren implizieren. Tatsächlich spricht jedoch nur ein Teil der psychotisch Erkrankten auf die derzeit praktizierte kognitive Verhaltenstherapie an (TURKINGTON/MCKENNA 2003).

Von diesen Fragen abgesehen, gibt es eine Reihe von Verzerrungen bei diagnostischen Prozessen, die mit Unterschieden im Alter, im Geschlecht, der ethnischen Herkunft oder dem sozioökonomischen Status zwischen Arzt und Patient sowie mit dem Setting, in dem diagnostiziert wird, zusammenhängen. Die sozialen Werturteile, die in den Prozess des Diagnostizierens hineinspielen, sind nur teilweise mit Voreingenommenheiten zu erklären, die bereinigt oder vermindert werden können. Sie sind dem Prozess der klinischen Diagnosestellung inhärent und können nur annähernd bewusst und transparent gemacht werden.

Die Kontextabhängigkeit der einzelnen psychopathologischen Phänomene spielte in den operationalen Diagnosesystemen bisher aber kaum eine Rolle (JÄGER u. a. 2008). Die Grenzen der operationalen Diagnostik werden daher immer deutlicher, denn der deskriptiv-beschreibende operationale Ansatz war von Anfang an mit dem Gedanken verbunden, die diagnostischen Einheiten durch Kriterien wie Familien- und Verlaufsstudien und vor allem durch biologische Befunde zu validieren und zu erhärten (ROBINS/GUZE

1970). Es liegen beispielsweise für die Schizophrenie mittlerweile eine Reihe von biologischen Befunden vor, die eindeutig mit einem erhöhten Risiko für die Erkrankung verbunden sind. Viele Forscher betonen die überragende Bedeutung genetischer Ursachen, da sich in Hochrisikostudien herausgestellt hat, dass Kinder von Müttern mit einer Schizophrenie auch dann häufiger eine Störung aus dem schizophrenen Spektrum haben, wenn sie von Müttern ohne psychiatrische Diagnose adoptiert wurden. Die große finnische Adoptionsstudie, die von P. Tienari geleitet wurde, ergab ein deutlich häufigeres Auftreten schizophrener Störungen bei Kindern, die von Müttern mit einer Schizophrenie zur Adoption freigegeben wurden, verglichen mit Müttern ohne Schizophrenie (TIENARI u. a. 1987).

Andere bevorzugen das Modell einer Entwicklungsstörung für die Schizophrenie, da sich bei einigen Betroffenen eine Reihe von strukturellen Auffälligkeiten im Sinne von Hirnschädigungen wie Atrophie, Vergrößerung von Hirnkammern und Substanzverminderungen in bestimmten Hirnregionen oder eine höhere Rate an Geburtskomplikationen nachweisen ließ. Psychosoziale kausal wirkende Faktoren finden allerdings weniger Beachtung. Die deutlichste Unterstützung für einen bedeutenden psychosozialen Beitrag zur Entwicklung einer Schizophrenie lässt sich gerade aus der finnischen Adoptionsstudie ableiten, da sich in keiner der Adoptivfamilien, die als »gesund« eingeschätzt wurden (und die die Hälfte der Familien ausmachten), ein Nachkomme mit einer Schizophrenie befand. Etliche Ergebnisse anderer genetischer Studien zur Schizophrenie wurden mittlerweile kritisiert, da sie oft nur dann eine genetische Belastung signifikant nachweisen konnten, wenn sie die Schizophrenie extrem breit definierten, Verwandtschaftsgrade zusammenfassten und das interpersonelle Milieu in den Adoptivfamilien nicht berücksichtigten (JOSEPH 2004, S. 67–83). Eine ungünstige Umgebung schützt also davor, dass eine genetische oder strukturelle Belastung zum Tragen kommt.

Insgesamt zeigen nicht zuletzt die Adoptions- und genetischen Studien, dass die Trennungslinien zwischen der Schizophrenie und anderen psychischen Auffälligkeiten nicht klar sind und dass mit dem Begriff der Schizophrenie unterschiedliche Ursachen, Symptomausprägungen und Verläufe verbunden sind. Alle Versuche, Untergruppen für die Schizophrenie oder valide

Kriterien für Voraussagen zum Verlauf der Erkrankung zu identifizieren, waren bisher nicht erfolgreich, sodass sich der Begriff der Schizophrenie als hinderlich erweist, wenn es darum geht, ein kontinuierliches Spektrum an psychotischen Zuständen mit unterschiedlichen Dimensionen zu erkennen, zu beschreiben, zu verstehen und angemessen zu therapieren (CULLBERG 2003, S. 51–62). Das Vertrauen in eine »endgültige« Aufklärung der Ursachen für schwere psychische Erkrankungen wird möglicherweise nicht mehr lange aufrechterhalten werden und operationale Diagnosesysteme werden vielleicht nicht einmal mehr der Erleichterung der Kommunikation dienen können, sondern müssen anderen dimensionalen Kriterien weichen.

Psychometrie: die Messung seelischer Vorgänge

Von mehreren Forschern wird darauf hingewiesen, dass die sogenannte »psychometrische Theorie«, also die der Messung von psychischen Zuständen zugrunde liegenden Annahmen in ihren Auswirkungen auf die klinische Psychiatrie nicht segensreich gewesen sind. Die Homogenität der einzelnen Komponenten psychiatrischer Skalen, die mittels statistischer Tests und Indikatoren wie dem »Cronbach's alpha« gemessen werden, wird oft als wichtige Voraussetzung für die Validität einer Skala betrachtet. Wie A. R. Feinstein betont, sind es oft dieselben Eigenschaften von Skalen, die zu hohen Homogenitätswerten führen, gleichzeitig aber die Fähigkeit zur Entdeckung von Veränderungen einschränken (zitiert nach FAVA 2006).

Insbesondere die redundante Natur der einzelnen Items (das mehrmalige Erfassen gleicher Sachverhalte) kann hier eine Rolle spielen. Redundante Items und klare diagnostische Kriterien zur Erkennung psychiatrischer Syndrome haben dazu beigetragen, dass die Varianz zwischen verschiedenen Anwendern der Skalen verringert wurde. Die diagnostischen Kriterien führten insbesondere dazu, einen Schwellenwert für klinische Symptome festzusetzen, von dem an eine behandlungsbedürftige Erkrankung vorliegt. Die Anwendung von diagnostischen Kriterien kann letztendlich aber zu einem reinen Zählen von Symptomen führen, die dann zu einer Diagnose beitragen, ohne dass eine sinnvolle Aussage zur Prognose und zum Verlauf möglich ist. Echte Diagnosen sollten jedoch immer auch etwas zur Prognose aussagen. Deutlich wird, dass der Klassifikationsprozess in der Psychiatrie nicht exakt ist oder sein kann. Neuere Forschungen mit bildgebenden oder molekularbiologischen Verfahren zur Pathologie der Schizophrenie helfen beispielsweise kaum bei der Beantwortung der Frage, welche Gehirnabnormitäten tatsächlich pathologisch sind und ob diese Abnormitäten einen genuinen biologischen Krankheitsprozess zeigen. Sowohl die beobachteten Dopaminauffälligkeiten als auch die Ventrikelvergrößerungen oder der Verlust grauer Substanz im Gehirn nach einer ersten psychotischen Erkrankung könnten zumindest zum Teil die Folge von Lebensereignissen (SELTEN/ CANTOR-GRAAE 2005) oder das Ergebnis therapeutischer Bemühungen sein (wie der Gabe von Antipsychotika) (LIEBERMAN 2005 a).

Bei der Entscheidung zwischen Pathologie und Nicht-Pathologie gibt es keine andere Lösung als die Transparenz der eigenen Bewertungen. Erst dadurch kann eine Diagnose eine gewisse Validität erhalten. Die Bewusstheit über die eigene Bewertung bedeutet jedoch das Eingeständnis, dass ein bedeutender Teil der Diagnose vom Diagnoseträger unabhängig ist. Die Diagnose in der Psychiatrie ist immer auch ein gesellschaftliches Phänomen.

Ob dieses Zugeständnis die interkulturellen Unterschiede in der psychiatrischen Diagnostik löst, mag dahingestellt sein (FULFORD 2002). Auch die Forderung des britischen Philosophen Peter SEDGWICK (1982), neben der statistischen Auffälligkeit auch das Ausmaß an subjektiver Unerwünschtheit bei der Entscheidung für eine Diagnose pathologischer seelischer Zustände zu berücksichtigen, führt nicht entscheidend weiter, weil etliche Menschen mit einer Schizophrenie nicht direkt an ihren Symptomen leiden. Allerdings kann persönliches Leiden für den Betroffenen unerwünscht sein, für die Gesellschaft jedoch akzeptabel. Exzentrisches und unvernünftiges Verhalten kann für den Betroffenen erwünscht, für einen Teil der Gesellschaft jedoch pathologisch sein. Das Werturteil muss stets auch den Kreis der Wertenden und die Bezugspopulation berücksichtigen.

Von forensischen Psychiatern wird betont, dass sich die Psychiatrie als Fach und die Begrenzungen dieses Fachs nicht aus nosologischen (die

Erscheinungsform betreffenden) Notwendigkeiten und einer klaren Krankheitslehre ergeben, sondern aus sozialen und juristischen Erfordernissen (KRÖBER 2005):

»Psychiatrie hat die grundlegende Aufgabe, dafür zu sorgen, dass psychisch gestörte Menschen soweit erforderlich wahrgenommen, richtig erkannt und soweit gewünscht und erforderlich behandelt werden. Soweit erforderlich: soweit es der soziale Friede (mit den Aspekten der Gerechtigkeit und Hilfe für Schwächere), Ordnung und Sicherheit erfordern.«

Auch um diesen »sozialen Anforderungen« gerecht zu werden, erschien (neben dem Kampf um die Etablierung als wissenschaftlicher Disziplin) bisher ein stimmiges Diagnosesystem unabdingbar. Vor diesem Hintergrund ist auch die Zurückhaltung der Psychiater zu verstehen, diagnostische Unsicherheiten offen zu diskutieren.

Die Labeling-Theorie

Diagnostische Ungenauigkeiten wären als klassifikatorische Unzulänglichkeiten jedoch ohne Weiteres hinzunehmen, wenn sie lediglich den Preis für die wirksame Therapie darstellten: *Wer heilt, hat recht.* Aufgrund des invasiven Charakters medikamentöser Behandlungen bei schweren chronischen psychischen Erkrankungen muss der Wechselwirkung zwischen Diagnose und Verlauf sowie zwischen Diagnose und Therapie allerdings besondere Aufmerksamkeit geschenkt werden.

Diese Wechselwirkung darf nicht mit der Labeling-Theorie gleichgesetzt werden. Die Labeling-Theorie ist eine der großen faszinierenden Theorieverstrickungen der Sozialpsychiatrie, die in ihrer Ausprägung und Wirkung der Sozialpsychiatrie geschadet haben (SCHEFF 1966). Die Labeling-Theorie wurde, anstatt die zwischenmenschlichen Dimensionen des Psychisch-krank-Seins zu erhellen und zum Verständnis des Verlaufs der Psychose beizutragen, wie Finzen bemerkt (FINZEN 1998), von einigen ideologisch geprägten Psychiatrie-Kritikern missbraucht, um psychische Erkrankung zu *erklären*. Wie bei vielen Erklärungsversuchen wurde die Theorie zu einem umfassenden Spekulationsgebäude aufgebaut, das die Wirklichkeit aufzudecken vorgab.

Nach der ursprünglichen Labeling-Theorie soll die psychische Krankheit erst dadurch *entstehen*, dass man sie »Krankheit« nennt. Aus Menschen mit Problemen würden psychisch Kranke, weil sie durch die Etikette zu »krankem« Verhalten gezwungen werden. Die Krankheit entstehe und verfestige sich, weil sie von anderen entsprechend behandelt werde. Auf diese Art und Weise führte die Diagnose einer psychischen Krankheit zu einer Etikettierung und Stigmatisierung vonseiten der Gesellschaft. Die tatsächliche »Abweichung« des Betroffenen begänne aber erst ab dem Zeitpunkt, da er beginnt, die Rolle, die ihm als psychisch Krankem aufgetragen wird, zu übernehmen. Schließlich fühle er sich auch so, wie ihn die Umwelt bezeichnet, behandelt und akzeptiert. Diese Theorie wird als Etikettierungsansatz (Labeling-Theorie) bezeichnet, da das abweichende Verhalten einer Person nicht auf eine Störung ihres Organismus zurückgeführt wird, sondern auf gesellschaftliche und soziale Prozesse. Ihre eigentliche Kraft kann diese Theorie jedoch nur entfalten, wenn sie nicht in der Ursachen-, sondern in der Verlaufsforschung verwendet wird. Bei genauer Betrachtung handelt es sich bei der Labeling-Theorie um Beschreibungen sekundärer, sozialer Folgen einer Erkrankung, die allerdings für die Arbeit in der praktischen Psychiatrie und in der Psychotherapie sehr wertvoll sein können (KEUPP 1982).

Diagnostic Labeling spielt in manchen Anti-Stigma-Kampagnen eine Rolle, gleichwohl nicht unter dem ursprünglichen Namen – und die Wechselwirkungen zwischen Diagnose und Verlauf in der Psychiatrie werden oft nicht thematisiert. In Japan wird seit kurzem beispielsweise im Rahmen einer Anti-Stigma-Kampagne die Diagnose »Schizophrenie«, die auf Japanisch so viel wie »zerbrochenes Gehirn« bedeutet, nicht mehr verwendet. Vielmehr wird bei Vorliegen einer Psychose von einer »Integrationsstörung« gesprochen. Es bleibt abzuwarten, ob die veränderte Nomenklatur auch zu einem veränderten Umgang mit den Betroffenen und zu einem verbesserten Verlauf führt.

Universalität der Diagnose? Schizophrenie im Ländervergleich

Sind psychische Störungen überall gleich?

In Ländern, die wie Deutschland einen hohen Anteil an Menschen haben, die selbst oder deren Familien aus anderen Kulturkreisen stammen, sieht sich die psychiatrische Versorgungspraxis einer Reihe von besonderen Herausforderungen gegenüber. Patientinnen und Patienten aus anderen Kulturen sind nicht selten diagnostische oder therapeutische Problemfälle. Dies ist jedoch nicht der einzige Grund für die dringend notwendige Erforschung kultureller Einflüsse auf psychische Störungen. Die Frage nach der Universalität des Auftretens und der Verläufe psychischer Erkrankungen hat schon immer Psychiater, Anthropologen, Psychologen, Soziologen und andere Wissenschaftler bewegt – und ihre Beantwortung hat in jedem Fall Auswirkungen auf die praktische Arbeit und den Umgang mit »Abnormität« im eigenen Land.

Eine Kultur kann als die Gesamtheit der erworbenen Werte-, Glaubens- und Bedeutungssysteme, Regeln und Praktiken verstanden werden, die auf bestimmte Weise von einer an die andere Generation weitergegeben werden. »Die Kultur gestaltet die Art und Weise, wie die Welt betrachtet und erlebt wird.« (FLASKERUD 2000) Daher ist es plausibel, dass ungewöhnliches Verhalten nicht nur in verschiedenen Kulturen unterschiedlich *bewertet* wird, sondern dass auch generell unterschiedliche Arten von Verhaltens- und Erlebensweisen als abnorm *definiert* werden. In nahezu allen Kulturen wurden bei einem Teil der Mitglieder sozial unerwünschte menschliche Verhaltensweisen als »Zusammenbrüche« (»human behavioural breakdowns«) beschrieben, die als abnormales Verhalten negativ belegt wurden und das organisierte soziale Leben beeinträchtigten (FABREGA 1993). Um jedoch zu beurteilen, ob schwere seelische *Störungen*, wie wir sie heute beispielsweise im Sinne der Schizophrenie nach ICD-10 oder DSM-IV als Krankheit definieren, universal und vergleichbar sind, müssen zunächst drei Fragen beantwortet werden:

○ Werden in verschiedenen Kulturen die Grenzen zwischen »seelisch gesund« und »krank«, zwischen »verrückt« und »normal« an vergleichbaren Stellen gezogen?

○ Sind die den seelischen Störungen zugrunde liegenden psychischen (etwa psychotischen) Erfahrungen an allen Orten ähnlich?

○ Verlaufen schwere psychische Erkrankungen, wie sie in unseren Klassifikationssystemen dargestellt sind, an verschiedenen Orten in etwa gleichförmig?

Wenn es offensichtlich ist, dass schwere psychische Störungen überall auf der Welt in ähnlicher Ausprägung auftreten, fällt es uns auch ohne biologisches Korrelat leichter, zu akzeptieren, dass es sich um Gehirnerkrankungen handelt. Dann fällt es uns auch leichter, unsere Therapieformen auf andere Kulturen auszuweiten – wenn sie sich denn bei uns als wirksam herausstellen.

Grenzen der Normalität in verschiedenen Kulturen

Jede Kultur hat ihre eigenen Normen, von denen es abhängt, ob bestimmte Verhaltensweisen auffallen und sanktioniert werden oder integrierbar sind. In einigen Gesellschaften werden Halluzinationen, »Zungenreden« und Symptome des Besessenseins von Geistern akzeptiert, wenn dieses Verhalten in einer Art und Weise auftritt, das durch kulturelle Normen vorgegeben ist. In vielen afrikanischen Gesellschaften werden Sinnestäuschungen als »wirkliche« von Geistern hervorgerufene Phänomene betrachtet (GELFAND 1964).

Etliche Studien zeigen die häufig grundlegend zu unserem Bezugssystem unterschiedliche Beurteilung auffälliger Erlebens- und Verhaltensweisen in anderen Kulturen. Während US-amerikanische Versuchspersonen in einer Studie bei einer Präsentation anschaulicher Fallbeispiele psychischer Störungen alle Erkrankten problemlos identifizierten, wurden nur 40 Prozent der Betroffenen von den afrikanischen Yoruba als psychisch erkrankt angesehen. Allerdings war ein eher westlicher Lebensstil bei denjenigen Yoruba, die die Beurteilung vornahmen, mit einer höheren Rate an Zurückweisung und Intoleranz gegenüber den betroffenen Menschen aus den Fallbeispielen verbunden (ERINOSHO/AYONRINDE 1981).

In den meisten afrikanischen Stammeskulturen wurden Menschen mit Halluzinationen nicht zurückgewiesen und hatten nach einiger Zeit in der Mehrzahl der Fälle ihre Symptome verloren. Im Senegal wurde eine Remissionsrate von über 90 Prozent bei Halluzinationen berichtet (COLLOMB 1966). Auch die Stigmatisierung von Personen mit paranoiden Symptomen tritt in den traditionellen afrikanischen Gesellschaften offensichtlich seltener auf und scheint insbesondere auf gewalttätiges und bedrohliches Verhalten beschränkt zu sein (WHO 1977).

Die Schwelle, wann Verhaltensweisen als abnorm oder »verrückt« betrachtet werden, variiert in den unterschiedlichen Kulturen erheblich und hängt vom Symptom und dessen religiöser Einordnung ab. Eine ausgeprägte Depression wird im hinduistischen und buddhistischen Kulturkreis oft nicht als Krankheit, sondern vielmehr als besondere spirituelle Einsicht und Erfahrung angesehen (CASTILLO 1997). Auch asiatische Immigranten in England, die sich bereits im mittleren Alter befanden und damit weitgehend von ihrer Ursprungskultur geprägt waren, betrachteten die häufigste psychiatrische Erkrankung, die Depression, nicht als Krankheit, wohingegen jüngere Immigranten eher die Ansichten britischer Bürger teilten (FURNHAM/MALIK 1994).

Entsprechend einer eher kollektivistischen oder individualistischen Prägung der Gesellschaft ändern sich auch die Krankheitskonzepte. A. KLEINMAN (1987) zeigte eindrücklich, dass sich beispielsweise das chinesische Konzept affektiver Störungen erheblich vom westlichen unterscheidet, da weniger psychologische Kriterien wie Selbstwertgefühl und Stimmungslage, sondern eher körperliche Symptome wie Müdigkeit im Zentrum stehen.

Ein ausgeprägtes Macho-Verhalten, das in nord- und mitteleuropäischen Gesellschaften mit dem Begriff der histrionischen Persönlichkeitsstörung assoziiert würde, wird in lateinamerikanischen Ländern bekanntermaßen häufig als noch angemessenes und rollenkonformes Verhaltensmuster akzeptiert.

Ein interessantes Beispiel, wie auch Emotionen nicht lediglich als Eigenschaften unserer biologischen Ausstattung und damit universell beurteilbar und im Rahmen psychopathologischer Diagnostik einordbar sind, sondern als kulturelle Konstruktionen betrachtet werden müssen, führt der Sozialpsychologe K. J. GERGEN (2002) an:

»Im Hochland von Neuguinea zeigen ansonsten normale Männer im Alter von Mitte zwanzig hin und wieder ›Wildschweinverhalten‹.

Ein solches menschliches ›Wildschwein‹ begeht Einbrüche, plündert, schießt Pfeile auf Passanten und wird seinem Umfeld zu einer kaum erträglichen Last. Nach einigen Tagen verschwindet der Mann im Wald, wo er die von ihm erbeuteten Gegenstände (die meist von geringem Wert sind) zerstört. Anschließend kehrt er ins Dorf zurück, ohne sich an seine Taten erinnern zu können und ohne von den Dorfbewohnern an diese erinnert zu werden. Kehrt er im wilden Zustand zurück, findet für ihn die gleiche Zeremonie statt, die auch dazu dient, verwilderte Hausschweine zu ›zähmen‹.«

Erst intensive kulturanthropologische und ethnopsychologische Forschungen können helfen, sich der Funktionalität dieser Art von Verhalten zu nähern. Wir sind jedoch rasch dabei, dieses als Ausdruck der Primitivität anderer Kulturen zu kategorisieren und als kulturgebundene Syndrome einzuordnen. In unserer Kultur würde der Betreffende mit hoher Wahrscheinlichkeit einer medikamentösen psychiatrischen Behandlung zugeführt, zweifellos auch mit dem Ziel, die Umgebung vor Schaden zu bewahren und dem »Erkrankten« zu helfen. Vielleicht können in einigen Fällen tatsächlich negative Auswirkungen vermieden werden, in anderen jedoch kann der unserer Kultur eigene gesellschaftliche Druck, korrigierend zu intervenieren, zur Chronifizierung dysfunktionalen Verhaltens führen und den Einstieg in ein sich selbst unterhaltendes Versorgungssystem bedeuten.

Ein verschiedene Kulturen auch nur partiell übergreifender Konsens, was ein »abnormes« Verhalten darstellt, existiert jedenfalls nicht. Ohne Berücksichtigung der Kultur sind weder einheitliche prognostische Aussagen möglich noch kann etwas darüber ausgesagt werden, welche Verhaltensweisen für die jeweiligen Gesellschaften und für die Betroffenen als Problem erkannt werden.

Auftreten der Schizophrenie in verschiedenen Kulturen

Das Studium der Geschichte zeigt, dass seelische Störungen in ihrem Vorkommen und Ausmaß je nach geschichtlicher Periode einmal mehr und ein anderes Mal weniger ausgeprägt waren und oft sogar endemisch neu auftraten oder gänzlich verschwanden. Schlafwandeln, Glaube an Werwölfe und katatone Symptome bei psychotischen Erkrankungen (deren Niedergang nicht in erster Linie auf die Verfügbarkeit von Antipsychotika zurückzuführen ist) sind derartige Beispiele von Symptomen, die bei uns kaum mehr zu finden sind. Es wurde jedoch immer wieder betont, dass die großen psychischen Erkrankungen wie Schizophrenie, Depression und Manie in allen Kulturen universal vorhanden seien.

Das zentrale Problem, das auch viele auf den ersten Blick valide epidemiologische Studien zu weltweiten Prävalenzraten infrage stellt, ist jedoch folgendes: Sollen die in den jeweiligen Ländern erhobenen Syndrome und Diagnosen der örtlichen Therapeuten zur Datensammlung und Bestimmung der Prävalenzraten akzeptiert werden oder soll darauf bestanden werden, dass alle Diagnosen nach einheitlichen Standards durch westlich ausgebildete Kliniker vergeben werden? Beide Herangehensweisen haben Vorteile und Nachteile.

Die WHO-Studien zur Schizophrenie

Das zum Allgemeingut gewordene Ergebnis eines in allen Kulturen vergleichbaren einprozentigen Lebenszeitrisikos für die Schizophrenie aus der von N. Sartorius und A. Jablensky geleiteten WHO-Studie basiert auf einheitlichen westlichen diagnostischen Standards. In der *International Pilot Study of Schizophrenia – IPSS –* (WHO 1973) mit der dazugehörigen *International Follow-up Study of Schizophrenia* (WHO 1979) wurden den etwa 1200 Patienten aus neun verschiedenen Ländern, die von ortsansässigen Therapeuten identifiziert worden waren, Diagnosen entsprechend der regionalen diagnostischen Gepflogenheiten und nach den strengen Schneider'schen Kriterien vergeben. Die WHO-Studien bestätigten den bekannten Befund, dass US-amerikanische und sowjetische Psychiater häufiger eine Schizophrenie diagnostizierten als Psychiater in anderen Ländern (aus allerdings ganz unterschiedlichen Gründen).

Das am häufigsten zitierte Ergebnis der *International Pilot Study of Schizophrenia* der WHO (1973) war jedoch, dass die zugrunde liegenden Störungen, die von westlichen Psychiatern als »Schizophrenie« bezeichnet wurden und mit einheitlichen Maßstäben gemessen wurden, offensichtlich in allen untersuchten Ländern in vergleichbarer Häufigkeit vorkamen. Dies wurde als Beweis dafür gewertet, dass die Schizophrenie ein Phänomen ist, welches unabhängig vom Beobachter existiert. Die Durchführbarkeit breit angelegter psychiatrischer epidemiologischer Studien in verschiedenen Ländern schien bewiesen, ebenso wie die universelle Anwendbarkeit standardisierter psychiatrischer Diagnoseinstrumente, was eine notwendige Voraussetzung für internationale Vergleiche wäre.

Der bekannte US-amerikanische Psychiater und Anthropologe Arthur Kleinman wies darauf hin, dass die WHO-Studie kein Beweis dafür sei, dass die Symptome der Schizophrenie in allen Kulturen in ähnlicher Ausprägung vorhanden seien. Vielmehr seien diese paradigmenkonformen Schlussfolgerungen in die Ergebnisse hineininterpretiert worden. Lediglich Menschen, deren Verhalten und Erleben die westlichen Diagnosekriterien der Schizophrenie erfüllten, wurden in den Kulturvergleich einbezogen (KLEINMAN 1980). Kulturelle Unterschiede in der Psychopathologie wurden also herausgefiltert. Das Studiendesign der Untersucher führte damit unweigerlich zur Schlussfolgerung, dass die Schizophrenie überall auf der Welt gleich aussah. Auf diese Problematik weisen auch Sartorius und Jablensky später selbst hin, wenn sie schreiben (JABLENSKY u. a. 1992):

>»Allerdings war die IPSS keine epidemiologische Studie im strengen Sinn, und die Patienten, die für sie ausgewählt wurden, können nicht notwendigerweise als repräsentativ betrachtet werden für das Spektrum an Syndromen und Zuständen, die den genauen Kriterien für eine Diagnose der Schizophrenie in verschiedenen kulturellen Settings gerecht werden könnten.« (Eigene Übersetzung)

Was jedoch von der Fachöffentlichkeit wahrgenommen und fortwährend wiederholt wird, sind die Schlussfolgerungen und Interpretationen (etwa: »Weltweit beträgt das Risiko für eine Schizophrenie 1 Prozent«) und nicht die methodischen Beschränkungen, auf welche die Autoren ausdrücklich hinwiesen.

Diese selektiven Wahrnehmungsprozesse werden noch deutlicher an der auf diese Studie aufbauenden zweiten WHO-Studie, der *WHO Study of the Determinants of Outcome of Severe Mental Disorders* (DOSMED), die von einem ähnlichen Forscherteam geleitet wurde (JABLENSKY u. a. 1992). Diese Studie wurde durchgeführt, da die Pilotstudie der WHO von 1973 zu einem erstaunlichen Ergebnis geführt hatte: Obgleich die initiale Symptomatologie derjenigen Menschen, denen in den neun Studienzentren eine Schizophrenie-Diagnose gegeben wurde, ähnlich und untereinander vergleichbar war, variierten die Verläufe der Erkrankung und der funktionelle Zustand erheblich zwischen den Ländern. Die Menschen in den drei Entwicklungsländern – Nigeria, Indien und Kolumbien – hatten nach fünf Jahren einen erheblich besseren Verlauf als in den Industrieländern.

Die DOSMED-Studie versuchte, Befunde der IPSS an einer repräsentativeren Stichprobe zu replizieren. Da Geburtskohorten-Studien (in denen untersucht wird, welche in bestimmten Zeiträumen geborenen Personen später eine Schizophrenie entwickeln) und mehrmalig wiederholte Querschnittstudien in definierten Regionen zu aufwendig und Prävalenzstudien zu ungenau waren, entschlossen sich die Forscher, eine sogenannte Inzidenz-Stichprobe vorzunehmen. Krankheitsfälle wurden in frühen Krankheitsstadien nach definierten Kriterien identifiziert und diese über eine bestimmte Zeitspanne nachverfolgt. Um in Dänemark, Indien (einem städtischen und einem ländlichen Studienzentrum), in Kolumbien, Irland, USA, Nigeria, Russland, Japan, Großbritannien oder in der Tschechoslowakei in die Studie eingeschlossen zu werden, musste mindestens ein psychotisches Symptom oder mindestens zwei abnorme Verhaltensweisen, die auf eine Psychose hinwiesen, aufgetreten sein.

Die etwa hundert Untersucher in den Ländern unternahmen Anstrengungen, Menschen zu identifizieren, die psychotisch waren, jedoch primär im nichtmedizinischen Umfeld, und die bei traditionellen Heilern Hilfe gesucht hatten, und versuchten damit auch alle neuen Krankheitsfälle zu erfassen, die den medizinischen Einrichtungen nicht bekannt waren. Es erscheint eher unwahrscheinlich, dass dies erreicht wurde. Befragungen ortsansässiger Informanten zeigten, dass viele Menschen mit psychotischen Erfahrungen bzw. Verhaltensweisen durch dieses Raster hindurchfielen und nicht als krank identifiziert wurden. Halluzinationen oder wahnhafte Überzeugungen werden in vielen Fällen nicht als Bedrohung erlebt, sodass die Umwelt diese nicht registriert oder eben keinen Anstoß daran nimmt. Ohne eine Zufallsauswahl der Studienpopulation, an der die Symptome systematisch erhoben werden, ist nicht davon auszugehen, dass alle neuen »Krankheitsfälle« erfasst wurden.

Als Basis für die Neuerkrankungsraten (Inzidenzraten) in den verschiedenen Ländern wurden eine breite und eine enge (an die Schneider'schen Schizophrenie-Kriterien angelehnte) Schizophrenie-Definition verwendet. Bezeichnenderweise waren die Unterschiede zwischen den Schizophrenie-Raten nach der breiten Definition beträchtlich größer als nach der engen. Mit der engen Definition ergaben sich jährliche Inzidenzraten zwischen 0,7 Fällen (Arhus, Dänemark) und 1,4 Fällen (Nottingham, Großbritannien) auf 1000 Einwohner. Aufgrund der verwendeten statistischen Verfahren ergab sich keine statistische Signifikanz, was jedoch im Wesentlichen auf die allgemein niedrige Inzidenz der streng Schneider'schen Schizophrenie-Symptome zurückzuführen ist. Bei Frauen variierten die Inzidenzraten unter Verwendung der engen Definition um den Faktor zwei zwischen 0,8 (Chandigarh, Indien) und 1,7 (Nottingham, Großbritannien) auf 1000 Einwohner, und bei Männern um den Faktor drei zwischen 0,5 (Arhus, Dänemark) und 1,4 (Moskau). Die Studie war nicht groß genug, um die zwei- bis dreifachen Unterschiede in den Inzidenzraten der Schneider'schen Erstrang-Symptome zwischen den Zentren statistisch abzusichern. Mit der breiten Schizophrenie-Definition ergaben sich allerdings statistisch signifikante Unterschiede in den Neuerkrankungsraten (4,2 Neuerkrankungen auf 1000 Einwohner in der ländlichen Region Indiens und 1,6 Neuerkrankungen in Dänemark und Honolulu). Arthur Kleinman betont, dass aus anthropologischer Perspektive die breite Schizophrenie-Definition die gültige sei (KLEINMAN 1997):

»Die ›breite‹ Stichprobe ist die aus anthropologischer Sicht gültige, da sie alle im ersten Kontakt erfassten Fälle mit einer Psychose einschließt, die den Ein- und Ausschlusskriterien entsprechen. [Ausschlusskriterien waren eine eindeutige organische zerebrale Störung oder ein vorheriger Kontakt mit dem medizinischen Versorgungssystem, bei dem eine seelische Störung aus dem Kreis der Psychosen diagnostiziert oder vermutet worden war.] Die enge, ›begrenzte‹ Stichprobe ist eine ›konstruierte‹ Stichprobe, da sie ein Raster auf eine heterogene Population legt und eine homogene Gruppe klinischer Fälle ausstanzt. Die enge Stichprobe zeigt offensichtlich, dass es einen Kern schizophrener Symptome gibt, der im Erstkontakt in einem breiten Spektrum verschiedener Kulturen identifiziert werden kann. Dies ist ein wichtiges Ergebnis, aber kein Nachweis eines einheitlichen Musters von Neuerkrankungen (Inzidenz).« (Eigene Übersetzung) Indem die Stichprobe nach definierten Ein- und Ausschlusskriterien eingeschränkt wurde, konnte die Schlussfolgerung gezogen werden, dass die Schizophrenie in verschiedenen Kulturen vergleichbar häufig sei. Die Autoren der DOSMED-Studie schlugen einen Bogen bis hin zu der Feststellung, dass die Neigung zur Schizophrenie weltweit gleichartig verteilt und daher diese Neigung genetisch vererbt sei. Diese Schlussfolgerungen sind durch die epidemiologischen Daten eindeutig nicht gestützt. Allerdings sind es nicht die methodischen Probleme und Beschränkungen der Studien, sondern die als *Spekulationen* zwar möglichen, aber nicht wissenschaftlich gedeckten Bewertungen, die sich innerhalb der psychiatrischen Fachöffentlichkeit mit Verweis auf die WHO-Studien hartnäckig hielten.

Andere Ergebnisse epidemiologischer Studien

Eine Zusammenfassung epidemiologischer Studien zeigt vielmehr starke Unterschiede in den Prävalenzraten – eine Übersicht gibt E. F. TORREY (1987). Das Spektrum reicht von der niedrigsten berichteten Prävalenz von 0,3 auf 1000 Mitglieder bei den ultrakonservativen ländlichen Amish in den USA bis zu der höchsten berichteten Zahl von 17,0 auf 1000 Einwohner in einem isolierten Bezirk in Nordschweden. Das Vorkommen der Erkrankung wäre mit diesen Zahlen um den Faktor 50 unterschiedlich, wobei die niedrige Prävalenz, die bei den Amish gefunden wurde, zum Teil methodische Gründe haben könnte. Eine vollständige Zusammenfassung der Daten von über hundert epidemiologischen Studien durch die Arbeitsgruppe um McGrath in Australien ergab große Unterschiede im Auftreten der Schizophrenie zwischen den jeweiligen Studien. Auch wenn man die 10 Prozent der Studien mit den geringsten und den höchsten Inzidenzraten unberücksichtigt lässt, schwankten die Raten zwischen 7,7 und 43 Betroffenen pro 100 000 Einwohner. Das Schizophrenie-Risiko war keineswegs gleich verteilt: Männer hatten ein um 40 Prozent erhöhtes Risiko, in Städten war die Neuerkrankungsrate höher und Migranten hatten ein fast fünffach erhöhtes Risiko (MCGRATH u. a. 2004).

Einige Studien zeigten, dass schizophrenieartige Psychosen in nichtwestlichen Gesellschaften seltener vorkommen als in der abendländischen Welt. Andere können diesen Befund nicht bestätigen – zumindest wenn die ökonomische Leistungskraft als Kriterium verwendet wird (SAHA u.a. 2006). In einigen tropischen Gesellschaften ist die Schizophrenie allerdings extrem selten. Ob die Häufigkeit auf die höhere oder niedrigere psychische Belastung (»Stress«) in den traditionellen Gesellschaften, wie der neuseeländische Anthropologe John Allen vermutet (ALLEN 1997), auf sich verändernde familiäre Strukturen und Kommunikationsmuster oder auf andere Faktoren wie Infektionen oder genetische Faktoren zurückgeht, bleibt völlig offen.

Einen validen Beweis dafür, dass die Neuerkrankungsrate für die Schizophrenie nicht in allen Kulturen gleich ist, lieferte der epidemiologische Vergleich unterschiedlicher ethnischer Gruppen in Großbritannien. Dort und insbesondere im multikulturellen London war schon lange bekannt, dass Menschen mit schwarzer Hautfarbe, die aus dem karibischen Raum stammten, in psychiatrischen Krankenhäusern überrepräsentiert waren. Eine gängige Erklärung hierfür war die Vermutung, dass weiße Psychiater, die die karibische Kultur nicht kennen, die Erfahrungen dieser Volksgruppe häufig missverstehen und als Manifestation einer Schizophrenie missdeuten. In Zusammenarbeit mit einem Psychiater aus Jamaika untersuchten Forscher des Institute of Psychiatry diese mögliche Erklärungsvariante der unterschiedlichen Schizophrenie-Prävalenzen in psychiatrischen Kliniken zwischen der weißen englischen und der aus der Karibik stammenden schwarzen Bevölkerung. Da sich die Häufigkeit der Schizophrenie-Diagnosen bei den jeweiligen Patienten zwischen dem Psychiater aus Jamaika und den Forschern des Institute of Psychiatry nicht wesentlich unterschied, erscheint es unwahrscheinlich, dass das häufige Vorkommen psychotischer Störungen bei den aus der Karibik stammenden Menschen vollständig durch das kulturelle Unverständnis der weißen englischen Psychiater zu erklären ist (HICKLING u.a. 1999).

Als weitere mögliche Erklärung für diesen Befund wurde die Art und Weise genannt, wie Menschen aus der Karibik entsprechend ihrer Kultur Stress verarbeiten, was auch zu einer erhöhten Gewaltbereitschaft führen sollte, die für die hohen Zwangseinweisungsraten mitverantwortlich seien. Diese Vermutung wurde allerdings durch mehrere prospektive Studien auf der Basis repräsentativer Stichproben in verschiedenen Gemeinden in Nottingham und in London entkräftet. In diesen Studien wurden höhere Raten als erwartet an psychotischen Störungen unter Schwarzen aus dem karibischen Raum gefunden (HARRISON u. a. 1988). Studien, die im kulturellen Ursprungsraum dieser Menschen durchgeführt wurden, zeigten deutlich niedrigere Inzidenzraten für psychotische Störungen als unter der nach England ausgewanderten karibischen Bevölkerung, sodass die Behauptung einer spezifischen genetischen Vulnerabilität nicht haltbar ist (BHUGRA u. a. 1999). Vielmehr scheinen die Folgen der Migration als *umweltbedingte* Einflussfaktoren, die insbesondere bei den Kindern der Migrationsgeneration zum Tragen kommen sollen (HUTCHINSON u. a. 1996), eine große Rolle zu spielen.

Es zeigt sich, dass auch ein anderes methodisches Problem zu einer einseitigen Sicht in der psychiatrischen Epidemiologie führt: Die epidemiologische Forschung ist zunehmend geprägt von großen Studien und Surveys mit einer hohen Teilnehmerzahl zur Verbesserung der statistischen Signifikanz erwarteter Ergebnisse. Bei diesen Studien findet, im Unterschied zu anthropologischen und anderen Feldstudien und auch im Gegensatz zur klinischen Untersuchung, meist eine oberflächliche Beurteilung der Studienteilnehmer statt – es werden also lediglich zu definierten Zeitpunkten standardisierte Interviews geführt von meist nicht länger als einstündiger Dauer. Dies verhindert, um der vermeintlichen Objektivität und Reproduzierbarkeit der Ergebnisse willen, dass subtile persönliche Besonderheiten aufgedeckt und in ihrer Relevanz für die psychische Beeinträchtigung erkannt werden können. Der hohen Reliabilität der epidemiologischen Studien stehen daher Probleme der Validität gegenüber, die nur mittels informeller Interviews (in kleiner Teilnehmerzahl) überwunden werden können.

Lediglich eine Kombination unterschiedlicher Forschungsmethoden kann die Begrenztheit der einzelnen vermeiden. In falsch verstandener Konsequenz werden allerdings die vermeintlich »weichen« Methoden qualitativer Forschung von einigen Verfechtern evidenzbasierter Medizin entschieden abgelehnt.

Ein überraschender Befund: Verlaufsformen im Kulturvergleich

Ein im Gegensatz zu den Inzidenzraten zunächst weniger beachtetes, dann aber kontrovers diskutiertes Ergebnis der DOSMED-Studie und einer weiteren WHO-Studie, der International Study of Schizophrenia ISoS (HARRISON u.a. 2001), waren die gänzlich unterschiedlichen Verlaufsformen psychotischer Störungen im Kulturvergleich. Nach zwei Jahren Beobachtungszeit lag der Anteil an Patientinnen und Patienten mit nur einer psychotischen Episode (ohne Rezidiv) bei 75 Prozent der Fälle in Chandigarh (Indien), wohingegen in Arhus (Dänemark) 72,5 Prozent mindestens zwei Episoden oder kontinuierliche Symptome hatten. Eine einzelne psychotische Episode mit *vollständiger* Remission hatten zwischen 54 Prozent der Patienten im ländlichen Chandigarh und lediglich 5,7 Prozent der Patienten in Nagasaki (Japan).

Eine der konsistentesten Befunde der Studie war der durchgehend bessere Verlauf der Psychose in Entwicklungsländern im Vergleich zu industrialisierten Ländern (JABLENSKY u.a. 1992). Die abschließende WHO-Publikation hat diesen Befund erneut bestätigt (HOPPER u.a. 2007). Die zwei wichtigsten Prädiktoren für den Krankheitsverlauf waren die Art, wie sich die Psychose zu Beginn manifestierte, und die Gegend, in der sie auftrat (Entwicklungsland versus industrialisiertes Land). Die Autoren betonten, dass die bessere Prognose in Entwicklungsländern nicht auf andere Faktoren wie unterschiedliche Symptomatologie oder häufigeres akutes Auftreten zurückzuführen sei. Das heißt: In einem industrialisierten Land zu leben stellt damit einen starken Prädiktor dar, keine vollständige Remission der Symptome zu erreichen!

Es gibt viele Versuche, die bessere Prognose psychotischer Symptome in Entwicklungsländern zu erklären. Darüber, ob die Familien in traditionellen Gesellschaften mehr Unterstützung für die Betroffenen anbieten, ob es mehr (geschützte?) Beschäftigungsmöglichkeiten und weniger Konkurrenz gibt, ob weniger Stigmatisierung stattfindet oder allgemein bessere familiäre Bindungen einen günstigen Einfluss haben, wie dies vor allem für Indien angenommen wird, darüber kann nur spekuliert werden. An der WHO-Studie wurde jedoch berechtigterweise kritisiert, dass sogenannte kulturelle Einflüsse lediglich in Form geografischer Abgrenzungen berücksichtigt wurden und andere kulturelle Faktoren, die die bessere Prognose erklären könnten, gänzlich unberücksichtigt blieben (EDGERTON/COHEN 1994).

Diese Tatsache weist darauf hin, dass auch von den WHO-Untersuchern paradigmenkonforme Forschung betrieben wurde, da ein zu starker Einfluss von Umweltfaktoren nicht mit der vorausgesetzten dominanten Rolle genetischer Faktoren bei der Schizophrenie in Übereinstimmung zu bringen war.

Dies wird deutlich an einer weiteren Korrelation, die die Studie zutage brachte: In den Ländern, in denen die Patienten einen günstigen Krankheitsverlauf hatten, wurden nur zu einem sehr geringen Teil Antipsychotika verschrieben. Zwischen 2,6 Prozent (Agra, Indien) und 16,5 Prozent (Chandigarh, Indien) der Patienten in Entwicklungsländern erhielten die meiste Zeit Antipsychotika. Im Unterschied dazu bekamen zwischen 34,5 Prozent (Honolulu) und 87,8 Prozent (Moskau) der Patienten in industrialisierten Ländern eine neuroleptische Therapie während fast der gesamten beobachteten Zeit. In industrialisierten Ländern war ein bedeutend größerer Teil der Patienten über längere Zeit hospitalisiert, während im ländlichen Chandigarh mehr als 91 Prozent der Patienten in der gesamten Beobachtungszeit nie in einem psychiatrischen Krankenhaus behandelt wurden.

Diese Korrelation zwischen dem Ausmaß der Nutzung des Versorgungssystems inklusive der Antipsychotika-Behandlung und einem ungünstigen Krankheitsverlauf ist in den WHO-Studien deutlich. Sie darf jedoch nicht zur Verklärung »unbehandelter« Schizophrenie führen, wie jüngere Studien aus nichtwestlichen Ländern zeigen. Cohen, der die WHO-Ergebnisse zur besseren Prognose der Schizophrenie in Entwicklungsländern bezweifelt, nennt einige Studien zu ungünstigen Verläufen ohne »moderne Behandlung« (COHEN u.a. 2008): In einer chinesischen Studie (RAN u.a. 2001) erhielten von 510 Personen mit einer Schizophrenie 31 Prozent keinerlei Behandlung, 6 Prozent hatten eine reguläre antipsychotische Medikation, 43 Prozent Klinikaufenthalte oder eine unregelmäßige Behandlung in der Vorgeschichte und 21 Prozent erhielten eine traditionelle chinesische Medizin. Die Betroffenen ohne *jegliche* Behandlung wiesen nach zwei Jahren anhand westlicher Maßstäbe den schlechtesten klinischen Zustand auf.

Im ländlichen Indien konnte ein indisches Forscherteam hundert Personen mit unbehandelter Schizophrenie identifizieren, deren Symptome und Beeinträchtigungen schwer waren und die Familie erheblich belasteten (MURTHY u. a. 2005). Nach einer 18-monatigen Behandlung (die eine psychosoziale Betreuung und auch die Gabe von Antipsychotika einschloss) zeigten sich signifikante Verbesserungen in verschiedenen Domänen.

Aus diesen Studien können Hinweise auf eine ungünstige Prognose bei vollständig fehlender Behandlung nur in besonders schweren Fällen gewonnen werden. In den Durchschnittswerten epidemiologischer Studien vermischen sich positive und negative Auswirkungen einer »modernen« Behandlung – und wir haben immer noch zu wenig Langzeitdaten. Zusammenfassend zeigt die Literatur, dass eine hohe Variabilität der Ausprägung psychotischer Erlebnis- und Verhaltensweisen zwischen verschiedenen Kulturen existiert und dass vor allem die unterschiedlichen Verlaufsformen dieser Symptome noch nicht ausreichend wissenschaftlich evaluiert worden sind. Aus den epidemiologischen Untersuchungen ergeben sich zwar Hinweise darauf, dass eine psychiatrische Versorgung den Verlauf der Schizophrenie verbessert hat – der Beitrag der medikamentösen Behandlung ist allerdings nicht eindeutig. Es bleibt weiterhin wahrscheinlich, dass das Leben in einem industrialisierten Land einen Risikofaktor für einen ungünstigen Krankheitsverlauf nach der Erstdiagnose darstellt. Woran dies liegt – rühmen wir uns doch, eine Arsenal an »wirksamen« Behandlungsmaßnahmen zur Verfügung zu haben –, diese Frage kann nicht endgültig beantwortet werden.

Aus einigen Studien wird deutlich, dass zu den grundlegenden Ursachen der Variabilität der Verlaufsformen der Schizophrenie die Unterschiede in der gesellschaftlichen *Reaktion auf die Symptome* der Erkrankung gehören. In den siebziger Jahren beobachteten Forscher bei ceylonesischen Familien (Sri Lanka), dass die Reaktion auf einen Fall von Schizophrenie bei einem Angehörigen nach bestimmten Mustern abläuft (WAXLER 1974). Die Familien akzeptierten die Diagnose einer unheilbaren oder chronischen Erkrankung nicht. Vielmehr verhandelten sie mit den Therapeuten, der ein westlich ausgebildeter Psychiater oder ein traditioneller Heiler sein konnte, über die Diagnose und argumentierten, dass der Betroffene nicht für seine Erkrankung verantwortlich, sondern sein Körper oder seine Seele von einem Geist besessen sei. Daher könne er früher oder später wieder sein altes Selbst zurückgewinnen. Diese Haltung vermeidet eine mögliche Stigmatisierung und vermindert eventuelle Probleme des Patienten dabei, später wieder die Krankenrolle abzulegen und so zu einem sozial integrierten Individuum in der Gemeinschaft zu werden.

In industrialisierten Ländern passiert hingegen oft genau das Gegenteil: Es findet eine unbeabsichtigte Stigmatisierung statt, indem eine lang andauernde, chronische Erkrankung diagnostiziert und dieses Denk- und Handlungsmodell in jeder Interaktion zwischen Therapeut und Patient oder Angehörigen vermittelt wird. Unabhängig von der tatsächlichen Ätiologie und Pathogenese der Symptome wirkt die soziale Konstruktion psychiatrischer »Gehirnerkrankungen« auf zwei Ebenen:

- o erstens auf der Ebene der Erwartungen und Vorstellungen der Angehörigen und der sozialen Umgebung über den »Fall« und
- o zweitens auf der Ebene der Annahmen des Patienten bezüglich seiner Rolle.

Diese zwei Faktoren haben offensichtlich einen beträchtlichen Einfluss auf den Verlauf und können durchaus in vielen Fällen als sich selbst erfüllende Prophezeiung betrachtet werden.

Ebenso wie die heute infrage gestellten Freud'schen Theorien ein Ausdruck der Zeit der Jahrhundertwende und ihrer soziokulturellen Besonderheiten waren, so sind auch die Paradigmen und Diagnosesysteme, auf die sich die moderne Psychiatrie beruft, das Produkt eines sozialen und historischen Kontextes (BENTALL 2003). Diese prägenden Wurzeln aus dem späten Deutschland des neunzehnten Jahrhunderts, gebündelt in der Person und den Schriften Emil Kraepelins, zu vergessen und beispielsweise das darauf aufbauende DSM-IV als kulturell unabhängiges Diagnosesystem zu bezeichnen und anzuwenden, kann nicht mehr gerechtfertigt werden. Vielmehr muss sich eine moderne Psychiatrie, die ihre vermeintlich universalen Voraussetzungen und Prinzipien unüberlegt in andere Kulturkreise hineinträgt, ohne deren Besonderheiten zu berücksichtigen, durchaus einen Mangel an Sensibilität vorwerfen lassen. Dies ist besonders dann von Bedeutung, wenn sich Medikamentenhersteller neue Märkte in anderen Ländern suchen und ihre Argumentationsmuster exportieren (KHAN 2006).

Jaspers, Kraepelin und die Post-Psychiatrie
Die Unverstehbarkeit der Schizophrenie

Psychische Erkrankung als Ausnahme

Psychisch erkrankte Menschen werden in unserer Gesellschaft als Ausnahmen betrachtet. Wir erkennen diese Ausnahmen zunächst nicht durch langes Forschen, sondern durch ein unmittelbares Vergegenwärtigen, was erst einen längeren »eigentlichen« psychiatrisch-diagnostischen Prozess in Gang setzt. Durch Diagnosen gewinnen Ärzte und Therapeuten an Sicherheit. Allerdings wird dadurch oft verhindert, dass Therapeuten selbst durch die Ausnahmen daran erinnert werden, was Menschsein auch bedeuten und wie die Umwelt auch erlebt werden kann. Wir setzen oft ein grundlegend anderes Erleben, Denken und Verhalten bei Menschen mit einer chronischen psychischen Erkrankung voraus – und werden bestärkt durch die unüberschaubare Menge an biologischen Befunden, die sich anhäuft. Dies alles ist in den Diagnosesystemen abgebildet, die denen der somatischen Erkrankungen entsprechen.

Mit der Kennzeichnung von Menschen mit psychischen Problemen können wir jedoch auch deren Existenzgrundlagen aufs Spiel setzen. Wir verweigern ihnen nicht selten – gewollt oder ungewollt – eine menschlich erfahrenswerte Existenz, indem wir einen Teil ihrer Existenzäußerungen, die »Symptome«, teilweise undifferenziert unterdrücken, ohne deren Einbettung in ein kulturell bestimmtes Bedeutungssystem zu erkennen und zu berücksichtigen. Wir tun dies meist mit den besten Absichten und dem Wunsch, ihnen zu helfen, greifen aber oft auf Hypothesen zurück, die zum Allgemeingut werden, obgleich sie einer späteren Überprüfung nicht standhalten. Einzelne Forschungsergebnisse legten beispielsweise eine neurotoxische Wirkung unbehandelter psychotischer Symptome nahe (McGlashan 2006). Dies konnte jedoch nie bestätigt werden. Vielmehr kann eine medikationsfreie Forschung beispielsweise bei der Schizophrenie durchaus sinnvoll sein und ist gegenwärtig dringend notwendig und hinreichend sicher, da sie bei den allermeisten Patienten keine negativen Folgen hat (Bola 2006).

Wir gehen fest davon aus, dass wir durch unsere Behandlungen in der Psychiatrie Leid vermindern. Dies ist auch insbesondere dann der Fall, wenn Menschen mit schweren Psychosen oder Depressionen durch die Wirkung von Medikamenten vor Suizid, sozialer Isolation oder Schädigung anderer bewahrt werden. Wir bemühen uns, seelische Krankheiten zu bekämpfen, und weigern uns, sie trotz ihrer vielfältigen biologischen Zusammenhänge auch als Grenzsituation, als existenzielle Äußerung und Wirklichkeitsbewältigung des Erkrankten, als Ausdruck auch sozialen Leidens bei biologisch verletzlichen Personen und vor allem in vielen Fällen als *vorübergehend* zu begreifen. Wir fühlen uns durch Symptome gezwungen zu handeln und durch die Korrektur von Ausnahmen Menschen wieder »normal« zu machen. Wir glauben, da organisch bedingte Psychosen ähnlich oder genauso aussehen können wie früher sogenannte »endogene« Psychosen, dass Letztere auch Hirnerkrankungen sein müssen, die entsprechend primär biologisch behandelt werden müssen.

Psychotherapeutische Behandlungen bei schwer psychisch Beeinträchtigten wurden lange Zeit als aussichtslos betrachtet. Soziotherapeutische Behandlung oder »Versorgung« wurde lange Zeit lediglich als »komplementär« angesehen und geradezu als Beiwerk, Beschäftigungstherapie, Gewährleistung von Unterkunft und Deckung minimaler sozialer Bedürfnisse. Wir glauben auch oft, dass wir als psychiatrisch Tätige nicht therapeutisch tätig sein können, wenn wir von jedem Schicksal berührt werden, da wir diese Schicksale vor allem als Folge der biologischen Erkrankung betrachten. Daher weisen wir eine zu große Nähe zu uns aus Furcht vor emotionalem Angesprochensein zurück. Diese Zurückweisung kann uns den Zugang zum Menschen aber versperren.

Aufgrund der besonderen Stellung der Psychiatrie im Spannungsfeld zwischen Medizin, Psychologie, Ethik, Soziologie und Anthropologie sollte, wie ich später noch darzustellen versuche, ein Psychiater auch anthropologisch oder zumindest sozialwissenschaftlich geschult sein, um die wesentlichen Dimensionen seines Diagnostizierens und Therapierens zu begreifen. Die psychologische und sozialwissenschaftliche Ausbildung der Psychiater sollte der medizinischen Ausbildung gleichrangig sein. Dies würde den Abschied von der Sicherheit des Therapierens bedeuten und es würde den Psychiatriebetrieb deutlich verändern. Die Akzeptanz andersartiger Existenz bedeutet nicht die Umdefinition von »Wahnsinnigen« und »Normalen«, wie dies von den italienischen Antipsychiatern propagiert wurde (etwa von F. Basaglia). Die tieferen Zusammenhänge erhellt vielmehr ein großer Psychiater und Philosoph, nämlich Karl JAS-PERS (1991, S. 756):

>»Unsere Aufgabe ist es, offen zu werden für mögliche Ausnahmen, sie nicht schnell zu verwerfen unter einem immer begrenzten Allgemeinen, auch nicht an sie zu verfallen als einen erwünschten Ruin des Allgemeinen, sondern die Bereitschaft für sie zu erwerben, sie uns angehen zu lassen und im Prozess einer Aneignung im eigenen Wahrsein zu wachsen.«

Das Verhalten zur Ausnahme, zur psychischen Abweichung ist für unser Weltbild charakteristisch. Noch einmal K. JASPERS (ebd., S. 757):

>»Angesichts der Ausnahme erwächst uns eine Idee des Eigentlichen, das nicht mehr Durchschnitt ist und auch nicht die Regel und der Typus, sondern die Höhe des Menschseins in seiner möglichen Ursprünglichkeit, in seinem Umfang und seiner Vollendung – mit seinem unausweichlichen Scheitern in der Endlichkeit. Dann ist die Abweichung der Ausnahme nicht mehr bloße Psychopathie, ihr Strampeln im Netz der Endlichkeit vielmehr eine mächtige Verwirklichung, die weisend scheitert. Sie weicht nicht aus in die bergenden und beruhigenden Regeln einer für eine Weile im Schlaf beständigen Welt.«

Zur Tragik des großen Philosophen Karl Jaspers gehört es, dass er, der das Spektrum menschlicher Ausdrucksweise in das Bezugssystem seiner existenziellen Verwirklichung einordnen wollte, dazu beitrug, dass eine psychologische und soziale Forschung im Bereich der Psychosen an Bedeutung verlor und lange Zeit aus dem Bewusstsein verschwand.

In seiner Zeit als forschender Psychiater in Heidelberg hatte er nicht unwesentlich dazu beigetragen, das medizinisch-biologische Konzept psychischer Erkrankungen festzuschreiben. Indem er psychotische Symptome als nicht verstehbar klassifizierte (und im Umkehrschluss das Unverstehbare im Verhalten und in den Äußerungen von Patienten als Psychose bezeichnete), gab er dem subjektiven Urteil des Psychiaters eine vermeintliche Objektivität. Für Karl Jaspers war (wie in der *Allgemeinen Psychopathologie* beschrieben) die Unfähigkeit des Psychiaters, eine empathische Beziehung zum Patienten und ein Verständnis seiner Erfahrungen zu entwickeln, das sichere Zeichen, dass es sich um eine Psychose handeln musste. Damit übergab Jaspers, der im Grunde nach psychologischen Erklärungen für psychische Störungen suchte, die schweren psychischen Normabweichungen und insbesondere die Schizophrenien den Biologisten unter den Psychiatern. Seine spätere Philosophie erscheint vor dem Hintergrund seiner Biografie wie eine nachträgliche Korrektur seiner eigenen psychopathologischen Theorien.

Kraepelin und die Folgen

Die Kraepelin'schen Paradigmen einer klaren Trennung der schweren psychischen Erkrankungen untereinander (Schizophrenie, Depression und bipolar-affektive Erkrankungen), einer klaren Abgrenzung vom Normalen und eines chronischen Verlaufs der primär biologisch bedingten Schizophrenie führten zu einer unheilvollen Unterscheidung zwischen »uns« und »ihnen« (BENTALL 2003, S. 496). Eine der auch von vielen Betroffenenorganisationen beklagten Folgen dieser Dichotomie war, dass wir die schwer psychisch Erkrankten ihrer Stimme beraubten.

Zu den charakteristischen Symptomen der Schizophrenie soll der Mangel an »Einsicht« bzw. »Krankheitseinsicht« (Compliance) gehören. Krankheitseinsicht ist in dieser Logik die *korrekte* Haltung des Patienten gegenüber der psychopathologischen Veränderung, die sich an ihm manifestiert, und das Bewusstsein, dass seine Erkrankung eine neurobiologische ist. In vielen Studien wurde herausgefunden, wie häufig dieser Mangel an Krankheitseinsicht bei der Schizophrenie tatsächlich auftritt (AMADOR u. a. 1994; WEILER u. a. 2000). Vor dem Hintergrund der dürftigen wissenschaftlichen Erkenntnisse über die Schizophrenie erscheint es geradezu skurril, dass in den meisten Kliniken und Praxen angenommen wird, Psychiater und andere Therapeuten seien privilegierte Besitzer einer korrekten Theorie der Schizophrenie, welche die meisten Erkrankten anzuerkennen zu krank seien.

Diese Situation führt bei vielen Patientinnen und Patienten zu dem Dilemma, dass ihre Vorbehalte gegenüber den wahrnehmbaren Unzulänglichkeiten psychiatrischer Behandlung als weitere Beweise für ihre Behandlungsbedürftigkeit betrachtet werden. Die Behauptung fehlender Krankheitseinsicht kann letztendlich in extremer Ausprägung für jegliche Versuche instrumentalisiert werden, Patienten ihrer grundlegenden Rechte zu berauben und sie mittels Zwang der »richtigen« Therapie zuzuführen. Mit anderen Worten: Das Argument der fehlenden Krankheitseinsicht ist logisch immun. Entsprechend machen wir uns auch lustig über »primitive« Theorien der Schizophrenie wie Geisterbesessenheit in anderen Kulturen und übersehen, dass der Verlauf in diesen Kulturen oft besser ist und deren Erklärungen für psychotische Symptome nicht selten eine entstigmatisierende und integrierende Wirkung haben.

Betrachtet man die teilweise wenig rühmliche Geschichte der Schizophrenie-Behandlung der letzten 150 Jahre in der westlichen Welt von der Insulin-Koma-Therapie über die Elektroschock-Behandlung, die präfrontale Leukotomie (chirurgische Durchtrennung bestimmter Hirnareale), die Tötung von Tausenden von Betroffenen im Dritten Reich bis zur exzessiven Verwendung hoher Dosierungen und multipler Kombinationen von Antipsychotika wie auch anderer Psychopharmaka, so muss die Frage gestellt werden, ob diese Exzesse möglich gewesen wären ohne die Grundannahme der Kraepelin'schen Paradigmen. Ohne die »Schizophrenie« oder »Verrücktheit« primär als Produkt eines biologisch defizitären Gehirns zu betrachten, wäre es mit hoher Wahrscheinlichkeit nicht möglich gewesen, eine derartige Menge an physikalischen oder chemisch-therapeutischen Interventionen zu entwickeln und gleichzeitig das Recht auf eine andere menschliche Existenz der Behandelten zu missachten. Ohne Jaspers' Diktum von der Unverstehbarkeit psychotischer Symptome durch den Therapeuten zu akzeptieren, wäre es vermutlich nicht möglich gewesen, über Jahrzehnte die Stimmen der Betroffenen gänzlich zu überhören, deren Protest gegenüber den psychiatrischen Exzessen nicht hätte auf sich warten lassen, hätte es mehr Möglichkeiten zur Artikulation gegeben.

Diese Thesen stellen nicht in Zweifel, dass sich die meisten Psychiater, die glauben, dass die Schizophrenie in erster Linie eine genetisch oder anderweitig biologisch verursachte Erkrankung im Sinne einer neurobiologischen Entwicklungsstörung ist, mit großer Wärme und Empathie denjenigen widmen, welche die Diagnose einer Schizophrenie erhalten. Es waren jedoch die veralteten Paradigmen der Kraepelin'schen Psychiatrie, die zur Rechtfertigung eines therapeutischen Imperialismus der Psychiatrie im 20. Jahrhundert beitrugen. Es ist fraglich, ob die Kosten dieses Schizophrenie-Konzepts die möglichen positiven Einflüsse auf die Erforschung und Behandlung schwerer seelischer Erkrankungen überstiegen. Wie bei etlichen anderen wissenschaftlichen Errungenschaften mag das hehre Ziel, eine bessere Welt zu schaffen, indem die Schizophrenie mittels einzelner technischer Interventionen behandelbar gemacht wird, durch das Übersehen der kulturellen Verankerung der eigenen Hypothesen eben zum Gegenteil geführt haben: nämlich die betroffenen Menschen ihrer kulturellen und existenziellen Bezüge zu entkleiden und sie zu Objekten der Therapie zu machen.

Diagnosen sind nicht Erkrankungen –»Post-Psychiatrie«

Der Einsatz medizinischer und anderer Ressourcen des psychiatrischen Versorgungssystems muss sich an Diagnosegruppen orientieren, deren Einteilung ein Relikt des beginnenden 20. Jahrhunderts ist. Die Diagnosegruppen sind Ausdruck einer Ansicht von Psychiatrie, wie sie W. Griesinger (»Geisteskrankheiten sind Gehirnkrankheiten«), E. Kraepelin und andere biologisch ausgerichtete Psychiater geprägt haben. Kreaepelins Paradigmen werden jedoch nur von einem Teil der gegenwärtig verfügbaren Evidenz gestützt. Diagnosen sind keine validen Konstrukte, sondern diagnostische Vereinbarungen (Christian Scharfetter). Die ungeprüften Konstrukte, die letztendlich einer bestimmten Weltanschauung entsprangen, wurden aber bis in unsere Zeit herübergerettet, da sie der Beschäftigung mit psychischen Problemen Sicherheit und Orientierung gaben, nicht selten auch Entlastung für Therapeuten, manche Angehörige und Betroffene mit sich brachten und eine Vergütung psychiatrischer Leistungen ermöglichten.

Systemiker und Familientherapeuten betonen, dass die neben der Therapie vielfältigen anderen Aufgaben der Psychiatrie, wie Ordnungsaufgaben und Ressourcenverteilung, dazu führen, dass Psychiater eine klare »Definition der in ihre Kompetenz fallenden Phänomene« benötigen, um die notwendigen Unterscheidungen treffen zu können (LUDEWIG 2002). Im Gegensatz hierzu benötige der systemische Therapeut keinen Krankheitsbegriff, sondern gründe seine Therapie auf »klinische Konstellationen«, leidvolle Lebensprobleme oder Hilfe suchende »Systeme«, womit er an das Konzept der »klinischen Nützlichkeit« anknüpfe. Systemische Therapeuten sind sich aber bewusst, dass die Psychiatrie auf einen Krankheitsbegriff nicht verzichten kann, weil sie dann ihre gesellschaftliche Anerkennung aufs Spiel setzen würde.

Viel wahrscheinlicher als die von den systemischen Therapeuten erwünschte gegenseitige Befruchtung biologischer Psychiatrie und systemischen Denkens ist allerdings eine schon vielerorts beobachtete »doppelte Buchführung« von Therapeuten, die für die Krankenkassen und die Gesellschaft Diagnosen generieren und beibehalten, im Grunde aber nicht mehr daran glauben, sondern die Auffälligkeiten anders definieren. Damit ist ein Verlust von Stimmigkeit verbunden, der dazu führen kann, dass die Nachprüfbarkeit der Therapie schwindet und Hilfe suchenden (Beziehungs-)Systemen durch die Behandlung des Symptomträgers zwar eine gewisse soziale Komponente des Leidens bestätigt wird, das Primat der Psychiatrie als »kausal« ansetzender Lösung der Beziehungs- und Kommunikationsprobleme jedoch bestärkt wird.

Der notwendigen Neubestimmung der Psychiatrie stehen neben der Verunsicherung der unter Handlungs- und Begründungsdruck stehenden Psychiater viele derzeit kaum überwindbare Hürden gegenüber. Diese haben dazu geführt, dass die bisherigen Diagnosesysteme zwar verfeinert, jedoch nicht grundlegend überarbeitet worden sind. Die Fortschreibung der Kraepelin'schen Gedanken in unsere Zeit hinein wird als Neo-Kraepelin'sche Psychiatrie bezeichnet. Ihre Grundsätze sind folgende neun Forderungen bzw. Programmpunkte (nach KLERMAN 1978):

1. Die Psychiatrie ist ein Teilgebiet der Medizin.
2. Die Psychiatrie sollte moderne wissenschaftliche Methoden verwenden und ihre Versorgungspraxis auf wissenschaftliche Ergebnisse gründen.
3. Die Psychiatrie behandelt Menschen, die krank sind und deren psychische Erkrankung einer Behandlung bedarf.

4. Es existiert eine Grenze zwischen normalen und kranken Menschen.

5. Psychische Erkrankung ist kein Mythos; es gibt viele psychische Erkrankungen. Es ist die Pflicht der wissenschaftlichen Psychiatrie, die Ursachen, Diagnosen und Behandlungen dieser psychischen Erkrankungen zu erforschen.

6. Der Fokus ärztlicher Psychiater sollte auf den biologischen Aspekten psychischer Erkrankung liegen.

7. Es sollte eine ausdrückliche und nachgewiesene Beschäftigung mit Diagnosen und Klassifikationen geben.

8. Diagnostische Kriterien sollten kodifiziert sein, und die Validierung der Kriterien durch verschiedene Techniken sollte ein legitimes und geschätztes Forschungsgebiet sein. Psychiatrische Abteilungen in Universitäten sollten diese Kriterien lehren und vermitteln und sie nicht verkleinern, wie dies für lange Zeit der Fall war.

9. Statistische Techniken sollten in der Forschung verwendet werden, um die Reliabilität und Validität der Diagnosen und Klassifikationen zu verbessern.

Die Ausbildung junger Ärztinnen und Ärzte und anderen medizinischen Personals entsprechend diesen Grundsätzen und die Gefahr der Orientierungslosigkeit bewirkten, dass die Therapeuten an diesem System festhalten (Double 2001). Wie R. Degkwitz und H. Siedow (1981) betonen, kann es jedoch keinen absoluten Krankheitsbegriff in der Psychiatrie geben, genauso wenig wie es eine Theorie des Menschen geben kann. Diesem täglich von Klinikern gespürten Dilemma ist die Psychiatrie, wie sie gegenwärtig praktiziert wird, ausgesetzt.

Im Unterschied zur Neo-Kraepelin'schen Psychiatrie basiert die sogenannte »Post-Psychiatrie« (ein Wort, das an den Begriff der »Postmoderne« angelehnt ist) auf einem gänzlich anderen Verständnis biologischer, psychischer und sozialer Vorgänge im Zusammenhang mit psychischen Auffälligkeiten. Die Post-Psychiatrie versucht zunächst, gegenüber der Unsicherheit und Unvorhersagbarkeit menschlichen Verhaltens offen zu sein und nicht das »Menschliche« in einem biologischen Substrat zu fixieren. Das neue Verständnis von seelischen Vorgängen kann vereinfacht in vier Punkten zum Ausdruck gebracht werden (Bracken/Thomas 2001):

1. Der Glaube an die Fähigkeit der (gegenwärtig praktizierten) Wissenschaft und Technologie zur Lösung menschlicher und sozialer Probleme wird geringer.
2. Dies bringt neue Herausforderungen für die Medizin, insbesondere die Psychiatrie, mit sich.
3. Die Psychiatrie muss über ihr »modernistisches« Gerüst hinausgehen, um sich mit neuen politischen Ideen und Vorschlägen und der wachsenden Macht der Nutzer von Gesundheitsdiensten auseinanderzusetzen.
4. Die Post-Psychiatrie betont soziale und kulturelle Kontexte, setzt die Ethik vor die Technologie und zielt darauf ab, medizinische Kontrolle über Zwangsmaßnahmen zu verringern.

Eines der großen Probleme dieser Post-Psychiatrie besteht darin, der »Wissenschaft« (insbesondere den Naturwissenschaften) eine geringere Rolle beim Verständnis menschlicher Psychologie und Psychiatrie zuzugestehen. Dies führt zu konzeptionellem Pluralismus und zur Verwirrung – daher wird die Post-Psychiatrie vermutlich nicht die Psychiatrie in ihrer jetzigen Form ablösen. Sie kann gleichwohl zur Reflexion der gegenwärtigen Situation beitragen. Zudem kann der Begriff »Wissenschaft« nicht auf die Biologie und Medizin beschränkt bleiben, sondern bezieht Psychologie und Sozialwissenschaften mit ein. Ein weiterer Grund dafür, dass postpsychiatrische Sichtweisen nicht in die breite psychiatrische Versorgung eingehen, mag mit der sozialen Funktion der Psychiatrie zusammenhängen. Bürokratie, Effizienz und Kontrolle dominieren die gegenwärtige Gesundheitsversorgung. Es ist nicht zu erwarten, dass die Psychiatrie sich der Aufgabe, soziale Probleme zu lösen oder »aufzunehmen«, entledigen kann oder will. Vielmehr kämpft sie angesichts der zunehmenden »Krankheitslast« berechtigterweise eher um mehr Ressourcen, was jedoch nie zu einer Deckung von wahrgenommenem Bedarf und Angebot führen kann. Die Post-Psychiatrie ist jedoch eine Alternative zu bisherigen Konstrukten psychischer Erkrankung, die auch zu einer stärkeren Recovery-Orientierung führen kann.

Die Überwindung des Symptomblicks: psychische Vulnerabilität

Die Thesen der Post-Psychiatrie vermitteln eine Botschaft, die nicht mehr überhört werden darf: nämlich die Forderung nach Einbezug der Patienten in die Definition dessen, was mit der Behandlung erreicht werden soll. Ohne psychoanalytische Theorien der Krankheitsentstehung bemühen zu müssen, gebietet die Akzeptanz des psychiatrischen Patienten in seiner besonderen (nicht *grundsätzlich*»anderen« und unverstehbaren) Existenz und Ausdrucksweise (inmitten seiner sozialen Umwelt) zunächst das Akzeptieren seiner Symptome, durch das ein menschlicher Zugang zu ihm überhaupt erst möglich wird. Dies führt zu der Erkenntnis, dass die Linderung seiner Not nicht immer mit einer Symptombekämpfung identisch ist. Psychotische, depressive oder manische Symptome können eine Weise des Umgangs mit der Realität sein. Die epidemiologischen Studien zur Häufigkeit von Missbrauch bei Menschen mit Schizophrenie weisen auf die Bedeutung dieser oft unerträglichen Wirklichkeit, jedoch auch auf Entwicklungsschäden hin (READ u. a. 2003; HOLOWKA u. a. 2003; READ u. a. 2001; LYSAKER u. a. 2001; READ u. a. 1990).

Die exakte Natur der biologischen Verletzlichkeit bei Menschen mit einer Schizophrenie bleibt weiterhin ein Geheimnis (MCGRATH 2000). Dennoch wird die Genetik weiterhin als stärkster ursächlicher Faktor für diese Erkrankung angesehen – obwohl die Suche nach den Genen immer wieder Rückschläge zu verzeichnen hat. Bisher war es nicht möglich, die Diagnose der Schizophrenie verlässlich mit bestimmten Aspekten der Hirnstruktur in Zusammenhang zu bringen. Wenn wir an die überragende Bedeutung biologischer Faktoren glauben, ist es vernünftig, dass diese identifiziert und zum Ziel therapeutischer Bemühungen werden. Dieser enge Blick auf die Biologie kann uns jedoch auch an der Realisierung anderer Ansätze zur Prävention und Behandlung hindern.

Zunehmend wird deutlich, dass traumatische Erfahrungen in der Kindheit das Risiko für psychotische, aber auch depressive Erlebnisweisen erhöhen, indem emotionale und kognitive Vulnerabilitäten geschaffen werden. Damit erhöht sich das Risiko dysfunktionaler Antworten auf erneute belastende Lebensereignisse (BAK u. a. 2005).

Eine neuere Übersichtsarbeit bestätigte, dass frühkindliche Traumata wie Missbrauchserfahrungen kausale Faktoren für die Entstehung von Psychosen und Schizophrenie sein können, insbesondere für Halluzinationen in der Form kommentierender und imperativer Stimmen (READ u. a. 2005). Dies wird darauf zurückgeführt, dass belastende Ereignisse die Hirnfunktion verändern, sodass das biopsychosoziale Entstehungsgefüge der Psychosen bestätigt wird. Ähnliche Ergebnisse fanden sich auch in anderen Studien: Ein gehäuftes Vorkommen von traumatischen Lebensereignissen ist bei an Psychose Erkrankten nachgewiesen, wobei die Schwere einer Posttraumatischen Belastungsstörung mit der Schwere psychotischer Symptome korrelierte (READ u. a. 2005; KILCOMMONS/ MORRISON 2005; ROSS/JOSHI 1992).

Bei einer großen Zahl von Psychose Kranken können allerdings keine derartigen Traumata gefunden werden. Viele Psychologen und Psychiater betonen jedoch mittlerweile die große Bedeutung nichtgenetischer Vulnerabilität für die Entwicklung auch schwerer psychischer Erkrankungen.

Aus der Erkenntnis, dass »jedes Lebewesen vulnerabel ist« (so der Schweizer Psychiater Christian Scharfetter), muss die Schlussfolgerung gezogen werden, dass es nicht allein die Gene oder andere unveränderliche Eigenschaften von Individuen sind, die psychische Erkrankungen hervorrufen. Immer spielen die Vulnerabilität als Verletzlichkeit und die Resilienz als schützende Faktoren eine gemeinsame und notwendige Rolle für das Auftreten und den Verlauf schwerer psychischer Erkrankungen.

Die finnischen Adoptionsstudien haben, wie oben schon angeführt, deutlich gezeigt, dass nur das Zusammenspiel von prädisponierenden Faktoren und Einflüssen der Umwelt zu einem Auftreten von Symptomen führt, das diagnostisch eingeordnet werden kann (WAHLBERG u. a. 2004). Ohne beispielsweise problematische Kommunikationsmuster in Familien, frühe Traumatisierungen oder sonstige belastende Faktoren entwickeln auch Personen mit einem erhöhten Psychoserisiko keine Symptome. Mittlerweile zeigt sich, dass die frühe Traumatisierung der stärkste Prädiktor für psychische Erkrankung im Erwachsenenalter ist. Die Wege, wie dies geschieht (über die Sensibilisierung des Stress-Hormon-Systems, die Sensibilisierung verschiedener Transmittersysteme im Gehirn oder über andere

Mechanismen wie Veränderung von Wachstumsfaktoren im Gehirn), sind nur in Ansätzen verstanden. Die Befunde bestätigen jedoch, was viele gute Therapeuten in ihrer klinischen Praxis schon lange beobachten – und dies ist im Grunde auch eine gute Botschaft für die Betroffenen: Zwar können Traumata wie sexueller Missbrauch oder über längere Zeit andauernde Erfahrungen von Hilflosigkeit, Vernachlässigung oder Erniedrigung nicht rückgängig gemacht werden, sie sind aber einer Beziehungsarbeit zugänglich – und sie können wie jede Exposition das Ziel präventiver Interventionen sein.

All dies bedeutet, dass wir nicht durch unsere Prädisposition festgelegt und dem Spiel unserer Neurobiologie ausgeliefert sind, sondern dass Betroffene und Therapeuten mehr in der Hand haben als die symptomatische Behandlung einer unbestreitbar bestehenden Dysfunktion auf Neurotransmitterebene.

Ganz entscheidend ist hier die Bewertung der nichtgenetischen Vulnerabilität: Familiäre Risikokonstellationen und andere Belastungen in der Entwicklung sollten *berücksichtigt*, aber *nicht bewertet* werden. Schuldzuweisungen sind in jedem Fall falsch. Vielmehr geht es darum, die Forschung zu familiären Kommunikationsmustern, zu Belastungsfaktoren und gesellschaftliche Einflüsse zu verwenden, um frühzeitige Beratung, Unterstützung und Behandlung anzubieten, die eine Senkung des Risikos für schwere psychische Erkrankungen mit sich bringen. Nur eine vertiefte Anamnese, die den Symptomblick überwindet, kann wichtige Hinweise auf mögliche pathogenetische Faktoren und Potenziale für Gesundung und Salutogenese (ANTONOWSKY 1997) geben. Die Berücksichtigung und die spezifische Arbeit mit diesen Faktoren spielt sich auf verschiedenen Ebenen ab – allerdings gehört sie gerade nicht zu den klassischen ärztlichen Aufgaben. Die Erfolgsrate von hierzulande kaum implementierten Familieninterventionen (PITSCHEL-WALZ u.a. 2001) gibt einen Eindruck von den möglichen Ansatzpunkten eines umfassenden systembezogenen Blickwinkels bei schon *bestehender* Psychose.

Die bedeutendste Verringerung der Krankheitslast lässt sich jedoch durch Prävention erreichen. Nicht nur für die Depression ist der große Einfluss sozialer Benachteiligung und sozialer Ungleichheit auf das Neuauftreten und den Verlauf der Erkrankung nachgewiesen (LORANT u. a. 2003), sondern auch für die Schizophrenie. Neben der höheren Rate von schizophrenen Psychosen in Städten (die nicht durch Migration erklärbar ist), bei bestimmten Migranten, in bestimmten Nachbarschaften und insgesamt bei relativer Benachteiligung von Familien (CANTOR-GRAAE 2007; SELTEN/CANTOR-GRAAE 2007) kann das gehäufte Auftreten der Erkrankung bei niedrigerem sozioökonomischem Status insgesamt ein starker Hinweis auf äußere Einflussfaktoren sein, die über die Funktion als »Trigger« für Erkrankungsausbrüche hinausgehen (Os/McGUFFIN 2003).

Es ist mittlerweile unstrittig, dass Erfahrungen in der Kindheit bei bestehender Vulnerabilität zum Ausbruch einer Psychose beitragen. Aber können wir diesen Risikofaktoren begegnen? In der Vergangenheit wurde diese Frage verneint und damit eine Konzentration auf die Behandlung oder die Früherkennung gefordert. Die Strategie der Identifikation und Beschäftigung mit Hoch-Risiko-Personen kann durch eine primärpräventive Strategie auf der breiten Bevölkerungsebene ergänzt werden – auch für den Bereich schwerer psychischer Erkrankungen. Dies ist jedoch eine gesamtgesellschaftliche Aufgabe, und sie muss in Schulen, in der Nachbarschaft, in Gemeinden und in anderen Bereichen gesellschaftlichen Lebens stattfinden.

Kognitionen und Emotionen, insbesondere im Zusammenhang mit den Auswirkungen früher Erfahrungen und aktueller Krisen im Leben unter Berücksichtigung der Verletzlichkeit von Menschen auf verschiedenen Ebenen spielen eine herausragende Rolle in der Entstehung und im Verlauf depressiver, manischer, aber auch psychotischer Symptome. Eine adäquate Integration biologischer, psychologischer und sozialwissenschaftlicher Forschungsergebnisse ist sicherlich die große Herausforderung der künftigen wissenschaftlichen Psychiatrie. Diese Herausforderung zu meistern kann nicht den Psychiaterinnen und Psychiatern vorbehalten bleiben, da sie in der gegenwärtigen Versorgungslandschaft damit überfordert sind. Andere Professionen müssen in die Pflicht genommen werden, bei schwer psychisch Erkrankten therapeutisch (und nicht nur betreuend) aktiver zu agieren – und sie werden dies nur können, wenn sie dafür auch eine ausreichende Vergütung erhalten.

Die Psychiatriegeschichte zeigt, dass psychologische und sozialwissenschaftliche Forschung nur zögerlich Eingang in den klinischen und ärztlich-wissenschaftlichen Alltag finden, wenn nur *einer* gesellschaftlich legitimierten Gruppe (den Ärzten) der dominante Zugang zur Therapie übertragen wird. Und eine lediglich klassifikationsorientierte Diagnostik, die ursprünglich der Überwindung falscher oder unzureichender ätiologischer Diagnosesysteme diente, kann vor diesem Hintergrund den Kontakt mit wirklichen Menschen deshalb behindern, weil auch sie vorgefertigte Urteile transportiert und den Psychiater häufig nur das wahrnehmen lässt, worauf die Aufmerksamkeit gelenkt wird. Die Stärken einer selektiven Wahrnehmung – Prägnanz und Zielbezug – können so zu einem Einstieg in einen vor allem medikamentösen Behandlungskreislauf werden, der sich oft selbst aufrechterhält – und einen bedeutenden Teil der verfügbaren Bewältigungsstrategien außer Acht lässt.

3 Argumente für Medikamente

Medikamente: Evidenz versus Kultur
»Wirklichkeit« ist, was wirkt

Die Verschreibungspraxis in der Psychiatrie wird mit der Verfügbarkeit wirksamer Medikamente begründet. Basis der Wirksamkeitsbehauptungen sind experimentelle Studien, die hohen Anforderungen genügen müssen. Diese Studien sind eine wichtige Form von »Evidenz«. In diesen Studien zählt, *dass* etwas wirkt, nicht, *wie* es wirkt.

Die Wirkung eines Medikaments wird meist mit der Wirkung von Placebos verglichen, einer Tablette oder einem anderen Präparat, das von sich aus keine »biologische« Wirkung hat, aber gleich aussieht wie das untersuchte Medikament. Von diesen meist kurzen sogenannten Placebo-kontrollierten Studien zu einzelnen Interventionen gibt es mittlerweile Tausende. Welche genauen Mechanismen allerdings bei der Heilung oder Linderung psychischer Erkrankungen oder der Vermeidung negativer Folgen eine Rolle spielen, ist bis heute wenig erforscht und zudem Gegenstand heftiger Kontroversen. Neuere Studien weisen darauf hin, dass in der Psychiatrie wie auch in der gesamten Medizin die Spezifität der Wirkung von (medikamentösen, aber auch psychologischen) Interventionen überschätzt und der »Placebo-Effekt« (der die Selbstheilungsmechanismen mit einschließt) unterschätzt wurde. Diese Unterschätzung liegt vielleicht darin begründet, dass mit dem Placebo-Effekt etwas Unerwünschtes und Störendes verbunden wurde, das die »eigentliche« Wirkung der Therapien »verschleiern« kann und daher mittels besserer Studienmethodik noch klarer von den spezifischen »biologischen« Effekten getrennt werden muss. Aus diesem Grunde sollte der Begriff »Placebo« vermieden werden – der negativen Konnotation und der Verkürzung wegen –, denn bei vielen Medikamenten, zumal Psychopharmaka, ist ein Großteil der Wirkung unbekannt. Spezifische *unmittelbar biologische* und unspezifische *biopsychosoziale* Wirkungen können oft nicht unterschieden werden.

Das dem Placebo-Prinzip zugrunde liegende Konstrukt ist eines der mächtigsten Wirkprinzipien in der Medizin: Heilungserwartung, Heilungssymbolik und Hoffnung. Das Placebo-Prinzip ist im Grunde jedoch ein soziales Phänomen – und nicht lediglich, wie oft behauptet wird, ein rein innerpsychischer Vorgang.

Der Placebo-Effekt ist eine zentrale Komponente bei *allen* Formen des Heilens und Therapierens, er ist ein Teil des Alltagslebens, indem er zwei Charakteristika besitzt, die sämtliche sozialen Transaktionen bestimmen:

1. Teilnahme aller Beteiligten (Patient, Therapeuten, Angehörige) an einem (kognitiven, kulturellen) Bezugssystem,
2. Zugang zu einer Beziehung kulturell legitimierter Personen (dem Therapeuten).

Wenn das kognitive Bezugssystem in manchen Kulturen mehr religiös oder mythisch bestimmt ist, bedeutet dies nicht, dass westliche Gesellschaften mit ihrem rationalistischen Verständnis ihren Mitgliedern eine im Hinblick auf Krankheit und Gesundheit grundlegend andere Perspektive böten, in der Aberglaube überwunden ist und rationale Erklärungen für Krankheit und Gesundheit dominieren. Auch die sogenannte wissenschaftliche Sichtweise stellt eines von vielen möglichen Bezugssystemen dar, da sie (kulturell akzeptierte oder von anderen geteilte) Erklärungen dafür liefert, wie die Welt, der Körper, die Gesellschaft funktionieren. Damit vermittelt sie ein Gefühl von Sicherheit und Bedeutung all jenen, die daran *glauben*. In vielen Fällen ist allerdings die Koexistenz medizinisch-wissenschaftlicher Erklärungen und des persönlichen Bedeutungserlebens oder alternativer Erklärungsmodelle die Regel. Entsprechend haben auch in der Psychiatrie weiterhin sogenannte nicht evidenzbasierte Behandlungen großen Zulauf und überstehen sämtliche Versuche der »schulmedizinischen« Therapeuten oder der Kostenträger, sie zu marginalisieren.

Symbole und Bedeutung

Von vielen Psychiaterinnen und Psychiatern wird unterschätzt, welche verlaufsmodifizierende Wirkung die *Bedeutungszuschreibung* psychischer Erkrankung für den Betroffenen und dessen Angehörige hat. Entsprechend verbirgt der nüchterne Begriff der »Behandlung«, was in dem Begriff der »Heilung« besser ausgedrückt wird: Heilung ist die Transformation von Erfahrungen in einem mehr oder weniger ritualisierten Prozess. Der Großteil der Biologie – das zentrale Nervensystem und die Kommunikationsvorgänge im Gehirn und im Körper – wird durch den Behandlungsvorgang in der Psychiatrie in der *Substanz* kaum oder in oft unvorhersehbarer Weise beeinflusst. Die Lebensprobleme des Patienten mögen sich gelegentlich nach oder während einer Behandlung verändert haben – in den meisten Fällen ist dies jedoch nicht der Fall. Die Art und Weise, wie der Betroffene seine Position in der Gesellschaft erlebt (seine Rolle und Bedeutung für andere), hat sich jedoch geändert, wenn eine Gesundung (Recovery) eintritt. Diese veränderte Bedeutungszuschreibung hat dann durchaus eine Macht, indem soziale Spannungen reduziert werden, emotionale Reaktionen auf persistierende psychotische Symptome sich verändern, Kognitionen wechseln und damit das gesamte soziale Beziehungssystem beeinflusst wird. Solche Wandlungen zeigen viele Beispiele aus der transkulturellen Forschung in nichtwestlichen Gesellschaften (KLEINMAN 1988). Es ist insbesondere auch die symbolische Bedeutung der Psychopharmakotherapie und die Bedeutungsreaktion der Betroffenen auf die physiologischen Effekte, deren Wirkung wir beobachten. Die Wirkung von Medikamenten auf verändertes Erleben und Verhalten ist zwar offensichtlich und nicht anzuzweifeln, *Erkrankungen* werden jedoch in der Regel nicht spezifisch durch ein Psychopharmakon geheilt, sodass die neurobiologische Defizit-Hypothese, die der Psychopharmaka-Forschung und -Anwendung zugrunde liegt, nicht erklären kann, warum bei manchen Betroffenen der Verlauf günstig und bei anderen ungünstig ist. Die Spezifität der Wirkung von Psychopharmaka ist ein *Konstrukt oder ein Ideal von Therapeuten* und Herstellern der Medikamente, welches zur Aufrechterhaltung der Wirkungskette notwendig erscheint und daher hartnäckig verteidigt wird. Psychopharmaka können Anpassungsprozesse anstoßen, die zur Besserung und zu Recovery beitragen, aber den Nachweis einer *spezifischen* Wirkung bleiben uns die meisten Studien schuldig.

Die Psychiatrie ist voller symbolischer Vorgänge. Symbolisches Heilen findet auch in unseren »wissenschaftlichen« Gesellschaften statt. Hierfür sprechen nicht nur die Zunahme komplementärer bzw. alternativer Therapieverfahren, sondern auch die *methodischen* Probleme, in Studien die Wirkung von Psychopharmaka zu erforschen. Allein die Teilnahme an einem Forschungsprojekt und das Gefühl und Erleben verstärkter Zuwendung durch andere Menschen (die »Professionellen«) können einen Teil der Wirksamkeit sowohl in den Studienarmen mit der zu untersuchenden Studien-Medikation als auch in denjenigen mit Placebo-Medikation erklären. Dies bedeutet, dass es in der Psychiatrie oft um die Erfüllung von sozialen Bedürfnissen geht (ADLER/HAMMETT 1973):

»Was der Mensch von einem Placebo bekommt, ist vielleicht das, was er vom Leben benötigt – ein Gefühl von Bedeutung und Sicherheit, das aus der Teilhabe an einer Gruppe mit einer gemeinsamen Sichtweise und der Beziehung zu einer fürsorglichen elternähnlichen Autoritätsperson stammt.« (Eigene Übersetzung)

Mittlerweile haben Psychopharmaka eine so zentrale Rolle in der »Korrektur« von Pathologien zugeschrieben bekommen, dass sie als soziales Phänomen analog den Riten in nichtwestlichen Gesellschaften betrachtet werden können (KLEINMAN 1988):»Normalisierung der Medikamente als Teil des Makro-Kontextes westlicher Kultur«.

Was »Normalisierung« bedeutet, wird auch den Patienten vermittelt – durch Ärzte, die wiederum stark von den Erwartungen der Gesellschaft an sie geprägt sind:

»Die sozialen Werturteile, die diese Normalisierung unterstützen, können teilweise von den Ärzten gelernt werden, die wiederum von Kollegen und den Werbestrategien der pharmazeutischen Industrie beeinflusst sind.« (Eigene Übersetzung)

Diese immense *soziale* Bedeutung psychotroper Medikamente in den letzten fünfzig Jahren versuchen die folgenden Kapitel aufzuzeigen, ohne dass dies in der breiten Versorgung oder der medizinisch-psychiatrischen Forschung thematisiert und ohne dass das Paradigma der *spezifischen* Wirkung einer kritischen Evaluation unterzogen worden wäre. Gezeigt werden soll, dass die derzeit gültige Form von »Evidenz« aus randomisierten kontrollierten Studien die breite Anwendung von Psychopharmaka unterstützt, ihrerseits stark von den aktuellen Forschungsparadigmen beeinflusst werden, die Ausdruck unserer Sichtweise von psychischer Erkrankung und nicht unausweichliches Ergebnis von Erkenntnisprozessen sind.

Antipsychotika und die Entwicklung der Gemeindepsychiatrie – ein interessegeleitetes Bedingungsgefüge

Die Zeit vor der Gemeindepsychiatrie

Für die Auflösung der psychiatrischen Großkrankenhäuser und die Wiedereingliederung schwer psychisch Erkrankter in die Gemeinde (englisch *community*) wird insbesondere die Verfügbarkeit neuroleptischer (antipsychotischer) Medikamente verantwortlich gemacht, ohne die eine derartige Entwicklung nicht möglich gewesen sein soll. Vor der breiten Anwendung des ersten Antipsychotikums Chlorpromazin in den frühen fünfziger Jahren in den USA war die Behandlung schwerer psychotischer Erkrankungen in den amerikanischen und europäischen psychiatrischen Großkrankenhäusern eher beschränkt und uneinheitlich. Sie bestand unter anderem aus einer gezielten Verhaltensbeeinflussung durch meist mehrjährige bis lebenslange Integration in ein hierarchisches Kliniksystem im Sinne einer therapeutischen Ersatzwelt, aus Elektrokrampfbehandlungen (denen durch künstliche Erzeugung von epileptischen Entladungen eine auch heute noch genutzte antipsychotische Wirkung zugeschrieben wird), aus der Insulin-Koma-Therapie und aus Lobotomien (operative Durchtrennung von Gehirngewebe). Aber auch moralische *(moral treatment)*, humanistische und religiöse Therapien spielten in manchen Gegenden eine große Rolle, sodass die Varianz der Behandlung groß war.

Bei der Insulin-Koma-Therapie wurden Patientinnen und Patienten durch Manipulation des Insulinspiegels ins Koma versetzt. Die Lobotomie stellte eine chirurgische Durchtrennung der Verbindung der Frontallappen zu den verbleibenden Hirnhälften dar. Der Erfinder dieser grausamen Methode, die bis vor dem Zweiten Weltkrieg zusammen mit der Koma- und Elektrokrampftherapie als »biologische Revolution« bezeichnet wurde, hieß *Egas Monitz* und erhielt 1949 den Nobelpreis für Medizin. Ungeachtet der dürftigen Resultate dieser invasiven Therapien blieben sie bis in die fünfziger Jahre hinein einflussreich und weit verbreitet. Die Geschichte der Verdrängung der Lobotomie zeigt, wie damals in der medizinisch-psychiatrischen Öffentlichkeit »Behandlungserfolg« definiert und Erfolgsmodelle durchgesetzt und gerechtfertigt wurden. Sie zeigt auch die Hilflosigkeit der Psychiatrie, sich gegen einen damals immer stärker zunehmenden Erfolgsdruck zu wehren.

Wie stark die Erfolgsdefinition kulturell abhängig ist, zeigt das von Sheldon Gelman in *Medicating Schizophrenia* zitierte Beispiel einer Frau, die aufgrund hartnäckiger Ängste vor sexuellem Missbrauch durch ihren Ehemann eine Lobotomie erhalten hatte. Daraufhin verschwanden die Ängste. Sie war jedoch zu keinerlei beruflicher Tätigkeit mit Ausnahme der Hausarbeit mehr geeignet, was die behandelnden Psychiater und späteren Gutachter als »Besserung« bezeichneten (GELMAN 1999). So skurril die damalige professionelle Einschätzung heutzutage auch anmutet, sie offenbart in den Grundzügen ein teilweise bis heute dominantes Muster eines isolierten Symptomblickes in der Psychiatrie unter Vernachlässigung sonstiger Aspekte, die das Menschsein ausmachen.

Die Rolle der Medikamente

Meist werden die Antipsychotika dafür verantwortlich gemacht, dass Körpertherapien wie die Insulin-Koma-Therapie oder die Lobotomie überwunden wurden. Hierfür gibt es jedoch keine wissenschaftlichen Beweise. Vielmehr erweist sich die Standardversion vom Niedergang der grausamen Therapien durch die Entdeckung und Anwendung der Antipsychotika als nachträgliche Zuschreibung. Ethische und soziale Fragen und Bedenken hatten schon vor der breiten Antipsychotika-Behandlung zur Ächtung von Lobotomie und Insulinkoma-Therapie geführt (SWAZEY 1974). Auch der Transfer von Langzeitpatienten aus den psychiatrischen Großkrankenhäusern (den britischen und US-amerikanischen *Asylums*) in die Gemeinde (Enthospitalisierung) beruhte mindestens ebenso sehr auf soziologischen, administrativen und gesetzlichen Strömungen und Veränderungen wie auf pharmakologischen Errungenschaften. Andere, ebenso revolutionäre Innovationen in der Versorgung von Menschen mit psychischen Erkrankungen wie die Entstehung der therapeutischen Gemeinschaften, der Tageskliniken und verschiedenster betreuter Wohnformen wurden in ihrer Bedeutung nicht so stark gewürdigt wie die »neuen« Medikamente (CLARK 1974). Wenn man sich die stark rückläufige Entwicklung der Patientenzahl in den psychiatrischen Kliniken in den USA und in England ansieht und sie mit der Chlorpromazin-Verbreitung korreliert, wird deutlich, dass der Einfluss der Pharmaka bei weitem überschätzt wurde (siehe dazu: THORNICROFT/TANSELLA 1999, S. 33, sowie LEWIS 1959, S. 207). Obgleich die antipsychotische Therapie die Entlassung von Langzeitpatienten begünstigt hat, war sie nicht deren Ursache. Der Ausbau komplementärer ambulanter Versorgungsnetze als Voraussetzung für eine gemeindenahe Behandlung fand schon vor der Antipsychotika-Ära statt. Die verheerenden Folgen jahrelanger Klinikaufenthalte waren längst schon vor Beginn der fünfziger Jahre Gegenstand heftigster Kritik. Mit den Antipsychotika erschien es jedoch denkbar, das Verhalten von Patienten mit einer Schizophrenie auch außerhalb der vermeintlich schützenden Klinikmauern in kontrollierbaren Bahnen zu halten.

Diese Verhaltenskontrolle ist diejenige Wirkung antipsychotischer Therapie, die in den ersten Jahren der Anwendung im Zentrum des Interesses stand (Neuroleptika/Antipsychotika wurden zunächst als *major tranquilizer*, als die »großen Beruhigungsmittel«, bezeichnet). Sie führte dazu, dass die Substanzen als Bedingung für eine längst in die Wege geleitete Enthospitalisierung betrachtet wurden. Die Verfügbarkeit verhaltenskontrollierender Medikamente ermöglichte es auch den politischen Entscheidungsträgern (insbesondere in den USA), die politisch und finanziell motivierte Schließung der Großkrankenhäuser zu rechtfertigen und Ängste der Bevölkerung zu beruhigen. Viele Menschen haben auch durch einen behutsamen Einsatz von Antipsychotika zum richtigen Zeitpunkt profitiert. Die Verfügbarkeit der Antipsychotika hatte allerdings vor allem folgende Wirkung: Sie stellte ein Sicherheitsnetz für die Entlassung aus den Langzeitinstitutionen zur Verfügung. Dies bewirkte, dass mit Menschen, die an einer chronischen Schizophrenie litten, wieder mehr gesprochen und ein »normaleres« Leben angestrebt wurde. Die Medikamente waren auf diese Weise Teil einer Humanisierung der Psychiatrie – wobei der Kontext der Medikamentengabe, der eine herausragende Rolle spielte und spielt, zugunsten des Substrates selbst bisher zu wenig berücksichtigt wurde (HEALY 2002, S. 9 ff.).

Der mit der Antipsychotika-Ära erstarkte Optimismus in der Schizophrenie-Behandlung war in der Regel von der Überzeugung getragen, eine grundlegende und nicht nur symptomatisch ansetzende Lösung für diese

Erkrankung anzubieten. Die enge Verknüpfung der Antipsychotika mit der Enthospitalisierung und der Möglichkeit gemeindenaher Betreuung dient auch heute noch vielerorts als exemplarische Erfolgsgeschichte, in deren Tradition die aufwendige Erforschung neuer Medikamente gerechtfertigt erscheint. Wenn es Evidenz dafür gäbe, dass die Schizophrenie auf einer vergleichsweise einfachen und nachvollziehbaren Ätiologie und Pathogenese beruhen würde, erschiene es plausibel, den überwiegenden Teil der Forschungsanstrengungen auf die Beeinflussung der Hirnstruktur und Hirnphysiologie zu verwenden und psychologische und sozialwissenschaftliche Ansätze weiterhin lediglich ergänzend zu erforschen.

Vor dem Hintergrund der jahrzehntelangen Schizophrenie-Forschung ist jedoch keine absehbare Lösung des Rätsels Schizophrenie in Sicht. Auch in den neueren Büchern über die biologische Psychiatrie machen so gut wie immer zu neunzig Prozent die Textumfänge die Auflistungen von *allgemeinen* Forschungsmethoden und Einzelergebnissen der Genetik, Neurobiologie, Rezeptorphysiologie und Neuroanatomie aus, um dann einen unüberbrückten Bogen zu den Symptomen der Schizophrenie zu schlagen. Nahezu jedes dieser Bücher endet mit der Feststellung, dass die Ursachen dieser schweren Erkrankung unbekannt sind und dass uns die Zukunft möglicherweise entscheidende und richtungweisende Erkenntnisse bringen wird.

Wir lesen seit mehreren Jahren von Durchbrüchen in der Erforschung der Schizophrenie, was starke Erwartungen hervorruft, die in dieser Form gar nicht eingelöst werden können, da sich die Grenzen zwischen psychischen Erkrankungen in der modernen Forschung zunehmend auflösen und spezifische Krankheitsmarker weiterhin nicht vorhanden sind (MAIER 2007). Sie dienen vielmehr dazu, den neurobiologischen Forschungsapparat und das zugehörige Krankheitskonstrukt aufrechtzuerhalten. Diese Ansätze gehen jedoch von unbewiesenen Hypothesen aus, die wahr oder falsch sein *können*, jedoch a priori schon in der Wortwahl als wahr betrachtet werden. Ein Beispiel: »Die häufigen psychiatrischen Erkrankungen wie Schizophrenie, bipolare Störungen, Suchterkrankungen oder die spät beginnende Alzheimer-Erkrankung werden also durch mehrere oder gar viele Dispositions- oder Suszeptibilitätsgene *verursacht* und haben einen polygenen Erbgang.« (ebd.)

Die Entwicklung darauf basierender neuer »Therapieprinzipien« ist das
Fernziel, das den Ertrag darstellen würde. Realismus in Anbetracht der
ernüchternden Forschungsergebnisse zur Schizophrenie auszudrücken
und daraus Konsequenzen für das Hier und Jetzt der Betroffenen zu ziehen
kann jedoch auch bedeuten, sich von der interessegeleiteten Betrachtung
der medikamentösen Behandlung als absoluter Voraussetzung für die Genesung und Bewältigung schwerer seelischer Erkrankung zu lösen und die
bisher verfügbaren Antipsychotika als lediglich einen *möglichen* Bestand*teil*
der Behandlung zu betrachten.

Kleine Geschichte der Antipsychotika in der Psychiatrie
Phasen in der Geschichte der Antipsychotika-Behandlung bei Schizophrenien

Der Großteil der psychiatrischen Lehrbücher und Behandlungsleitlini-
en vermittelt die Botschaft, dass die Anwendung von Antipsychotika die
Grundlage der Behandlung jeglicher Formen von Schizophrenie und anderer psychotischer Störungen darstellen muss. Antipsychotika sind eine
Klasse von Medikamenten, von denen eine positive Wirkung auf psychotische Symptome angenommen und in Studien nachgewiesen wurde und
die eine Zulassung für diese Indikation haben (WEIDEN u. a. 2007). Diese
Studien sagen jedoch wenig über die Wirkung im Körper aus. Viele andere
Medikamente können eine Wirkung auf psychotische Symptome haben,
ohne für diese Indikation zugelassene Antipsychotika zu sein. Allerdings
sieht die klinische Realität so aus, dass Antipsychotika für alle möglichen
psychischen Symptome und Erkrankungen wie Manie, Zwangserkrankun-
gen, Borderline-Störungen oder – teilweise noch in Form von Spritzen – für
Angsterkrankungen verwendet werden.

Die Antipsychotika spielen eine zentrale Rolle in der Psychiatriegeschichte
und waren bisher entweder die Symbole einer modernen und erfolgreichen
oder aber einer menschenverachtenden Psychiatrie. Im breiten klinischen
Alltag sind sie jedoch bis jetzt alternativlos, trotz vielfältiger Möglichkeiten
in der Psychosenbehandlung.

Bevor ich auf die Geschichte der systematischen Marginalisierung anderer
Behandlungsmöglichkeiten als der medikamentösen Therapie eingehe,

möchte ich zunächst darstellen, wie aus der historischen Perspektive des 20. Jahrhunderts der medikamentöse *Fortschritt* in der Schizophrenie-Behandlung von Psychiatern, Forschern, Zulassungsbehörden und pharmazeutischen Unternehmen definiert wurde.

Die Schizophrenie-Behandlung der deutschen Psychiatrie der fünfziger bis neunziger Jahre kann im Wesentlichen als Umsetzung insbesondere deutscher Krankheits*theorien*, in ihrer Praxis jedoch vorrangig als verzögerter Widerhall der US-amerikanischen Dogmen und Entwicklungen betrachtet werden. Daher muss sich die eigentliche Geschichte der Antipsychotika-Ära vor allem auf die USA konzentrieren. Hier können fünf Zeitabschnitte unterschieden werden:

1. Phase Die fünfziger und frühen sechziger Jahre mit der Entdeckung und Erforschung der Chlorpromazin-Wirkung und dessen systematische Diffusion in die psychiatrische Standardtherapie: Die Wirkung der damaligen Neuroleptika war für viele Psychiater und Angehörige beeindruckend und wurde oft einer »Erweckung« *(awakening)* gleichgesetzt, da die bisher oft in eintöniger hierarchischer Umgebung dahinvegetierenden Patientinnen und Patienten teilweise über die Linderung ihrer Symptome wieder zugänglicher wurden. In dieser Zeit wurde von keinem Psychiater die These einer Spezifität von Antipsychotika für die Schizophrenie vertreten.

2. Phase Die frühen sechziger Jahre bis etwa 1980 mit der Verbreitung neuer konventioneller Antipsychotika und dem Aufbau des Mythos bahnbrechender medikamentöser Behandlungserfolge, die von der Phase der Enthospitalisierung und dem Aufbau gemeindenaher Behandlungen begleitet wurden.

3. Phase Die Periode zwischen 1980 und den frühen neunziger Jahren, in der eine Reihe von Rechtfertigungen für die trotz nachgewiesener schwerer unerwünschter Wirkungen (wie der Spätdyskinesien) fortgesetzte breite Befürwortung der Anwendung von klassischen Antipsychotika ausgearbeitet wurde. In dieser Periode wurde ein Verzicht auf Antipsychotika in der Schizophrenie-Behandlung als nicht mehr praktizierbar angesehen und die Medikation als zentraler Grundpfeiler des psychiatrischen Gesundheitssystems etabliert.

4. Phase Die vierte Periode, die seit Mitte der neunziger Jahre bis zum Anfang dieses Jahrtausends reicht und durch die Entwicklung und Verbreitung der atypischen Antipsychotika charakterisiert ist: Diese werden von der Mehrzahl der Meinungsführer als wichtigste Innovation seit Chlorpromazin angesehen.

In dieser durch die Konzentration auf die Hirnforschung (»decade of the brain«) geprägten Zeit wurde der günstige Einfluss früher antipsychotischer Behandlung auf die Verhinderung oder Verzögerung einer Hirnschädigung im Gefolge unbehandelter Schizophrenie betont. Die Schizophrenie wurde weiterhin im Rahmen des Maintenance-Modells (WEIDEN 2007) konstruiert als in ihrem natürlichen Verlauf sich kontinuierlich verschlechternde Erkrankung, bei der nach einem Ansprechen auf die Therapie eine lebenslange Erhaltungstherapie folgen müsse, um Stabilität zu gewährleisten. Gleichzeitig wurde durch die Kontrastierung zu den nebenwirkungsreicheren älteren, klassischen Antipsychotika die Marktdurchdringung teurer atypischer Antipsychotika vorangetrieben. Die breite antipsychotische Therapie blieb so bestehen als zentrale Option der Schizophrenie-Behandlung in einer gleichzeitig durch zunehmende soziale Ungleichheit, Wettbewerb und Verringerung der Chancen für eine ernsthafte soziale Integration der Betroffenen geprägten Zeit.

Interessante psychosoziale Behandlungsansätze bei schweren psychischen Erkrankungen wurden an verschiedenen universitären Kliniken exemplarisch erforscht und dienten komplementär zur medikamentösen Therapie dazu, den langfristigen Krankheitsverlauf zu verbessern. Obgleich diese psychosozialen Interventionen einzelnen forschenden Psychiatern zu einer gewissen Bedeutung verhalfen und deren Studienpatienten in ihrem Alltagsleben unterstützten, wurden viele der Projekte nach der Studienphase nicht weitergeführt.

Im Unterschied zu Beschäftigungs- und Arbeitstherapien in den Kliniken kamen systematische psychosoziale Interventionen bei der Schizophrenie mit dem Ziel der sozialen Reintegration kaum zur Anwendung. Vielerorts wurde die gesamte Kommunikation mit den Patienten, die nicht direkt die medikamentöse Behandlung zum Inhalt hatte, als »psychosoziale Intervention« vermarktet, womit signalisiert werden sollte, die Behandlung der Schizophrenie sei »multidimensional«.

5. Phase Wir befinden uns derzeit in der Phase der technischen Prävention, Früherkennung und Frühbehandlung der Schizophrenie, die seit Anfang

2000 andauert. Diese ist einerseits durch eine Sammlung von Befunden einzelner biologischer Pathologien bei psychotischen Menschen (insbesondere in der Forschung mit bildgebenden Verfahren und der Genetik) und andererseits durch eine extreme Kluft zwischen Anspruch (innovativer Behandlungsansätze und Versorgungsformen) und Wirklichkeit (sozialer Marginalisierung und Kontaktabbruch oder Abhängigkeit vom Versorgungssystem) charakterisiert.

Eine Verschärfung der Ressourcen- und Personalknappheit im Gesundheitswesen fördert seit 2000 die Verminderung personalintensiver Betreuung, die Standardisierung der Behandlung und die Erprobung sogenannter »integrierter Versorgung« nach Behandlungspfaden und Leitlinien. Die Pioniere der Früherkennung weisen verstärkt darauf hin, dass eine optimale Erkennung und Behandlung vor Ausbruch der Psychose bei jungen Menschen die Folgen dieser Erkrankung verhindern oder abschwächen könnten. Ebenfalls werden die schädlichen Auswirkungen der bisherigen medikamentösen Behandlung schizophrener Patienten zugegeben, und die Verhinderung iatrogener (ungünstiger ärztlich-therapeutisch bedingter) Effekte wird zu einem wesentlichen Motiv für den Aufbau spezieller Früherkennungs- und Frühinterventionszentren (EDWARDS/McGORRY 2002). Ob diese differenzierte Haltung auch bei dem Aufbau der Früherkennungszentren in Deutschland beibehalten wird oder diese Einrichtungen vor allem der Vorverlagerung antipsychotischer Medikation dienen, kann noch nicht beurteilt werden. Die innerärztliche Diskussion zu Antipsychotika ist zudem seit einigen Jahren angefüllt mit kritischen Stimmen zur Überlegenheit atypischer im Vergleich zu typischen Antipsychotika in den klassischen Ergebnisparametern und zu den metabolischen Nebenwirkungen der atypischen Substanzen wie Gewichtszunahme, Diabetes mellitus und Fettstoffwechselstörungen, welche Auswirkungen auf die Morbidität und Mortalität der Betroffenen haben.

Wie kam es zu der Entwicklung, dass die medikamentöse antipsychotische Therapie zum Grundpfeiler der Schizophrenie-Behandlung wurde? Der Schlüssel zum Verständnis könnte in der *Definition* von »Fortschritt« und »Erfolg« in der Behandlung schwerer seelischer Erkrankungen liegen.

Zur Definition des medikamentösen Nutzens in der Psychiatrie

»Wenn ein mächtiger Placebo-Effekt die besten Behandlungsergebnisse bringt, bedeutet dies nun Fortschritt oder nicht?«, fragt S. GELMAN 1999. Die Standardversion der Geschichte psychiatrischer Erfolge beginnt mit der Erforschung der Chlorpromazin-Wirkung auf den Menschen Anfang der fünfziger Jahre in den USA. Innerhalb von etwa zehn Jahren zogen Chlorpromazin und in der Folge weiterentwickelte Antipsychotika einen Großteil der Aufmerksamkeit der Psychiater auf sich. Die Hoffnung, Menschen mit Schizophrenie ein Leben in Humanität und Freiheit zu ermöglichen, ließ in der Vorstellung der Psychiater die neuen Medikamente zur Behandlungsrevolution per se werden, die die gemeindenahe Psychiatrie und die Deinstitutionalisierung erst ermöglicht haben. Seit dieser Zeit wird diese Standardversion der Psychiatriegeschichte auf Symposien, Kongressen und in der allgemeinen Medienöffentlichkeit wiederholt und gefeiert.

In weitgehender Abwesenheit von validen Untersuchungen zu den Auswirkungen antipsychotischer Behandlung auf das langfristige *soziale Leben* derjenigen, die als schizophren diagnostiziert werden, war der Einfluss der medikamentösen Erfolgsbehauptung so groß, dass es als unethisch betrachtet wurde und wird, Studien und Behandlungen *ohne* Antipsychotika durchzuführen. Eine Vorenthaltung antipsychotischer Therapie wird auch bei solchen Patienten abgelehnt, die keine Medikamente akzeptieren, da viele schwere chronische Verläufe auf eine unzureichende antipsychotische Behandlung zurückgeführt werden. Der Erfolgsdruck in der Psychiatrie und die Logik des auf neurobiologische Defizite fokussierenden Krankheitsmodells führten dazu, dass der Verzicht auf eine Medikation gegen den Willen des Betroffenen *als unethisch* bezeichnet wurde und aus dem legitimen Recht auf Medikation eine Pflicht zur Medikation wurde. Für die Therapie der Schizophrenie existiert daher im Gegensatz zu anderen Bereichen der Medizin de facto kaum ein Recht auf Nicht-Behandlung.

Was bei vielen Psychiatern, die der Standardversion psychiatrischer Erfolgsgeschichte verpflichtet sind, wenig Beachtung findet, ist der fundamentale Unterschied in den Krankheitsmerkmalen zwischen körperlichen und seelischen Erkrankungen. Eine Krankheit kann in der Regel durch subjektive Symptome wie Schmerz oder Müdigkeit und mehr oder weniger objektive Krankheitszeichen wie erhöhten Blutdruck oder Abweichung von Laborwerten identifiziert werden. Die Diagnose einer körperlichen Krankheit bedarf per definitionem des Vorhandenseins objektiver Krankheitszeichen. Seelische Krankheiten können nicht vergleichbar objektiviert werden, obgleich dies seit Jahrzehnten das Ziel der Bemühungen forschender Psychiater ist. Eine seelische Erkrankung wird häufig nach Ausschluss einer organischen Pathologie angenommen. Dies hat sich bis heute nicht geändert – auch wenn die Psychiatrie von fortschrittlichen Psychiatern im Wesentlichen als erweiterte Neurologie bezeichnet wird. Eine körperliche Erkrankung kann zwar Schmerzen, Leiden und andere Symptome hervorrufen, sie kann aber auch asymptomatisch sein. Objektive Krankheitszeichen wie ein erhöhter Blutzucker oder eine auffällige Organpathologie in der computertomographischen Untersuchung zeigen eine *asymptomatische Erkrankung* an. Die meisten seelischen Erkrankungen manifestieren sich jedoch ausschließlich *symptomatisch*, und sie können auch nur durch Symptome identifiziert werden. Daher kann die Psychopathologie nur *beschreibend* sein, indem sie nämlich klinische Charakteristika für die Störungen auflistet. Dennoch sprechen die Diagnosesysteme wie das DSM-IV von *Anzeichen* und *Symptomen* und vernachlässigen daher die unterschiedliche Basis für Diagnostik und Verlaufskontrolle im Vergleich zu den eher somatischen Erkrankungen.

Kriterien für einen Behandlungserfolg

Der Behandlungserfolg in der Psychiatrie wird meist anhand der Symptomatik, der »Krankheitszeichen« beurteilt. Ziel ist die »Remission«, die damit im Wesentlichen eine Symptomremission darstellt: Symptome sind in ihrer ursprünglichen Form entweder nicht mehr vorhanden oder so leicht, dass sie zu keinen wesentlichen Beeinträchtigungen im Alltag führen. Die Definition des Behandlungserfolges anhand der Symptome besteht bei schweren seelischen Erkrankungen aus drei Teilen:

- den subjektiven, vom Patienten berichteten Symptomen und Beschwerden;

○ dem beobachteten und berichteten Verhalten;

○ dem Ausmaß, in dem die Erwartungen des Therapeuten und die gegenwärtigen Konstrukte psychischer Erkrankung erfüllt werden.

Alle drei Faktoren unterliegen starken sozialen Einflüssen. Das Krankheitskonzept beispielsweise bei Menschen mit Schizophrenie im Routine-Versorgungssystem spiegelt heutzutage insbesondere den Erfolg oder Misserfolg psychoedukativer Bemühungen wider, mittels derer Vorstellungen und Annahmen zu Krankheitsursachen und Behandlungserfordernissen transportiert werden. Psychoedukation kann sehr differenziert und auf die psychosozialen Bedürfnisse der Patienten zentriert sein oder ein sehr mechanistisches Krankheitskonzept vermitteln. Daher kann es in dem einen Fall für die Patienten leichter sein, die übermittelten Botschaften zu übernehmen, in dem anderen Fall nicht. Was bei welchen Patienten anschlussfähiger ist, hängt nicht zuletzt von dessen Selbstbild und Bezugssystem ab. Die Informationsbedürfnisse von Patienten können sehr unterschiedlich sein, sodass auch eine mechanistische Krankheitsvorstellung für einige Betroffenen entlastend ist.

Würde allerdings der Behandlungserfolg im Wesentlichen aus der Betroffenenperspektive beurteilt und daraus Konsequenzen gezogen (»Was hilft mir in meiner konkreten Situation?«), ergäbe sich möglicherweise eine deutliche Veränderung des Stellenwertes der einzelnen Therapien. Patientenurteile werden bei schweren psychischen Erkrankungen nur sehr eingeschränkt in Behandlungsentscheidungen mit einbezogen. Dieser Einbezug (ausgedrückt im Begriff der »geteilten Entscheidung«, *shared decision making*, oder im Begriff der *patient reported outcomes* in klinischen Studien) findet gegenwärtig offensichtlich insbesondere dann statt, wenn es darum geht, den Patienten für bestimmte (neue) Therapien zu gewinnen. Eine echte Entscheidungsfreiheit des Patienten würde jedoch bedeuten, die verfügbaren Behandlungsalternativen offenzulegen und möglichst wertfrei und in verständlicher Sprache darüber zu informieren. Hier scheint es Nachholbedarf zu geben. Auch gibt es eine Zurückhaltung, Werturteilen psychisch Beeinträchtigter zu vertrauen – aus nachvollziehbaren Gründen. Wie soll ein Mensch mit wahnhaften Verkennungen beurteilen, was ihm hilft? Die fachliche Beurteilung des Verhaltens und der Äußerungen der

Betroffenen spielt dagegen eine deutlich größere Rolle in der Definition des »Erfolgs«. Erwünschtes Verhalten und Verringerung der Symptome werden als Erfolg, als Besserung der Krankheitszeichen, anhaltendes unerwünschtes Verhalten und Symptompersistenz jedoch als Misserfolg angesehen. Die damalige Insulinschock-Therapie und die Lobotomie wurden von vielen Psychiatern als äußerst wirksam bezeichnet, da sie produktiv-psychotische Symptome in ihrer Verhaltensrelevanz verminderten. Dies führte dazu, dass eine Verhaltensdämpfung und Verhaltensregulation eintraten, die als Besserung betrachtet wurden, obgleich von einer Erhöhung der Lebensqualität durchaus nicht gesprochen werden konnte. Ein medikamentös behandelter Patient mit einer Schizophrenie-Diagnose, der ein angepasstes Verhalten zeigt, hat eine größere Chance, aus der stationären Behandlung entlassen zu werden, als ein verhaltensauffälliger Patient mit denselben oder sogar schwächeren Symptomen.

Der stumme Prophet

Der 40-jährige Herr S. wurde von Polizisten in die Klinik gebracht, da er mehrmals versucht hatte, mit seinem Fahrrad die Autobahn zu überqueren. Autofahrer hatten die Polizei gerufen. Gefahr für ihn oder für bestimmte Autofahrer hatte zu keiner Zeit bestanden – wurde jedoch befürchtet. Er trug seit über 20 Jahren einen langen »Prophetenbart«, hatte ein von der Arbeit in der Natur gegerbtes Gesicht und sprach, wie schon bei den vorherigen Aufenthalten, kein Wort.

Herr S. lebte allein auf dem väterlichen Bauernhof, hauste in einer Holzhütte und versorgte sich weitgehend selbst, indem er Feldfrüchte und anderes selbst Angebautes aß. Um behördliche Angelegenheiten kümmerte sich der Vater, Geld besaß Herr S nicht. Der Vater berichtete, sein Sohn sei schon früh ein Eigenbrötler gewesen, hatte eine Ausbildung zum Bäcker absolviert und sich in eine junge Frau verliebt. Nachdem allerdings der Bruder diese geheiratet hatte, hatte sich Herr S. zunehmend zurückgezogen und irgendwann begonnen, nicht mehr zu sprechen. Seine Arbeit habe er aufgegeben und seitdem als Einsiedler in einer Hütte auf dem Hof gelebt. Er war zu jedem stets freundlich, hatte jedoch alle Versuche, ihn in das moderne Leben zu integrieren, abgelehnt.

Während des Klinikaufenthaltes stellte sich heraus, dass Herr S. die wahnhafte Überzeugung besaß, ein »Prophet« habe ihm befohlen, er dürfe nicht mehr sprechen und müsse gegen die Sünden des modernen Lebens standhaft bleiben. Auch aß er zu Beginn des Aufenthaltes nicht.

Herr S. wurde mit mehreren Antipsychotika, alten und neuen, und einem Benzodiazepin behandelt – ohne Erfolg. Der »Erfolg« der Behandlung wurde daran festgemacht, ob man es schaffen könnte, ihn zum Sprechen zu bringen. Nach einigen Wochen gab man auf, da er keinerlei störende Verhaltensweisen zeigte, sein Essen einnahm und auch sonst weiterhin unauffällig war. Er blieb aber weiterhin stumm – die initiale Symptomatik hatte sich nicht verändert. Entlassen wurde er mit zwei verschiedenen Antipsychotika und jeder in der Klinik wusste, dass er sie nicht weiter einnehmen würde. Daher erhielt er noch am Entlassungstag die doppelte Dosis, um »ihm noch etwas mitzugeben«.

Herr S. wäre nie aufgenommen worden, wenn er nicht versucht hätte die Autobahn zu überqueren und damit eine »potenzielle Gefahr für andere« gewesen wäre. Er wäre nie entlassen worden, wenn er »gefährliche« unerwünschte Verhaltensweisen gezeigt hätte. An seinem eigentlichen Problem, worin auch immer es begründet sein mochte, hatte sich gar nichts geändert.

Die Verhaltenskontrolle kann zu den wesentlichen vom Therapeuten erwarteten Wirkungen gezählt werden. Damit verbleibt als »Erfolg« meist das Ausmaß dessen, wie sehr sich die Vorstellungen und Erwartungen des Therapeuten erfüllen. Sowohl die Erfolgs- als auch die Fortschrittsdefinitionen in der Psychiatrie bleiben in Ermangelung objektiver Krankheitszeichen Spiegelbilder kultureller und von der Profession geteilter Ansichten. Gegenwärtig besteht nach wie vor das Risiko, dass der »Behandlungserfolg« einer Schizophrenietherapie – ohne Einbezug von Urteilen der Betroffener und ohne die Berücksichtigung des sozialen Systems, in das der Symptomträger eingebettet ist – zu einer sich selbst erfüllenden Prophezeiung werden kann: einer Tautologie erwarteter dämpfender und vor aufwühlenden Umweltreizen schützender medikamentöser Wirkungen, mit fraglicher

Beeinflussung der für die Psychose verantwortlichen intrapsychischen und sozialen Prozesse.

Erst eine vertiefte Anamnese kann jedoch Hinweise darauf ergeben, welches Ausmaß an Abschirmung und Förderung, Dämpfung und Aktivität für den Betroffenen sinnvoll ist. Medikamente können nur dann sinnvoll eingesetzt werden, wenn wir die Gefahren einer vermeidbaren und pathologischen Überforderung zusammen mit dem Betroffenen erkennen, aber auch seine eigenen Bewältigungsstrategien nutzen, um mit ihm eine größere Kompetenz und Autonomie in der Steuerung seines persönlichen Lebensweges zu erreichen. Diese Chancen vergeben wir uns, wenn wir uns zu sehr auf die Symptombekämpfung fokussieren und mit der zu ausschließlichen Verwendung standardisierter Skalen den therapeutischen Erfolg selbst definieren.

Was bedeuten die Skalen?

Ein wesentliches Erfolgskriterium medikamentöser Behandlung der Schizophrenie, nämlich ihr Einfluss auf den Alltag, die Lebensqualität und das soziale Leben der Betroffenen, wird von der forschenden Psychiatrie selten verwendet, weil es zu wenig standardisierbar ist. Standardisierbar sind vor allem Symptomskalen. Die externe Validität dieser Skalen, ihr Bezug zur Wirklichkeit und ihre Fähigkeit, eine relevante Beeinträchtigung abzubilden, kontrastiert jedoch mit ihrer Messgenauigkeit, die eine vermeintliche Objektivität vermittelt.

Psychiatrische Ergebnisskalen wie die PANSS *(Positive and Negative Syndromes Scale)* oder die BPRS *(Brief Psychiatric Rating Scale)* werden neben ihrer wissenschaftlichen Anwendung in Studien auch in der Versorgungsroutine verwendet, um eine Verminderung von geäußertem Wahn oder von Halluzinationen oder eine Verbesserung der Motivation oder des Affektes zu zeigen. So wichtig sie für eine standardisierte Beurteilung der Psychopathologie ist, so sagen sie doch wenig darüber aus, ob der Betroffene sich besser fühlt oder sein weiteres Leben positiv beeinflusst wird. Für die Depression gibt es einheitliche Remissionskriterien auf der Basis der Depressionsskalen, die in Antidepressiva-Studien zum Einsatz kommen. Für die Schizophrenie werden Remissionskriterien, die sich nur auf Symptome

beziehen, zunehmend kritisiert: So weist der niederländische Psychiater
J. van Os darauf hin, dass die Definition von Remission ausschließlich
über Symptome nichts mit Recovery zu tun hat (Os u. a. 2006; AMERING/
SCHMOLKE 2007, S. 149 f.). Zwar sehen sie die Besserung der Symptome als
eine der Voraussetzungen für Recovery, wie dies auch qualitative Studien
mit Betroffenen nahelegen (JENKINS/CARPENTER-SONG 2005). Recovery
ist allerdings wesentlich umfassender und schließt das Funktionieren in
sozialen Rollen und Beziehungen, Erwerbstätigkeit und Lebensqualität
ein, was jedoch schwerer messbar ist.

Die wissenschaftliche Erforschung der Auswirkungen von Behandlungen
auf Lebensläufe insgesamt ist ungleich schwieriger als die Sammlung harter
Daten zu Symptomen oder Krankenhausaufnahmen. Zudem setzen sich
Forscher, die in ihren Studien keine psychopathologischen Skalen verwenden, häufiger Kritik aus. Die gängigen Skalen können jedoch zunächst nur
das Reliabilitätsproblem und nicht das Validitätsproblem lösen, da sie zwar
standardisierbar und wiederholbar einzusetzen sind, jedoch nicht notwendigerweise mit Krankheitsprozessen oder -folgen korrelieren. Schon der
Parameter »psychotischer Rückfall« ist schwierig zu operationalisieren und
wird in vielen Studien als Ergebnisparameter (Validität) verwendet, der
sich aus Klinikaufnahme, Überschreiten eines Schwellenwertes auf einer
psychopathologischen Skala oder anderen Aspekten zusammensetzt. Die
qualitativen Aspekte der Reaktion auf die Medikation und andere Therapien wurden bis heute von den meisten Psychiatern ignoriert. Schon der
bekannte US-amerikanische Psychiater William Carpenter stellte 1981 fest,
dass aufgrund dieser methodischen Bevorzugung sogenannter »harter«
Parameter wichtige Aspekte seelischer Krankheit und ihrer Behandlung
verdeckt würden (CARPENTER u. a. 1981).

Das Problem der Nebenwirkungen

Die Geschichte der Reaktion psychiatrischer Therapeuten auf medikamentöse Nebenwirkungen weist auf die Problematik des interessegeleiteten
psychiatrischen Denkens hin. Wenn man die schriftlich dokumentierten
Patientenverläufe der Psychiater aus den großen Landeskliniken der fünfziger und sechziger Jahre liest, sieht man, dass die neurologischen und

anderen Nebenwirkungen der Antipsychotika, die aufgrund ihrer Schwere eine soziale Reintegration häufig unmöglich machten, zwar als störend betrachtet wurden, jedoch als wenig handlungsrelevant galten und eher wie kleinere Ärgernisse hingenommen wurden. Dass die medikamentös bedingten Störungen als gering angesehen wurden, ist möglicherweise darauf zurückzuführen, dass sie in der nur wenig stimulierenden und zudem geringe Anforderungen an ein selbstständiges Leben und Arbeiten stellenden Umgebung der Landeskliniken tatsächlich nicht bedeutsam waren und wenig auffielen. Nach der Enthospitalisierung wurden die Nebenwirkungen der Antipsychotika weiterhin als akzeptable Probleme betrachtet, die aufgrund des Nutzens der Medikamente hingenommen werden müssten.

Die gedanklichen Anpassungen vieler Psychiater in der Haltung gegenüber Nebenwirkungen wurden in der Folge noch deutlicher, seitdem die Vermeidung zuvor verharmloster Nebenwirkungen mittels neuerer nebenwirkungsärmerer Präparate zum eigentlichen Ziel (atypischer) antipsychotischer Therapie wurde. Einer der stärksten Hinweise darauf, dass viele Psychiater auch einer von außen beeinflussten Erfolgserwartung unterliegen, ist somit der zweifache Wechsel des allgemeinen Fokus in der Schizophrenie-Behandlung der letzten fünfzig Jahre. Zunächst stand die Verhaltenskontrolle durch ältere Antipsychotika im Vordergrund. Dann erfolgte die Beurteilung der Antipsychotika-Wirkung anhand der Symptomkontrolle, das heißt des Einflusses auf die Entwicklung einzelner psychiatrischer Symptome. Diese Wirkung wurde mit Skalen gemessen, die häufig direkt zum Nachweis medikamentöser Wirkungen *entwickelt* wurden. Gegenwärtig ist das günstige Nebenwirkungsspektrum antipsychotischer Medikamente ein zentrales Erfolgskriterium, da die Gleichwertigkeit atypischer und typischer Substanzen bezüglich der Symptomkontrolle als erwiesen erscheint. Allerdings zeichnet sich ein Wandel mit einer Hinwendung zu Lebensqualität und *Recovery* ab. Letztere wird zunehmend weniger mittels psychopathologische Skalen gemessen.

Die Art der Beurteilung des Behandlungserfolgs hängt von der Ausgestaltung des Versorgungssystems ab, in dem Therapeuten arbeiten. Dies zeigen die unterschiedlichen Blickwinkel und Verschreibungspraxen in

Regionen mit anderen Versorgungssystemen, etwa Teile Finnlands (mit dem *need-adapted treatment*, siehe Kapitel 6) und Italiens. Der sogenannte Durchbruch in der medikamentösen Schizophreniebehandlung (die »Neue Ära«) und die Konzentration auf eine Korrektur von Fehlern der Vergangenheit können in traditionellen Systemen jedoch ebenso dazu dienen, eine kaum weiterentwickelte psychiatrische Versorgungspraxis zu rechtfertigen. S. Gelman spricht von einer »ethical defense of psychiatric practice« (GELMAN 1999, S. 222).

Implikationen medikamentöser Schizophrenie-Behandlung

Jonathan Cole, einer der Studienleiter der »Collaborative Study«, die in den fünfziger Jahren vom National Institute of Mental Health (NIMH) in den USA zum methodisch anspruchsvollen Wirkungsnachweis der ersten Antipsychotika durchgeführt wurde, schrieb zusammen mit dem Psychiater George Gardos einen wichtigen, aber wenig beachteten Artikel zur medikamentösen Langzeittherapie der Schizophrenie (GARDOS/COLE 1976), in dem sie forderten, jedem ambulant behandelten chronisch psychotisch erkrankten Patienten die Chance und den Nutzen eines adäquaten Behandlungsversuchs ohne Medikamente zu ermöglichen. Vorausgegangen war ein langer Streit um die Anerkennung der Spätdyskinesie als eine gravierende Antipsychotika-Nebenwirkung. Ursprünglich war eine Übersicht über Antipsychotika-*Entzugs*studien geplant gewesen.

In dieser Veröffentlichung wird die verzerrte und aus Sicht der Autoren interessengeleitete Wirksamkeitsbeurteilung der Antipsychotika offengelegt, indem gefordert wird, nicht nur die Wahrscheinlichkeit eines psychotischen Rezidivs nach medikamentöser Therapie im Vergleich zum Verlauf nach Absetzen der Medikation zu prüfen, sondern die tatsächlichen Folgen eines solchen ärztlich definierten Rezidivs. Ein aufrichtiger Vergleich medikamentöser mit nichtmedikamentöser Schizophrenie-Behandlung müsse nach Ansicht der Autoren unbedingt das psychosoziale Funktionsniveau von Placebo- und Medikamenten-Respondern vergleichen, um eine rückfallverhindernde Wirkung von einer möglichen kontinuierlich symptomverbessernden Wirkung der Medikamente zu trennen. Eben diese beiden Erfolgsdimensionen finden sich kaum in der damaligen und heutigen Literatur.

J. Gardos und G. Cole zeigen, dass in vielen Studien der sechziger und siebziger Jahre die langfristig symptomstabilisierten, als schizophren diagnostizierten und medikamentös behandelten Patienten kein besseres soziales Anpassungsniveau hatten als die nichtmedikamentös behandelten, stabilisierten Personen (siehe dazu auch HOGARTY u. a. 1974). Eine der zentralen Fragen der Autoren war daher die nach dem Anteil derjenigen Patienten, die ohne Medikation auskommen oder denen es ohne medikamentöse Therapie sogar besser geht. Dieser Anteil wurde in einer zusammenfassenden Auswertung der großen Antipsychotika-Studien mit 50 Prozent angegeben. Etwa der Hälfte der Patienten gehe es nach diesen Studienergebnissen zumindest nicht schlechter ohne Medikation. Der Anteil jener Patienten, die einer medikamentösen Therapie bedürften, um in der Gemeinde leben zu können, wurde mit 40 Prozent geschätzt. Dies würde bedeuten, dass mit der heute noch gängigen Praxis der ubiquitären Antipsychotika-Therapie bei Patienten mit einer Schizophrenie bei etwa der Hälfte der Betroffenen schwere Nebenwirkungen in Kauf genommen würden, ohne ihnen damit deutlich zu helfen.

Obgleich die Rezidivrate unter den mit typischen Antipsychotika Therapierten eindeutig niedriger war als unter Placebo, berichten die Autoren von einem Trend in den Studien, dass Patienten mit medikamentösem Behandlungsversagen eine bedeutend höhere Hospitalisierungsrate aufwiesen als solche, die unter Placebo ein Rezidiv hatten (LEFF/WING 1973; PASAMANICK u. a. 1964; GROSS 1960). Neben dem konsistenten und bis heute kaum thematisierten Befund eines stabilen Anteils an Menschen mit einer Schizophrenie, die ohne Medikamente remittieren, wurde hier erstmals ein zentrales Problem der Langzeittherapie angesprochen: eine mögliche Veränderung des Gehirns, die bewirkt, dass ein Absetzen der (typischen) Antipsychotika zu schwereren Symptomen und einer weit stärkeren Verschlechterung der Lebenssituation führen *kann*, als dies ohne Medikament jemals eingetreten wäre! Von J. Moncrieff wurde dies als »rapid onset psychosis« (rasch einsetzende Psychose) bezeichnet, für die es deutliche Hinweise gibt (MONCRIEFF 2006).

Argumentationsketten

Die psychiatrische Forschung hat es bis heute nicht erreicht, ein konsistentes Bild zur Wirkung der Antipsychotika zu entwerfen. Ein wesentlicher Teil der Synthese der psychiatrischen Forschungsarbeit besteht nach wie vor darin, inkonsistente Forschungsergebnisse zur medikamentösen Schizophrenie-Behandlung zusammenzutragen. Gleichzeitig wurde es vermieden, einige ganz offensichtlich ungünstige Schlussfolgerungen aus den Forschungsergebnissen zu ziehen. Dies wird nicht zuletzt daran deutlich, dass wenige Wissenschaftler bisher systematisch danach gefragt haben, wie die medikamentöse Behandlung das Leben der Patienten (und nicht nur ihre Symptome) beeinflusst. Ein zusammenhängendes und einigermaßen objektives Bild medikamentöser *Risiken* entstand nie. Einzelne Forschergruppen befassten sich mit der Spätdyskinesie, weitere separate Gruppen mit subjektiver Beeinträchtigung, wieder andere mit dem malignen neuroleptischen Syndrom oder, wie in jüngster Zeit, mit Diabetes mellitus und Gewichtszunahme bei Atypika. Untersuchungen, die die gebündelten Risiken medikamentöser Schizophrenie-Behandlung und die Auswirkungen auf ein verändertes subjektives Erleben und auf die sozialen Interaktionen zum Thema haben, fehlen weitgehend.

Diese von spezifischen blinden Flecken (»Skotomen«, SACKS 1995) geprägte psychiatrische Forschung tat sich in den letzten zwanzig Jahren insbesondere in Deutschland schwer, die für die Public Health relevanten Implikationen medikamentöser Psychosebehandlung aufzugreifen. Gelegentlich wurde ein zunächst wertfreier wissenschaftlicher Befund aufgrund möglicher politischer oder gesellschaftlicher Implikationen kritisiert. Die Schlussfolgerung einer Studie, dass der Zustand der untersuchten Patienten mit Schizophrenie sich über einen Zeitraum von sechs Jahren trotz Standardbehandlung und medikamentöser Therapie verschlechtert habe, wurde beispielsweise mit dem Argument kritisiert, dass diese Ergebnisse dazu verwendet werden könnten, die Bereitstellung öffentlicher Gelder für die Schizophrenie-Behandlung zu beeinflussen (SCHWARTZ u. a. 1992).

Diese Heftigkeit der Reaktion auf Forschungen, die einen möglichen ungünstigen Einfluss der Antipsychotika auf das Leben der Patienten thematisieren, ist insbesondere deshalb verwunderlich – oder vielleicht gerade

dadurch zu erklären –, dass bis heute völlig unklar ist, wie Antipsychotika im Gehirn über die Rezeptorblockaden hinaus wirken und was die
postulierte *antipsychotische* Wirkung ausmacht.

Dass derzeit neue Sub-
stanzen wie Aripiprazol vermarktet werden, deren Wirkmechanismus an
den entscheidenden Gehirnrezeptoren nahezu konträr zu denen älterer
(»wirksamer«) Substanzen sein soll, wird lediglich mit dem Kommentar
versehen, dass weitere Fortschritte erzielt würden – ohne dass bewährte
Denkmodelle aufgegeben werden. Bei Aripiprazol werden nicht die Dopaminrezeptoren blockiert, sondern es wird mittels partieller Aktivierung des
Dopaminsystems in bestimmten Hirnbereichen das dopaminerge System
»stabilisiert«.

Im historischen Verlauf des Umgangs mit der Schizophrenie verfestigten
sich damit bestimmte Argumentationsstränge, die auch geeignet waren,
den Nutzen der Antipsychotika nachzuweisen. Die Verbesserung der Symptome und die Verringerung der Rückfallraten sind zwei der wichtigsten
Argumentationsmuster. Fast gänzlich unerforscht blieb die Frage, inwiefern
Antipsychotika die Fähigkeit verändern, produktive und erfüllte Beziehungen zu anderen Menschen aufzubauen und aufrechtzuerhalten, oder
inwiefern sie die Arbeitsfähigkeit und Arbeitsfreude beeinflussen. Eine
der wenigen Ausnahmen blieb A. G. Awads Studie zur Lebensqualität von
Schizophreniepatienten, deren Ergebnisse durchaus im Sinne schwerer,
medikamentös bedingter Beeinträchtigungen der Patienten interpretiert
werden können (AWAD 1992).

Kritische Stimmen zur antipsychotischen Langzeitwirkung

In der psychiatrischen Forschung und Praxis werden kaum Zweifel geäu-
ßert, dass Antipsychotika zur Schizophrenie-Behandlung wirksam sind.
Hunderte doppelblinder randomisierter Studien wurden durchgeführt, von
denen zwar viele methodische Schwächen haben, deren Beschränkungen
jedoch nicht so gravierend sind, um die Aussage einer starken Wirkung
auf psychotische Symptome ernsthaft anzuzweifeln. In vielen Kliniken,
Arztpraxen, Gesundheitszentren und anderen psychiatrischen Einrichtungen bestätigen Ärzte mit ihrer klinischen Erfahrung den Nutzen der
Antipsychotika.

Auch in der Langzeitbehandlung der Schizophrenie scheint es keine Alternative zu geben. Etwa doppelt so viele Patienten erkranken nach den gängigen Kriterien der Studien erneut, wenn das Antipsychotikum, mit dem die Akuttherapie durchgeführt wurde, gegen ein Placebo ausgetauscht wird, im Vergleich zur kontinuierlichen Antipsychotika-Therapie. Diese Daten stammen aus einem frühen Review von Studien mit älteren Antipsychotika (HOGARTY u. a. 1974).

Seit den neunziger Jahren stand daher insbesondere die rückfallverhindernde Wirkung der Antipsychotika im Mittelpunkt. Während über die Langzeitwirkungen dieser Medikamente und die Auswirkungen auf Kommunikation, Beziehungsfähigkeit und Lebensqualität der Patienten Unklarheit bestand, schien die präventive und rückfallverhindernde Wirkung der Antipsychotika einen klaren Nutzen darzustellen. Eine der häufig zitierten Studien in diesem Zusammenhang ist der Artikel von P. L. GILBERT und D. V. JESTE (1995): »Neuroleptic Withdrawal in Schizophrenic Patients: A Review of the Literature«, in dem die Literatur zu Antipsychotika-Entzugsstudien zusammengefasst wurde.

Die Autoren untersuchten veröffentlichte Studien, in denen bei einigen Patienten, die anfangs Medikamente erhielten, die Medikation beendet wurde. Diese wurden mit den Studienteilnehmern verglichen, welche die Medikation fortführten. Es zeigte sich eine unerklärt hohe Varianz in den Rückfallraten: Zwischen 0 und 100 Prozent der Patienten in den 66 Studien erfüllten das Kriterium eines Rückfalls. Die Autoren gaben eine durchschnittliche Rückfallrate von 53 Prozent bei denjenigen Patienten an, die die Medikation abbrachen, und von 16 Prozent bei denjenigen, die kontinuierlich behandelt wurden. Die durchschnittliche Beobachtungsdauer betrug etwa zehn Monate. Nach 24 Monaten lag die Gesamt-Rückfallrate in der Langzeitmedikationsgruppe bei 59 Prozent und in der Medikamentenentzugsgruppe bei 27 Prozent.

Während Gilbert und Jeste, wie die Mehrzahl der forschenden Psychiater, die bekannten Argumente bestätigten, dass Antipsychotika die Grundlage der Schizophrenie-Behandlung seien, dass die Spätdyskinesie die gravierendste Nebenwirkung darstelle und dass die Risiken der Medikamente gegenüber ihrem Nutzen abgewogen werden müssten, nahmen sie durchaus das Problem des Medikamentenentzugs ernst. Sie hoben hervor, dass es offensichtlich Patienten gebe, die von der Medikation *nicht* profitierten.

Obgleich die Rückfallraten bei diesen Patienten nach einem Medikamentenentzug dreimal so hoch waren wie bei den kontinuierlich Behandelten, betonten Gilbert und Jeste, dass etwa die Hälfte der Patienten nach Abbruch der Antipsychotika-Therapie ohne Rückfall stabil blieben, während 15,6 Prozent der Patienten trotz kontinuierlicher Antipsychotika-Therapie eine erneute Krankheitsepisode erlebten. Sie wiesen darauf hin, dass es durchaus möglich sei, dass das fehlende schrittweise Herunterdosieren ein bedeutsamer Faktor in der Erhöhung der Rezidivraten sei. Dafür sprach nach Meinung der Autoren, dass nach dem raschen Anstieg der Rückfallraten in den ersten drei Monaten nach Medikamentenentzug weitere Rückfälle in beiden Gruppen in gleicher Rate auftraten. Als Risikofaktoren für Rückfälle in der Gruppe mit Medikamentenentzug konnten die Autoren ein jüngeres Alter, weniger paranoide Symptome, eine Krankenhausbehandlung in jüngster Vergangenheit und mehr Aufenthalte insgesamt, eine ausgeprägtere Psychopathologie, aber auch eine höhere Dosis vor Absetzen und das Vorliegen einer Spätdyskinesie herausarbeiten.

Das Rückfallrisiko kann durch langsame und schrittweise Dosisreduktion vermindert werden. Zudem argumentierten die Autoren, dass das Absetzen der Medikation entgegen der gängigen Vorstellung in der Regel keine schädlichen Wirkungen habe, da diejenigen Patienten, die einen Rückfall erleiden, vergleichsweise rasch einen Zustand wie vor Absetzen der Medikation erreichten, wenn Antipsychotika wieder angesetzt würden. Dies zeigte auch eine Studie an 53 erstmals an einer Schizophrenie Erkrankten, bei denen nach Beendigung einer Depotmedikation innerhalb eines Jahres unter Verwendung einer breiten Rückfalldefinition zwar drei Viertel einen Rückfall oder eine Verschlechterung von Symptomen aufwiesen (GITLIN u. a. 2001). Ein Rückfall in dieser Gruppe führte jedoch nur bei 13 Prozent zu einer stationären Behandlung, wenn eine kontinuierliche Behandlung erfolgte und Medikamente behutsam verwendet wurden. Auch diese Autoren sprachen sich dafür aus, Menschen mit einer ersten Psychose, die eine Beendigung ihrer antipsychotischen Behandlung wünschen, ein schrittweises Herunterdosieren zu ermöglichen, wenn sie in kontinuierlicher

Behandlung verbleiben. Sie sollten ausreichend stabil und die Familie sollte nach Ansicht der Autoren eingebunden sein.

Gilbert und Jeste stellten in ihrer Studie die bekannten Argumentationsmuster psychiatrischer Meinungsführer infrage und plädierten dafür, immer die niedrigstwirksame Dosis an Antipsychotika herauszufinden: »Einerseits kann argumentiert werden, dass der Entzug einer medikamentösen neuroleptischen Behandlung extrem risikoreich ist und die Gefahr eines Rückfalls um das Dreifache ansteigt. Ein psychotischer Rückfall kann dazu führen, dass der Patient sich selbst und/oder andere schädigt; es besteht eine hohe Wahrscheinlichkeit, dass das Leben des Betroffenen und seiner Familie stark beeinträchtigt wird, woraus eine stationäre Aufnahme resultieren kann, mit den entsprechenden psychosozialen Kosten. Auf der anderen Seite [...] erleiden mehr als die Hälfte der Patientinnen und Patienten innerhalb eines Zeitraums von zehn Monaten keinen Rückfall, wenn die neuroleptische Behandlung beendet wird. Die Aufrechterhaltung der Medikation wäre nicht notwendig, insbesondere wenn man das Risiko bleibender Spätdyskinesien [...] berücksichtigt. Dies ist ein klinisches und auch ein medizinrechtliches Dilemma [...] Die optimale Lösung in einer beträchtlichen Zahl der Fälle wäre vermutlich, die Neuroleptika bis zu der niedrigsten Dosis herunterzudosieren, die eine zufriedenstellende Kontrolle der schizophrenen Symptome ermöglicht. Bei einigen Patienten läge die niedrigste Dosis bei null – dies bedeutet die Beendigung der neuroleptischen Behandlung.« (GILBERT/JESTE 1995, S. 188, eigene Übersetzung)

Die gängige Behauptung, dass die Medikation den Grundpfeiler jeglicher Schizophrenietherapie darstelle, wurde damit infrage gestellt. Eine nicht unbeträchtliche Anzahl an Patienten werde nach Ansicht der beiden Autoren dem Risiko schwerer medikamentöser Nebenwirkungen ausgesetzt, obgleich Rückfälle anders vermieden werden könnten. Dieser Artikel stieß eine breite Diskussion an, die sich um die Frage drehte, ob Menschen mit einer Schizophrenie Medikamente »vorenthalten« werden dürften. Die Zeitschrift *Archives of General Psychiatry* bat daher eine Reihe von bekannten Psychiatern, den Artikel von Jeste und Gilbert zu kommentieren. Das

Ergebnis war eine öffentliche Darstellung unterschiedlicher psychiatrischer Vorstellungen, die zu lesen sich auch im Rückblick durchaus lohnt. R. J. Baldessarini und A. C. Viguera von der Harvard University in Boston kritisierten zwar die ungenaue Definition des psychotischen Rückfalls, ebenso wie einige weitere Unklarheiten, die die Aussagefähigkeit der Studie einschränkten. Sie unterwarfen jedoch deren Daten einer erneuten Analyse und fanden heraus, dass ein langsames Herunterdosieren und Ausschleichen der antipsychotischen Medikation über einen Zeitraum von zwei Wochen zu einem viel niedrigeren Rückfallrisiko führte als der plötzliche Abbruch der Behandlung (BALDESSARINI/VIGUERA 1995). Der Anteil der Patienten mit Rückfällen war in der Gruppe der Patienten mit schnellem Absetzen der Medikation dreimal so hoch wie nach dem Ausschleichen der Medikation.

Ebenso fanden Baldessarini und Viguera ein 13-fach erhöhtes Rezidivrisiko in den ersten drei Monaten nach Abbruch der Medikation (50 Prozent versus 3,8 Prozent nach drei Monaten). Während das Rückfallrisiko in der Abbrechergruppe nach den ersten drei Monaten nur wenig anstieg, erhöhte sich das kumulative Rezidivrisiko in der Gruppe der Patienten mit langzeitiger antipsychotischer Behandlung bis zu einem Wert von etwa 28,5 Prozent. Baldessarini und Viguera sprachen daher von einem »durch die Therapie hervorgerufenen Medikations-Stress-Effekt«, der für die außergewöhnlich hohen Rückfallraten innerhalb von drei Monaten nach Abbruch der Behandlung verantwortlich sei. Die Autoren gaben zu, dass ein abrupter Abbruch der antipsychotischen Therapie klinische Risiken für Morbidität und sogar Mortalität mit sich bringen würde, welche zuweilen diejenigen Risiken, die ein unbehandelter Krankheitsverlauf in sich trägt, übersteigen. Dies bedeutet, dass ein Abbruch der antipsychotischen Behandlung einen schnelleren und schwereren Rückfall zur Folge haben kann als bei (medikamentös) unbehandelten Erkrankungen.

Diese Erkenntnis hat eine große Bedeutung insbesondere im Hinblick auf die Neigung vieler Menschen mit einer Schizophrenie, eigenständig die Antipsychotika abzusetzen.

Andere Kommentatoren wiesen angesichts der Ergebnisse von Gilbert und Jeste auf die unreflektierten Dosis-Erhöhungsstrategien vieler Psychiater und die beinahe ausschließliche Betonung der Symptombekämpfung hin:

> »Jahre einer engen Fokussierung der Behandlung auf die Psychose und die stationären Wiederaufnahmeraten (im Unterschied zur breiten Berücksichtigung der Psychopathologie und der Lebensqualität), die auf eine juristische Absicherung basierende Therapie sowie die falsche Hoffnung, dass eine Erhöhung der medikamentösen Dosis die Wirksamkeit verbessere, haben zu exzessiven Dosierungen der Medikamente für die meisten Patienten trotz Vorliegen von Nebenwirkungen, zu hohen Raten an Non-Compliance und zur Unzufriedenheit der Patienten geführt.« (CARPENTER/TAMMINGA 1995, S. 192; eigene Übersetzung)

Andere bezeichneten alle Versuche, die Medikation einzuschränken, sie im Intervall zu verabreichen oder die geringsten wirksamen Dosierungen herauszufinden, als zu »riskant« und übertrieben offensichtlich die Rückfallraten Nicht-Behandelter (GREDEN/TANDON 1995).

Diese Diskussion zeigte, wie nach mehr als dreißig Jahren antipsychotischer Therapieerfahrung derart kontroverse Meinungen möglich sind und dass die Forschungsliteratur entweder selektiv berücksichtigt wurde oder gänzlich unterschiedlich interpretiert werden konnte. Wie Gelman betonte, spielten und spielen Wertvorstellungen und persönliche Haltungen eine nicht zu unterschätzende Rolle im Denken der Psychiater. Der öffentliche Druck nach der Veröffentlichung der Medikamenten-Entzugsstudie schien so groß, dass auch Gilbert und Jeste sich in einer Zusammenfassung der Kommentare bemühten, mögliche praktische Folgen ihrer Ergebnisse herunterzuspielen (JESTE/GILBERT 1995):

> »Wir empfehlen kein Absetzen der Medikamente für die Mehrheit der chronisch schizophrenen Patienten. [...] wir empfehlen eine schrittweise Reduktion der neuroleptischen Dosis bis zum niedrigstmöglichen wirksamen Bereich.« (Eigene Übersetzung)

Dass die minimal wirksame Dosis bei einem Teil der Patientinnen und Patienten bei null lag, wurde im Gegensatz zur ursprünglichen Publikation von den Autoren nicht mehr erwähnt. Selbst Psychiater mit starken Vorbehalten gegenüber dem gängigen Verschreibungsverhalten sahen sich gezwungen, mögliche klinische Implikationen ihrer Befunde und ihre eigenen Empfehlungen wieder zurückzunehmen. Inwiefern dies freiwillig geschah, kann nicht abschließend beurteilt werden.

Antipsychotika und der Langzeitverlauf der Schizophrenie
Warners Thesen zur Langzeitwirkung

Etliche Follow-up-Studien haben nachgewiesen, dass sich der Langzeitverlauf der Schizophrenie seit der Einführung der Antipsychotika in den fünfziger Jahren kaum verändert hat. Richard Warner führt zwei mögliche Gründe hierfür an und nennt Hintergründe und Studien zur Auswirkung von Antipsychotika auf den Verlauf der Erkrankung (WARNER 2004). Zwei Hypothesen sollen hier aufgeführt sein:

1. Obwohl Antipsychotika gewöhnlich eine positive kurzfristige Wirkung auf die Symptome der Schizophrenie zeigen, haben sie möglicherweise in einigen Fällen – insbesondere solchen mit guter Prognose – negative Folgen für den Krankheitsverlauf.

2. Die Betonung der absoluten Notwendigkeit medikamentöser Therapie bei akuten Krankheitssymptomen hat zu einer Vernachlässigung der gemeindepsychiatrischen Behandlung und der primär rehabilitativen und reintegrierenden Ansätze geführt, was bewirkte, dass die Betroffenen einem hohen Ausmaß an symptomprovozierendem Stress ausgesetzt wurden.

R. Warner wie auch andere Autoren sehen in der Dopamin-Hypersensitivität, die durch Antipsychotika hervorgerufen wird, einen der wesentlichen Gründe für deren ungünstige Langzeitwirkungen. Dass eine Fehlregulation des dopaminergen Übertragungssystems bei den Symptomen der Schizophrenie eine Rolle spielt, wird kaum bezweifelt. Unklar bleibt jedoch weiterhin der genaue Mechanismus. Es ist schon seit langem bekannt, dass klassische Antipsychotika, die neben anderen Rezeptoren vor allem postsynaptische Dopaminrezeptoren blockieren, zu einer Dopamin-Hypersensitivität führen können, indem ein kontinuierlicher Antipsychotika-Spiegel im Blut durch die andauernde Blockade von Dopaminrezeptoren im Gehirn eine *Toleranz auf Rezeptorebene* bewirkt. Als eine Ursache hierfür wird die Hochregulation der Rezeptoren als Kompensation der Blockade gesehen.

Normalerweise wird die Dopaminaktivität – eine Dopaminausschüttung wird auch durch Stress und neue Erfahrungen hervorgerufen – durch einen negativen Feedback-Prozess reguliert, der eine Überschüttung mit Dopamin verhindert und die Dopaminaktivität wieder auf ein normales Maß zurückführt. Funktionsstörungen dieses Feedback-Mechanismus mit den Dopamin-Zwischennervenzellen werden mit der Fehlregulation bei der Schizophrenie in Verbindung gebracht. Indem die Antipsychotika die Dopaminrezeptoren blockieren, vermindern sie die Aktivität dieser Neurone und die psychotischen Symptome.

Diese künstliche Dopaminblockade setzt jedoch ebenfalls den Feedback-Prozess außer Kraft, der den körpereigenen Dopaminumsatz begrenzt. Mit der Gabe der Antipsychotika wird daher der Dopaminumsatz im Körper erhöht. Dies macht sich zunächst nicht bemerkbar, da die Antipsychotika ja die Dopaminrezeptoren blockieren und damit keine Symptome hervorgerufen werden. Langfristig führt eine dauernde Dopaminblockade jedoch zu einer Erhöhung der Zahl der Bindungsstellen für Dopamin. Dies konnte sowohl im Gehirn von Ratten als auch von Menschen nachgewiesen werden.

Diese Hypersensitivität gegenüber Dopamin ist auch für die Spätdyskinesie verantwortlich, da auch im sogenannten Nigrostriatum, wo Bewegungen koordiniert werden, über die Dopaminblockade eine Rezeptor-Hochregulierung stattfindet. Die Symptome der Spätdyskinesien (wie unwillkürliche Muskelbewegungen) treten daher in der Regel nach einer *Reduktion* der Antipsychotika-Dosis auf. Durch diese Reduktion werden vorher blockierte Dopaminrezeptoren dem Einfluss des körpereigenen Dopamins ausgesetzt. Die Erhöhung der Antipsychotika-Dosis kann daraufhin in vielen Fällen auch wieder die Symptome verdecken.

Aus diesem Modell können zwei Hypothesen abgeleitet werden, die in Ansätzen auch überprüft sind (MONCRIEFF 2006):

Wiedererkrankung: Psychotische Symptome können nach Absetzen einer klassischen neuroleptischen Behandlung in größerer Intensität wieder auftauchen, als dies ohne jegliche Behandlung der Fall gewesen wäre. Studien, in denen die Langzeitwirkung von Antipsychotika untersucht wurde, indem nach der Gabe einer aktiven Substanz diese entweder fortgeführt oder abgesetzt wurde, vermitteln daher einen zu positiven Eindruck vom Nutzen dieser Medikamente.

Verschlechterung: Die schädliche langfristige Wirkung klassischer Antipsychotika-Therapie zeigt sich insbesondere bei denjenigen Erkrankten, die eine gute Prognose haben, bei denen sich also im Verlauf zeigt, dass sie ihre Erkrankung gut bewältigen. Bei den Erkrankungen mit schlechter Prognose (für die noch kaum Kriterien existieren, die eine frühe Erkennung ermöglichen würden) ist der Verlauf wahrscheinlich so ungünstig, dass eine noch weitere Verschlechterung durch ein Absetzen der antipsychotischen Medikation kaum herausgearbeitet werden könnte und die kontinuierliche Gabe der Substanz dennoch Vorteile mit sich bringt. Bei guter Prognose könnte eine kontinuierliche Medikation das Risiko einer erneuten und möglicherweise stärkeren Psychose im Vergleich zum natürlichen Verlauf unverhältnismäßig stark erhöhen, wenn das Medikament irgendwann abgesetzt würde. Weiterhin werden diese Betroffenen den Nebenwirkungen ausgesetzt.

»Evidenz« aus Langzeitstudien

R. Warner führt einige Langzeitstudien an, die die methodischen Schwächen der Antipsychotika-Entzugsstudien zu überwinden versuchten und sowohl eine Zuweisung der Behandlungsgruppen zu Placebo bzw. Antipsychotikum von Beginn an – und nicht im Sinne eines Absetzens – als auch eine Unterscheidung zwischen prognostisch günstigen und ungünstigen Patienten beinhalten. Diese Studien haben teilweise ihrerseits Schwächen in Bezug auf Randomisierung und »verblindete« Erfassung der Ergebnisparameter. Dennoch: Die Ergebnisse rechtfertigen oder legen in jedem Fall eine eingehendere Prüfung der oben erwähnten zwei Hypothesen nahe. Einige Studien sollen hier kurz berichtet werden; dabei lohnt es sich durchaus, auch bereits ältere Studien zu lesen:

B. Rosen und D. M. Engelhardt zeigten anhand von Aufnahmestatistiken von mehreren psychiatrischen Einrichtungen, dass eine Krankenhausaufnahme mit medikamentöser Behandlung ein wesentlicher Prädiktor für spätere Krankenhausaufnahmen darstellt und dass bei einigen Patienten, die eine antipsychotische Medikation erhielten, die Rehabilitationsergebnisse schlechter waren im Vergleich zu solchen ohne langfristige Medikation (ENGELHARDT u. a. 1982; ENGELHARDT/ROSEN 1976).

M. J. Goldstein zeigte in Kalifornien bei einer Gruppe von Patienten mit Schizophrenie, die er anhand einer Skala in solche mit einer angenommenen guten oder schlechten Prognose einteilte, dass sich diejenigen mit guter Prognose unter einer Placebo-Behandlung schneller verbesserten, rascher entlassen wurden und ein besseres Behandlungsergebnis hatten. Nur Patienten mit sehr schlechter Prognose schienen von der antipsychotischen Medikation zu profitieren (GOLDSTEIN 1970).

M. Rappaport berichtet über eine randomisierte Studie, in der junge Patientinnen und Patienten mit einer akuten psychotischen Episode im Rahmen einer Schizophrenie der Placebo-Behandlung oder der Chlorpromazin-Behandlung zugewiesen wurden. Er zeigte, dass viele placebobehandelte Patienten einen besseren langfristigen Verlauf, weniger Psychopathologie, weniger Krankenhausaufnahmen und eine bessere soziale Reintegration hatten als die mit Chlorpromazin Behandelten. Sie unterstrichen den Erfolg nichtmedikamentöser Behandlung bei einer Gruppe von Betroffenen und die Notwendigkeit einer zielgenaueren (»selektiven«) Verwendung von Antipsychotika (RAPPAPORT u. a. 1978).

K. Lehtinen und Kollegen bestätigten in einer finnischen Studie die guten Ergebnisse der US-amerikanischen und schweizerischen Soteria-Projekte (siehe Kapitel 6) mit geringen Dosierungen von Antipsychotika (ALANEN u. a. 1991; LEHTINEN 1993; LEHTINEN u. a. 2000). Alle 106 Patienten einer Kohorte erhielten eine individuelle Psychotherapie und eine Familienintervention. In drei Studienzentren erhielten die Patienten allerdings nur geringe Antipsychotika-Dosierungen oder (etwa die Hälfte) keine Antipsychotika, und zwar über einen Zeitraum von zwei Jahren. An drei anderen Zentren wurde die übliche neuroleptische Dosis verwendet.

Das Behandlungsergebnis im Zwei-Jahres-follow-Up für die Gruppe mit minimaler neuroleptischer Behandlung war vergleichbar oder sogar besser als dasjenige mit einer Standardtherapie. Mehr als die Hälfte (51 Prozent) derjenigen mit minimaler neuroleptischer Therapie waren weniger als zwei Wochen in stationär-psychiatrischer Behandlung, in der Standardgruppe hingegen 27 Prozent. 66 Prozent derjenigen mit minimaler neuroleptischer Therapie hatten ein gutes soziales Funktionsniveau im Vergleich zu 55 Prozent in der Standardgruppe.

Von derselben finnischen Gruppe stammt eine Untersuchung an einer repräsentativen Population, die ein stark erhöhtes Mortalitätsrisiko bei an Schizophrenie Erkrankten zeigt. Die Zahl der eingenommenen Antipsychotika korrelierte deutlich mit der Mortalität. Das Risiko für einen vorzeitigen Tod unter Berücksichtigung von Alters- und Geschlechtsunterschieden und Unterschieden im Vorkommen körperlicher Erkrankungen zwischen den nach der Zahl der Antipsychotika aufgetrennten Gruppen war um das 2,5-Fache erhöht, wenn ein zusätzliches Antipsychotikum eingenommen wurde (Joukamaa u. a. 2006).

Eine Reihe weiterer Arbeitsgruppen konnte zeigen, dass der Langzeitverlauf insgesamt oder bei bestimmten Untergruppen von an Schizophrenie Erkrankten bei kontinuierlicher Antipsychotika-Gabe nicht besser war als ohne Medikation oder mit geringer Dosis. Ein interessantes Beispiel hierfür ist die Studie von Harrow und Jobe in Chicago (Harrow/Jobe 2007). In der jüngsten Auswertung wurden Patientinnen und Patienten mit einer Schizophrenie, die nach Entlassung aus zwei Kliniken entweder ihre antipsychotische Medikation beibehielten oder absetzten, nach 15 Jahren bezüglich ihrer Symptome und ihres sozialen Funktionsniveaus verglichen. Nach dieser Zeit nahmen noch 61 Prozent Antipsychotika ein. Von diesen hatten 64 Prozent psychotische Symptome, während nur 28 Prozent ohne Antipsychotika Symptome zeigten. Von denjenigen Patienten, die unter Berücksichtigung ihres sozialen Funktionsniveaus nach 15 Jahren Recovery erfahren hatten, nahmen die meisten keine Antipsychotika ein: 40 Prozent der antipsychotikafreien Patienten im Vergleich zu 5 Prozent derjenigen mit Medikation wurden als genesen eingestuft. Unter Verwendung einer Prognoseskala wurde deutlich, dass die Patienten ohne Antipsychotika zu einer prognostisch besseren Gruppe gehörten. Für diese Patienten ist unter bestimmten Bedingungen die Langzeitmedikation verzichtbar.

Aus den oben erwähnten Gründen sind viele Antipsychotika-Entzugsstudien, in denen ein höheres Rückfallrisiko nach (oft abruptem) Absetzen der Medikation gezeigt wurde, durch den Antipsychotika-Entzug verfälscht. Dennoch zeigten neuere methodisch anspruchsvolle Studien mit Zufallszuweisung zu einer Gruppe mit Langzeitmedikation und Medikamentenentzug und schrittweiser Dosisreduktion, dass nur jeder fünfte Betroffene mit einer ersten Psychose erfolgreich ohne Antipsychotika behandelt werden konnte (WUNDERINK u. a. 2007). Alle klinischen und sozialen Parameter einschließlich der Lebensqualität waren nach 18 Monaten in beiden Gruppen vergleichbar.

Bei diesen Studien muss jedoch berücksichtigt werden, dass die Rückfallkriterien nur auf dem Vorhandensein von Positivsymptomen beruhten und dass die Schwelle für den Psychiater, ein Antipsychotikum wieder anzusetzen, extrem niedrig war. Auch kann nicht ausgeschlossen werden, dass die in den neueren Studien hauptsächlich verschriebenen atypischen Antipsychotika eine andere Langzeitwirkung haben und die Absetzreaktionen unterschiedlich sind im Vergleich zu den älteren Substanzen. Die Autoren der oben erwähnten niederländischen Studie empfehlen, ein langsames Absetzen der Medikation nach sechs Monaten bei klinisch stabilen Ersterkrankten, die dies wünschen, nur dann zu wagen, wenn sie sorgfältig nachuntersucht werden und die Möglichkeit einer raschen Wiederaufnahme der Medikation gewährleistet ist. Die meisten der neueren Entzugsstudien fanden allerdings in einem klassischen psychiatrischen Versorgungssystem statt, in dem auch keine echte Alternative zur medikamentösen Standardbehandlung erprobt wurde. Die Schlussfolgerungen können daher nur für diese Versorgungssysteme mit den ihnen eigenen Paradigmen gelten.

Insgesamt gibt es aus Langzeitstudien Hinweise darauf, dass bei vielen Betroffenen mit einer Schizophrenie keine Verbesserung des langfristigen Verlaufs und der sozialen Funktionen durch kontinuierliche Antipsychotika-Gabe erreicht wurde. Eine Meta-Analyse (HEGARTY u. a. 1994) fand für den Zeitraum zwischen 1982 und 1992 sogar eine Verschlechterung im Gesamtergebnis, wobei die Autoren eine Verfälschung durch unterschiedliche diagnostische Kriterien im Verlauf der Jahre und Jahrzehnte nicht ausschließen können. Die fehlende Verbesserung des Langzeitverlaufs in den letzten Jahren macht jedoch nachdenklich bezüglich der Behauptung immer besserer Behandlung der Schizophrenie. Wenn wir uns die Risiken antipsychotischer Medikamente und den Wunsch vieler Betroffener nach Bewältigung der Erkrankung ohne oder nur mit geringer medikamentöser

Behandlung vor Augen führen, erscheint nur die Aufgabe des Mythos der Notwendigkeit universaler Langzeit-Antipsychotika-Einnahme die Chance zu eröffnen, Subgruppen zu beschreiben, die gänzlich ohne Medikamente auskommen. Voraussetzung hierfür ist jedoch die Einbettung in wirksame psychosoziale Behandlungsformen.

Sinnvoller als die prominenten Debatten um die (geringen) statistischen Wirksamkeitsunterschiede einzelner Antipsychotika bezüglich des Rückfallrisikos ist das Studium psychosozialer günstiger und ungünstiger Faktoren bezüglich des Langzeitverlaufs. Die Studien zum Einfluss des Kommunikationsstils und des emotionalen Klimas in den Familien schizophren Erkrankter *(high expressed emotions)* zeigen beispielsweise, dass das emotionale Klima ein weit bedeutenderer Risikofaktor für Rückfälle ist als das Fehlen oder Absetzen antipsychotischer Medikation. Die Wiedererkrankungsrate bei denjenigen Patienten, die mit Angehörigen in einem Umfeld mit wenig Stress *(low expressed emotions)* lebten und keine Antipsychotika nahmen, war mit durchschnittlich 15 Prozent nach neun Monaten deutlich geringer als die Wiedererkrankungsrate medikamentös antipsychotisch Behandelter, die in engem Kontakt zu Angehörigen in einem emotional aufgeladenen, stressreichen Umfeld (53 Prozent) lebten (VAUGHN 1976).

Zu den wichtigsten Schlussfolgerungen aus diesen Untersuchungen gehört die Feststellung, dass ungünstige Auswirkungen einer antipsychotischen Therapie auf den langfristigen Krankheitsverlauf bisher zu oft übersehen oder heruntergespielt worden sind. Unter den gegenwärtigen Bedingungen werden Antipsychotika häufig zu hoch dosiert, und viele Patienten leiden unter einem medikamentösen Defizitsyndrom mit neuropsychologischen Störungen, das die Kommunikation mit der Umwelt beeinträchtigt. Für eine bedeutende Zahl von Patientinnen und Patienten kann eine aktive psychosoziale Behandlung (wie die individuelle psychotherapeutische und familientherapeutische Behandlung in der finnischen Turku-Studie; siehe auch ADERHOLD u. a. 2003) vermutlich die antipsychotische Therapie reduzieren oder überflüssig machen. Ziel einer langfristigen psychosozial orientierten Behandlung mit bedarfsweise individuell abgestimmter, möglichst kurzfristiger und niedrigdosierter Antipsychotika-Gabe wäre dann nicht mehr, eine maximale medikamentöse Therapietreue, also Compliance, zu erreichen. Vielmehr wäre die Reduktion der Häufigkeit und der Dosis von Antipsychotika ein *Erfolgskriterium* einer guten Behandlung, wenn sich die psychosozialen Funktionen und die Lebensqualität der Betroffenen in mindestens gleichem Ausmaß verändern wie unter einer Standardbehandlung. Es geht nicht darum, aus der Niedrigdosistherapie oder dem Ziel der Medikamentenfreiheit eine Ideologie zu machen, da es unter Abwägung von Nutzen und Risiken Untergruppen von Betroffenen zu geben scheint, die von einer Langzeitmedikation deutlich profitieren. Vielmehr geht es darum, die Behandlungsoptionen wieder zu erweitern.

Wenn dies erreicht würde, könnte die teilweise schlechte Akzeptanz der antipsychotischen Behandlung durch die Patienten selbst in jenen Fällen verbessert werden, in denen sie tatsächlich von Nutzen ist. Wenn man sich mit Betroffenen und Vertretern von Selbsthilfegruppen unterhält, zeigt sich, dass Kern- und Kritikpunkt in der Antipsychotika-Behandlung nicht die Tatsache ist, dass es Antipsychotika gibt und diese auch verschrieben werden. Kritisiert wird, dass sie nicht *zusätzlich* zur psychosozialen Behandlung zur Anwendung kommen, sondern *an Stelle dessen*, und dass sie Teil eines Krankheits- und Behandlungsparadigmas sind, das schrittweise an Gültigkeit und Akzeptanz bei den Betroffenen und den Angehörigen verliert.

Die Rolle der Medikamente im Recovery-Prozess

Dass Betroffene in unserer Zeit häufiger zur Sprache kommen, wenn es um die Beurteilung von Behandlungserfolgen geht, ist vergleichsweise neu. Erst die *Recovery*-Bewegung hat den Betroffenen ihre Stimmen zurückgegeben, die zuvor eher selten, geschweige denn systematisch gehört wurden. Mit der Publikation neuerer Forschungsergebnisse, auch und vor allem qualitativer Forschungen, wird die Skepsis gegenüber der Glaubwürdigkeit der Betroffenen-Meinungen geringer und es wird zunehmend *politically correct*, Betroffene zu Wort kommen zu lassen. Besonders wichtig sind die Meinungen der Betroffenen zur Frage, was im Verlauf ihrer Erkrankung am ehesten hilfreich war.

Werden Medikamente als hilfreich erlebt?

Im Zusammenhang mit dem Langzeitverlauf bei der Schizophrenie ist insbesondere von Interesse, wie Betroffene die Rolle der Medikamente im Prozess der Genesung und Krankheitsbewältigung einschätzen. Werden Medikamente als hilfreich erlebt? Wie wird ihre Wirkung beurteilt? Was schätzen Betroffene an den Medikamenten? Auch und vor allem an diesen Antworten müssen sich Psychopharmaka messen lassen, wenngleich die Selbstbeurteilung selbstverständlich nicht immer ausreichend oder zutreffend ist. In Deutschland gibt es hierzu wenig gute qualitative Studien, sodass US-amerikanische oder britische Forschungen herangezogen werden müssen.

Den oben genannten Fragen wurde im Rahmen einer qualitativen Studie in den USA, der SEACORA *(Subjective Experience and Culture of Recovery with Atypical Antipsychotics)*, die vom US-amerikanischen NIMH finanziert worden war, nachgegangen (JENKINS/CARPENTER-SONG 2005). In dieser Querschnittserhebung bei ambulant behandelten und in der Gemeinde lebenden Menschen mit Schizophrenie kamen teilweise standardisierte Erhebungsinstrumente (Skalen wie die *Brief Psychiatric Rating Scale*, BPRS) als auch qualitative Interviews und ethnografische Beobachtungen zur Anwendung, um die subjektive Erfahrung der Einnahme von Antipsychotika und die persönliche und kulturelle Bedeutung dieser Medikamente aus Sicht der Betroffenen herauszuarbeiten. In den beiden teilnehmenden psychiatrischen Institutsambulanzen wurde wie in den meisten psychiatrischen Einrichtungen die antipsychotische Medikation als Grundpfeiler der Therapie der Schizophrenie angesehen.

Die Forscher zogen die Aufzeichnungen der Interviews mit den Patienten heran, um wichtige Themen für die Betroffenen zu identifizieren, die im Zusammenhang mit Recovery standen. Um an den Interviews teilnehmen zu können, mussten Patienten an den zwei Klinikambulanzen mindestens sechs Monate mit Atypika behandelt worden und klinisch stabil sein.

Die meisten der 84 interviewten Patientinnen und Patienten (77,4 Prozent) berichteten über eine Verbesserung ihrer Situation im Laufe der Zeit. Die Mehrheit hatte eine mehr oder weniger positive Meinung von der Rolle der Medikation – überhaupt nahm diese einen bedeutenden Teil der Interviewzeit ein. Die meisten berichteten von häufigen Wechseln der Medikamente. Einer der wichtigsten Aspekte von Recovery war die Kontrolle über die Erkrankung – der Medikation wurde von vielen Betroffenen eine gewisse Rolle in der Kontrolle von Symptomen und der Vermeidung von Krankenhausaufnahmen, in der Wiedererlangung von mehr Autonomie und in der Beeinflussung des eigenen Auftretens in sozialen Interaktionen zugeschrieben.

Bedeutende und tiefgreifende Wirkungen der Medikation im Sinne eines »Erwachens« aus einem Krankheitszustand oder einer kontinuierlichen den Antipsychotika zuzuschreibenden Besserung der Gesamtsituation wurde nur von einer Minderheit von Patienten beschrieben. Vielmehr berichteten sie oft von langsamen positiven sozialen Prozessen *(social awakenings)*, die schrittweise auftraten und die gesundungsfördernde Neugestaltung des Beziehungsnetzwerks beinhaltete. Medikamente wurden nicht selten bedarfsweise eingenommen. Recovery wurde als fortwährendes Bemühen der Betroffenen gesehen, ihre Stellung in Bezug zur Erkrankung und Medikation einzunehmen. Die Betroffenen verhandelten dabei fortwährend ihre Rolle und die verschiedenen Aspekte ihrer Persönlichkeit. Die Ergebnisse der Interviews zeigten, dass die an Schizophrenie Erkrankten keineswegs nur Opfer ihrer Erkrankung sind, die nur regelmäßig ihre Medikamente einnehmen müssen, wie es oft dargestellt wird. Vielmehr suchen und finden sie im Laufe der Zeit eine neue Position in einem sozialen Gefüge, beispielsweise indem sie wichtige (und oft nicht bezahlte) Aufgaben in den Familien oder bei Freunden wahrnehmen.

Von über 90 Prozent der Studienteilnehmer wurden medikamentöse Nebenwirkungen beklagt, die sie zwar beeinträchtigten (Gewichtsverlust, Benommenheit, Müdigkeit, sexuelle Dysfunktionen), über die sie aber nicht lange redeten. Die Studienautoren vermuteten, dass die Betroffenen aus folgenden Gründen die Nebenwirkungen herabspielten oder unterbewerteten:

- Dankbarkeit gegenüber den Medikamenten, die eine Symptomkontrolle ermöglichen,
- weniger Nebenwirkungen gegenüber den zuvor eingenommenen typischen Antipsychotika,

◉ das Gefühl, als sozial stigmatisierte Person moralisch nicht dazu berechtigt zu sein, Medikamente zu kritisieren.

Dieser Befund, dass die Mehrheit der Betroffenen trotz teilweise sehr beeinträchtigender Nebenwirkungen weiter zur Symptomkontrolle und Vermeidung von Klinikaufnahmen Medikamente einnahm, zeigt die beträchtliche Ambivalenz gegenüber dieser Therapie. Die Autoren plädierten dafür, das Studium der medikamentösen Wirkungen über die Standard-Nebenwirkungen, die auf den Beipackzetteln erschienen, hinaus zu erweitern und um die durch die Medikamente hervorgerufene veränderte subjektive Erfahrung und die veränderte soziale Interaktion zu ergänzen.

Die Auswertung der Interviews bestätigte den Befund, dass das einfache Bild biochemischer Veränderungen des Gehirns, welche die Erkrankung »Schizophrenie« hervorrufen sollen, dazu führen kann, dass die Betroffenen und deren Familien von Verantwortung für die Erkrankung freigesprochen werden und die Schizophrenie in eine kulturfreie Zone, die nur anscheinend frei von Scham und Schuld ist, befördert wird. Dadurch werde aber oft die Motivation genommen, die Lebensgestaltung selbst in die Hand zu nehmen und Selbstvertrauen aufzubauen. Das Bild des »broken brain« habe nach Meinung der Autoren nicht zu weniger, sondern eher zu mehr Stigmatisierung geführt und bei den Betroffenen persönliche Anstrengungen und das Verhandeln einer *neuen* sozialen Rolle verringert – und laufe damit dem Ziel von Recovery zuwider. Eben diese Verhandlung, der Prozess der Neudefinition ihrer Stellung in der Gesellschaft, sei Merkmal einer gelungenen Gesundung, denn den Betroffenen wird im Lauf der Zeit bewusst, dass ihre Probleme, Erfolge, Trauer und Freuden nicht durch ihre Erkrankung vorgegeben und »gebunden« sind, sondern von den normativen kulturellen Perspektiven geformt werden und damit veränderbar sind.

Es wird in dieser Untersuchung deutlich, dass wir es vor allem mit Wirkungen einer »social medication« zu tun haben: Die Betroffenen nutzen die Medikamente zur Selbststeuerung in bestimmten sozialen Situationen und werden selbst in der Interpretation der medikamentösen Wirkungen durch ihre Kultur, in der sie leben, beeinflusst. Ein wesentliches Ergebnis der Studie ist die Einsicht, dass es weder die unrealistische Erfolgserwartung an die Antipsychotika noch die antipsychiatrische Kritik ist, die der Situation gerecht wird, sondern dass wir es auch bei der Medikation mit einem durchaus *sozialen Phänomen* zu tun haben. Sie wird von den Betroffenen dann eingenommen, wenn sie soziale Funktionen fördert, und weggelassen, wenn sie diese behindert. So wies auch eine qualitative Studie von A. Rogers auf eine Reihe von Gründen für das Absetzen der Medikation hin (ROGERS u. a. 1998). Es zeigte sich in den ausführlichen Interviews mit Betroffenen, dass die Einnahme der Medikamente von Menschen mit psychischen Erkrankungen oft so gehandhabt wird, dass ein gewisser kontinuierlicher Alkoholkonsum und der Besuch von Kneipen mit Freunden noch möglich waren. Damit konnten soziale Netzwerke aufrechterhalten werden. Von den Betroffenen wurden die »Kosten« der Einnahme von Medikamenten durchaus rational gegen den erwarteten Nutzen abgewogen. Medikation ist ein Teil unserer Kultur und keine kulturunabhängige Therapie. Das heißt: Wir haben bisher zu wenig in die subjektive Sicht der Medikation investiert. Dies gilt es nachzuholen, und zwar ohne die Konsequenzen einer möglicherweise veränderten Behandlungspraxis zu befürchten.

Was bedeutet »Recovery«?

»Recovery« ist als Begriff derzeit in aller Munde. Es gibt eine Recovery-Bewegung, die endlich mit dem Mythos der Unheilbarkeit schwerer psychischer Erkrankung aufräumt und die Vorstellungen der Betroffenen zu einem sinnerfüllten Leben in den Mittelpunkt stellt. Recovery ist nicht als zusätzliche »Maßnahme« zu sonstigen therapeutischen Leistungen oder weiteres Ziel zu betrachten, sondern muss ein Gesamtkonzept mit Beginn der Diagnosestellung sein, letztlich eine »Haltung«.

Die Psychiaterin M. Amering und die Psychologin M. Schmolke aus Österreich haben eine beeindruckende Darstellung der Konzepte, Entwicklungen und Praxisbeispiele zur Recovery-Bewegung vorgelegt (AMERING/ SCHMOLKE 2007). Sie berichten über gesundheitsfördernde Faktoren und den Einfluss des Unheilbarkeitsparadigmas auf die Krankheitsverläufe bei der Schizophrenie. Sie plädieren für die stärkere Nutzung von Erfahrung mit psychiatrischen Symptomen als Evidenz im Bereich der Behandlung, für mehr von Betroffenen kontrollierte Forschungsansätze und für die Erforschung von Gesundheitsressourcen. Letztlich gelte es, Faktoren zu finden, die für eine erfolgreiche Krankheitsbewältigung verantwortlich waren, analog zur sogenannten »Resilienz« von Hochrisiko-Kindern, etwa Kinder psychisch kranker Eltern, die trotz schwierigster Startbedingungen eine normale Entwicklung durchlaufen. Es geht also um mehr qualitative Forschung oder, wie es die Autorinnen fordern, um die Kombination von traditioneller, auf statistischen Wahrscheinlichkeiten beruhender Erkenntnis und der Erforschung individueller, unüblicher Lösungen: »Kämpft für beides!« (AMERING/SCHMOLKE 2007, S. 148)

Zu den neuen Zielen psychopharmakologischer Behandlungen von Psychosen schreiben die Autorinnen mit Verweis auf die Veröffentlichungen der selbst psychiatrieerfahrenen Autoren D. L. NOORDSY und Kollegen (2000), dass Psychopharmakologen in der Lage sein sollten, zweierlei zu leisten. Sie sollten sowohl das derzeit gängige medizinische Modell psychischer Erkrankung mit den entsprechenden Diagnosen, das Rehabilitationsmodell – das ressourcen- und fertigkeitenorientiert ist und die soziale *Re*-Integration zum Ziel hat –, als auch das Recovery-Modell, das aus der Betroffenen-Bewegung entstanden ist, überblicken und integrieren. Das Ziel im Recovery-Modell sei ein sinnerfülltes, nicht notwendigerweise ein symptomfreies Leben. Dazu gehört, dass auch nichtmedikamentöse Behandlungsvorschläge von Patienten gefördert und Bereiche gefunden werden sollten, in denen die Betroffenen selbst Kontrolle übernehmen können. Die gemeinsamen Krisenpläne beinhalteten auch die Übernahme vertretbarer Risiken, zum Beispiel im Rahmen von Dosisanpassungen oder medikamentöser Absetzschemata.

Letztlich haben Medikamente, insbesondere Antipsychotika, durchaus eine Rolle im Prozess der Recovery – allerdings nicht bei jedem Patienten und oft in einer Weise, die nicht den gängigen Vorstellungen einer von Therapeuten dominierten Psychiatrie entspricht, die nämlich von der Forderung nach Compliance und von psycho*edukativen* Ansätzen geprägt ist. Es geht darum, welche Rolle Psychiater einnehmen sollten im Bereich der Gesundheitsförderung bei psychischen Problemen: Sind sie von der Welt der Patienten abgekoppelt und sprechen eine völlig andere Sprache, bleiben im Gedankengebäude neurobiologischer Hypothesen verhaftet und behandeln schwer psychisch erkrankte Personen insbesondere in Krisensituationen oder wenn sie aus allen Netzen herausfallen oder sogar schon hospitalisiert sind? Oder öffnen sie sich einer eher personalisierten und behutsamen Psychopharmakotherapie im Sinne einer »personal medicine«, die bedarfsorientiert ist und die Entscheidungen und Wünsche der Betroffenen respektiert und sich zu eigen macht?

Nur im letzteren Fall kann die Psychiatrie eine nennenswerte Rolle in der Gesundheitsförderung bei schon vorliegender psychischer Erkrankung spielen und vermeiden, dass andere diese Domäne übernehmen, wie dies in der »Ottawa Charta« der Gesundheitsförderung schon dargestellt ist: »Die medizinische Domäne ist nicht mehr in dem Konzept der Gesundheitsförderung enthalten. Stattdessen wird die Macht der Medizin an die Menschen zurückgegeben.«

Die Kontroverse zu atypischen Antipsychotika
Atypika als Fortschritt

Immer wieder neu entfacht sich die Kontroverse um die Wirksamkeit der neueren atypischen Antipsychotika, die noch zu den wesentlichen Umsatzträgern der pharmazeutischen Industrie gehören. Einige Aspekte werden hier dargestellt.

Mittlerweile kann kaum bezweifelt werden, dass Atypika bezüglich der verwendeten Skalen (PANSS und BPRS) den älteren Substanzen gleichwertig, nicht jedoch, dass sie überlegen sind. Es sieht danach aus, dass die Behauptung einer Überlegenheit in Übereinstimmung mit den Marketingstrategien der Hersteller auch auf die Voreingenommenheit der an den Wirksamkeitsprüfungen (randomisierten kontrollierten Studien) beteiligten Psychiater zurückzuführen ist. Wie jüngst in einer größeren Studie in den staatlichen Einrichtungen der US-amerikanischen »Veterans Administration«, den Kriegsveteranen (ROSENHECK u. a. 2003), und in den industrieunabhängig finanzierten großen öffentlichen Studien CATIE und CUtLASS gezeigt, werden die psychiatrische Symptomatik und die Lebensqualität durch Atypika *nicht* günstiger beeinflusst als durch niedrig oder mäßig dosiertes Haloperidol oder andere ältere Antipsychotika. Das wichtigste Ergebnis der großen industrieunabhängigen Studien war vielmehr die generell moderate Wirksamkeit der Antipsychotika: 74 Prozent der Studienteilnehmer brachen die Medikation innerhalb von 18 Monaten nach Beginn einer Behandlung ab, ohne dass es Unterschiede zwischen verschiedenen Atypika und einem älteren Antipsychotikum gab (LIEBERMAN u. a. 2005 a). Die Autoren hatten bewusst die Abbruchrate als primären Ergebnisparameter gewählt, da hier die Sicht der Betroffenen und der Ärzte mit einfloss. Dies ist durchaus plausibel: Wenn ein Medikament aus ärztlicher Sicht wirkt, vertretbare Nebenwirkungen hat und von dem Betroffenen als hilfreich erlebt wird, ist ein Abbruch der Medikation oder ein Wechsel zu einer anderen Substanz unwahrscheinlich.

Seit der Veröffentlichung dieser Befunde ist die Debatte um atypische versus klassische Antipsychotika aufgeflammt, was wiederum einen entscheidenden Befund in den Hintergrund drängt: die allgemein mäßigen Erfolgsraten der Antipsychotika insgesamt.

In der bemerkenswerten Studie von R. ROSENHECK (2003) wurde präventiv bei allen Haloperidol-Patienten ein Anticholinergikum verabreicht, das extrapyramidale Nebenwirkungen wie Muskelsteifigkeit, Beinunruhe und unwillkürliche Bewegungen verhindert oder abschwächt. Zudem waren die Haloperidol-Dosierungen mit 1–4 mg eben nicht, wie sonst bei Atypika-Vergleichsstudien, außergewöhnlich hoch. Damit wurde gewährleistet, dass weniger Studienärzte frühzeitig aufgrund des Nebenwirkungsspektrums das Medikament, das ihr Patient erhielt, errieten und in der Beurteilung der klinischen Symptomatik dadurch verfälscht wurden. Mit einer breiten »Entblindung« der Medikation ist in den meisten der doppelblinden randomisierten Atypika-Studien in hohem Maße zu rechnen, da die Haloperidol-Dosis oft höher ist und keine Maßnahmen zur Verhinderung von typischen Nebenwirkungen ergriffen werden (die Anticholinergika haben selbst Nebenwirkungen wie Mundtrockenheit, Benommenheit, Seh- und Gedächtnisstörungen). In vielen Studien erkennen daher die Ärzte und Patienten rasch, welches Medikament eingenommen wird. Bei entsprechend hohem Erwartungsdruck gegenüber neuen Substanzen wird die Beurteilung der klinischen Situation erheblich beeinflusst und die neueren Substanzen werden bevorzugt, weil der Patient bei Abwesenheit typischer Nebenwirkungen auf den Skalen besser eingeschätzt wird, auch wenn es ihm klinisch nicht besser geht. Da das Ziel der Studien fast immer der Nachweis einer Überlegenheit von Atypika war, ist bei einem bestimmten Anteil der Fremd-Ratings mit Erwünschtheitsergebnissen zu rechnen.

Diese Verfälschung (Bias) ist ernst zu nehmen und sollte zu einer Herunterstufung des Studienniveaus in der Evidenzwertung führen, wenn eine echte Verblindung nicht mehr gewährleistet ist und die Ärzte die Medikamente ihrer Patienten kennen. Dass eine bessere Verdeckung der Zuteilung zu den Behandlungsgruppen in Atypika-Studien (das sogenannte *allocation concealment*) möglich ist, beweist die Rosenheck-Studie. Auch die anderen neueren (unabhängig finanzierten!) Studien zeigen – zumindest für Patienten mit bisher unter Antipsychotika unzureichender Besserung – keine Überlegenheit der Atypika, sondern eher eine günstige Nutzen-Kosten-Relation der älteren Antipsychotika (JONES u. a. 2006; DAVIES u. a. 2007). Auch Spätdyskinesien traten offensichtlich bei bestimmten Atypika nicht seltener als bei älteren Substanzen auf. Eine neuere Studie führte vor Augen, dass auch nicht ausgeschlossen werden kann, dass die behauptete Überlegenheit neuerer Atypika in der Therapie kognitiver Störungen bei der Schizophrenie primär auf die schädlichen Wirkungen typischer Neuroleptika als Vergleichssubstanzen zurückgeführt werden können (GREEN u. a. 2002).

Zusätzlich zu diesem Studien-Bias ist mit einem außergewöhnlich hohen Publikations-Bias bei Atypika zu rechnen. Dies bedeutet, dass die Studien mit positivem Ergebnis eher publiziert und bekannt werden als Studien mit einem negativen Ergebnis. Fast alle psychiatrischen Websites und Informationsangebote sind voller Atypika-Werbung, was unsere Wahrnehmung entscheidend beeinflusst. Berichtet wird in der Regel nicht, dass Atypika lediglich eine vergleichbare Wirksamkeit wie ältere Substanzen und auch nicht weniger, sondern lediglich *andere* Nebenwirkungen haben. Zu Beginn der Vermarktung wurden diese schweren Nebenwirkungen der Atypika nicht oder nur ungenügend berichtet. Obgleich viele Menschen mit Schizophrenie offensichtlich von den Atypika profitieren, stellt sich die Frage, wie hohe Raten an übermäßiger Gewichtszunahme (FONTAINE u. a. 2001), Verursachung von Diabetes mellitus (KORO u. a. 2002), Senkung der Krampfneigung (TOTH/FRANKENBURG 1994) oder Erhöhung der Blutfette bei ausgewählten Atypika im Vergleich mit extrapyramidalen Nebenwirkungen zu bewerten sind (zur Mortalität siehe auch Kapitel 5).

Die Steuerung der Wahrnehmung

Die Vorteile atypischer Antipsychotika zu betonen gehörte bisher zum guten Ton und wurde lange Zeit mit dem Prädikat der Fortschrittlichkeit belohnt. Die »neuen« Substanzen haben sich auch tatsächlich bezüglich der Reduktion bestimmter psychometrischer Skalen den älteren als gleichwertig oder, wie im Falle des Clozapin bei bisher medikamentös therapieresistenten Schizophrenien, unter ausgewählten Bedingungen, als überlegen erwiesen (CHAKOS u. a. 2001). Zunehmend drängt sich jedoch der Eindruck auf, dass die wesentliche Marketingstrategie für atypische Antipsychotika vor allem in einer selektiven Beeinflussung der Wahrnehmung von Psychiaterinnen und Psychiatern besteht. Je nach Argumentation sind überzogene Kontrastierungen gegenüber älteren Substanzen bedeutsamer als stringente Wirksamkeitsvergleiche. Da auch die Psychiatrie dem Diktat des Fortschritts und Wachstums unterworfen ist, ist es schwer, im Bereich der Psychopharmaka Marketing von Forschung zu trennen.

Die Vorstellung, dass das langfristige Behandlungsergebnis weniger von medikamentösen Entscheidungen als vielmehr von psychosozialen Faktoren abhängt, würde viele Therapeuten in ihrem Selbstverständnis treffen. Insofern trug der Übergang zu nebenwirkungsärmeren Medikamenten, falls dies Atypika tatsächlich sind, dazu bei, dass die psychiatrische Profession ihr Gesicht wahren konnte. Diese Gesichtswahrung bedeutet, weiterhin Krankheits- und Patientenmerkmale für schwierige Verläufe verantwortlich zu machen und sich gleichzeitig von teilweise beeinträchtigenden Behandlungsverfahren zu verabschieden, ohne anzuerkennen, dass diese über Jahrzehnte hinweg verteidigt und als einzig wirksame Therapien gepriesen wurden. Allerdings wäre diese Gesichtswahrung aufgrund der immensen Ausgaben an die pharmazeutische Industrie für die neuen Medikamente und neuer Nebenwirkungen teuer erkauft.

Die unzureichende Suche nach und Anerkennung von Alternativen zur medikamentösen antipsychotischen Therapie bei der Schizophrenie könnte sich in absehbarer Zeit als großes Problem erweisen. Zunehmend werden leichte und schwere Nebenwirkungen atypischer Antipsychotika nicht nur wahrgenommen, sondern auch publiziert. Diese beziehen sich auf das metabolische System, wie die Induktion von Gewichtszunahme, Diabetes mellitus, Fettstoffwechselstörungen, aber auch auf kardiologische Bereiche, die Begünstigung von Schlaganfällen bei Risikopersonen, Anfallsleiden und Suizidalität (ADERHOLD 2007 und siehe Kapitel 5). Die Geschichte des Umgangs mit der Spätdyskinesie bei konventionellen Antipsychotika sollte für Schwachstellen und die fehlende Wertneutralität der forschenden Psychiatrie sensibel machen: Aufgrund der Interessenlage war auch mit einer deutlichen zeitlichen Verzögerung der Meldung von Nebenwirkungen neuerer Substanzen zu rechnen.

Wie werden Hypothesen getestet?

Voreingenommenheit und Bias sind allgegenwärtig – sie sind unvermeidbar, müssen aber transparent gemacht werden. Sie sind für das Erkenntnisvermögen des Menschen charakteristisch. Dies haben die Befürworter evidenzbasierter Medizin erkannt und versucht, dem gegenzusteuern. Ein Beispiel für eine wichtige und *sinnvolle* Verzerrung in der Wahrnehmung der Wirklichkeit ist die Zuschreibung von Ursachen für beobachtete Phänomene, die sogenannten Kausalurteile. Die meisten Menschen suchen Erklärungen auch für offensichtlich zufällige Ereignisse.

Mit einer Reihe von intelligenten Experimenten konnten Psychologen nachweisen, dass sich normale Versuchspersonen selbst eher für positive Ereignisse und Beobachtungen verantwortlich machten als für negative. Im psychologischen Fachjargon gesprochen, machten sie für positive Ereignisse rascher »internale Attributionen« als für negative (BENTALL u. a. 1999) und schrieben sich Erstere häufiger selbst zu. Dies mag dem positiven Selbstbild, das die meisten Menschen von sich haben, dienen und zu einem gesunden Selbstvertrauen beitragen. Depressive Menschen hingegen scheinen sich die Verantwortung für positive *und* negative Ereignisse in etwa gleicher Weise zuzuschreiben oder fühlen sich sogar eher für negative Vorkommnisse verantwortlich. Dies dürfte in der Pathogenese dieser Störung eine Rolle spielen und ist einer der Ansätze für die kognitive Therapie der Depression.

Was hinter all diesen Attributionen steckt, sind Schlussfolgerungen über die Wirklichkeit. Was dem Selbstvertrauen vieler Gesunder dient, kann als Bestätigungsbias bezeichnet werden (*confirmatory bias*). Man sucht nach Hinweisen, die das eigene Welt- oder Selbstbild bestätigen, und greift sich bestätigende Beobachtungen heraus, wohingegen solche vernachlässigt werden, die dem entgegenstehen.

Diese Probleme der Hypothesentestung im Alltag können auch auf die Psychiatrie als Wissenschaftsbereich übertragen werden. Karl Popper hat betont, dass die logischste Art und Weise, eine Theorie nachzuprüfen, darin besteht, Beweise zu suchen, die der Theorie *widersprechen*. Phänomene, die der Theorie zuwiderlaufen, können damit diese ins Wanken bringen, wohingegen das reine Sammeln von Beobachtungen, die mit der Theorie kompatibel sind, in gleicher Weise im Rahmen anderer, konkurrierender Theorien erklärbar sein können. Von entscheidender Bedeutung dafür, welche Art der Hypothesentestung verwendet wird, ist die Frage, ob ein richtiges (oder gutes) Resultat erwartet wird oder nicht, das heißt ob ich zunächst eher von der Richtigkeit oder von der Falschheit meiner Hypothese ausgehe.

Da Entwickler und Hersteller von Psychopharmaka meist von der Überlegenheit oder Gleichwertigkeit ihrer neu entwickelten Medikamente ausgehen müssen, werden Studien durchgeführt, die der *Bestätigung* dieser Annahme dienen sollen, auch wenn sie methodisch formal als Hypothesenfalsifizierung angelegt sind. Es ist deshalb davon auszugehen, dass viele Studienergebnisse völlig anders ausfallen würden, wenn zunächst nach Hinweisen *gegen* die bessere Wirksamkeit eines Medikaments gesucht würde. Das passt aber weniger zur Interessenlage der pharmazeutischen Unternehmen.

Besonders eindrücklich wurde dies für die Wirksamkeitsstudien für Antidepressiva gezeigt. Corrado Barbui und Kollegen von der Universität in Verona untersuchten in einer Auswertung mehrerer Studien, ob sich in randomisierten kontrollierten Prüfungen die Wirksamkeit des Antidepressivums Fluoxetin unterschied, je nachdem ob die Substanz in der Experimentalgruppe oder als Kontrollmedikament (Referenzsubstanz) eingesetzt wurde. Wie erwartet, korrelierte die Zugehörigkeit zur Experimentalgruppe positiv mit der Wirksamkeit, ohne dass dies auf andere Faktoren zurückgeführt werden konnte (Barbui u. a. 2004). So hatte beispielsweise die Dosis keinen Einfluss auf das Outcome.

Als Erklärung für dieses Phänomen wurde einerseits das Publikationsbias angegeben, das die selektive Veröffentlichung hypothesenkonformer Ergebnisse (welche die Überlegenheit einer neuen Substanz zeigen) und die Nicht-Veröffentlichung hypotheseninkompatibler Ergebnisse anzeigt. Andererseits argumentierten die Autoren, dass auch die *Erwünschtheit* eines bestimmten Ergebnisses (das *wish bias*) direkt die Beurteilung klinischer Zustände bei den behandelnden Psychiatern beeinflusst haben könnte, da über das Nebenwirkungsspektrum meist rasch offensichtlich wird, welches Medikament der Patient einnimmt. Fluoxetin ist ein sogenannter selektiver Serotonin-Wiederaufnahmehemmer (SSRI) – eine weitere Gruppe von Medikamenten, die einen enormen Verschreibungszuwachs in den letzten Jahren aufwies.

Die bisherigen Befunde zu dieser Substanzgruppe werden im Folgenden beleuchtet.

SSRI bei der Depression: Erfolg durch Selektion?

Selektive Serotonin-Wiederaufnahmehemmer (SSRI) wurden, beginnend mit Fluoxetin, zehn Jahre lang als neue, im Vergleich zu älteren Antidepressiva wirksamere und nebenwirkungsärmere Medikamente gegen Depressionen vermarktet. Lange Zeit galten solche Kliniken als fortschrittlich, in denen mehr SSRI und weniger ältere tri- oder tetrazyklische Antidepressiva wie Amitriptylin oder Maprotilin verschrieben wurden. Am 22. März 2004 sah sich die amerikanische Zulassungsbehörde für Arzneimittel, die »Food and Drug Administration«, allerdings gezwungen, davor zu warnen, dass die als Antidepressiva angewandten und zugelassenen Serotonin-Wiederaufnahmehemmer eine Depression verschlechtern und Suizidalität begünstigen oder hervorrufen können (siehe http://www.fda.gov/cder/drug/antidepressants/AntidepressanstPHA.htm, aufgerufen am 28. Juni 2008):

> »Heute bat die Food and Drug Administration (FDA) die Hersteller der folgenden Antidepressiva, in ihren Fachinformationen eine Warnung

aufzunehmen, die empfiehlt, erwachsene und pädiatrische Patienten, die mit diesen Substanzen behandelt werden, hinsichtlich einer Verschlechterung der Depression und des Neuauftretens von Suizidalität eng zu überwachen. Folgende Medikamente waren mit dieser neuen Warnung gemeint: Prozac (Fluoxetin); Zoloft (Sertralin); Paxil (Paroxetin); Luvox (Fluvoxamin); Celexa (Citalopram); Lexapro (Escitalopram); Wellbutrin (Bupropion); Effexor (Venlafaxin); Serzone (Nefazodon) und Remeron (Mirtazapin).« (Eigene Übersetzung) Weiterhin wurde geraten, SSRI langsam auszuschleichen und nicht abrupt abzusetzen, wenn die Entscheidung für einen Abbruch der Therapie gefallen sei. Eine Begründung hierfür wurde nicht gegeben. Von kritischen und methodisch ausgebildeten Forschern wird zunehmend darauf hingewiesen, dass die Verschreibungsgewohnheiten bei depressiven Erkrankungen sorgfältig überdacht werden sollten, da es starke Hinweise gibt, dass selektive Serotonin-Wiederaufnahmehemmer oft keinen klinisch bedeutsamen Vorteil gegenüber Placebo haben und keine überzeugende Evidenz vorliegt, dass Antidepressiva insgesamt das langfristige Outcome bei der Depression günstig beeinflussen (Moncrieff/Kirsch 2005). Zudem seien die Risiken von Antidepressiva unterschätzt worden.

Wie kam es dazu, dass die Warnung der FDA so spät, nach so vielen Jahren breiter Anwendung von SSRI ausgesprochen wurde? Wie kam es dazu, dass nach Jahrzehnten Erfahrung mit SSRI noch immer unklar ist, ob, unter welchen Bedingungen und bei welchen Patienten sie wirksamer oder weniger wirksam sind als tri- oder tetrazyklische Antidepressiva oder bestimmte Psychotherapien? Um den Antworten auf diese Fragen näher zu kommen, muss man sich damit beschäftigen, wie die Depression von einem Stimmungs- und Verhaltensproblem zur »Krankheit« wurde und wie die Zuständigkeit medikamentös orientierter Therapien gerechtfertigt wird.

Die Depression und ihre Verbreitung

Die Depression ist in vielen Ländern eines der häufigsten psychischen Probleme. Die persönliche und volkswirtschaftliche Last durch die Depression wird allgemein als beträchtlich bezeichnet. Die Prävalenz depressiver Störungen in Deutschland, vergleichbar mit anderen nachindustriellen

Ländern, soll zwischen 4 und 8 Prozent liegen (WEISSMAN u. a. 1996). Die in der ICD-10 und im DSM-IV verschlüsselbare Depression kennzeichnet die schwere Ausprägung eines Spektrums von Erlebens- und Verhaltensweisen, an dessen anderem Ende die »normale« Trauerreaktion nach belastenden Lebensereignissen steht. Viele ärztliche und psychologische Experten weisen darauf hin, dass die mittelschwere und schwere Depression zunehmend als primär chronisch-rezidivierende psychische Erkrankung mit häufig wiederkehrenden Episoden während des Lebenszyklus erkannt wird (JUDD 1997).

Für depressive Störungen gibt es bisher keine schlüssigen Ursachen und pathophysiologischen Modelle, wohingegen eine Reihe von Risikofaktoren bekannt ist. Die Depression tritt bei Frauen häufiger auf, außerdem ist das Risiko erhöht bei Menschen mit niedrigerem sozioökonomischem Status (LORANT u. a. 2003; LORANT u. a. 2007) oder bei Arbeitslosigkeit sowie bei Unverheirateten und allein Lebenden. Auch ist ein Missbrauch in der Familie oder eine psychische Störung bei den Eltern ein eindeutiger Risikofaktor (WEISSMAN u. a. 1996; LIN/PARIKH 1999).

Eine klinisch signifikante Depression wird zweimal häufiger bei Frauen als bei Männern diagnostiziert (ASTBURY/CABRAL 2000). Eine gängige Begründung für diesen Befund ist die Annahme, dass Frauen häufiger zum Arzt gingen und daher die Entdeckungsrate größer sei. Internationale Studien zeigen, dass die Depression in jüngster Zeit häufiger diagnostiziert wird als in früheren. Dies bedeutet, dass jüngere Geburtskohorten eine höhere Depressionsprävalenz haben (Cross National Collaborative Group 1992; WEISSMAN u. a. 1993). Neuere Studien weisen auch darauf hin, dass insbesondere häusliche Gewalt einen entscheidenden Risikofaktor für Depressionen und andere Formen psychiatrischer Erkrankungen darstellt (GOLDING 1999; HEGARTY u. a. 2004).

Die oben genannten epidemiologischen Forschungsergebnisse spielen jedoch für die Therapie, zumindest in Deutschland, nur eine untergeordnete Rolle. Es gibt mittlerweile eine große Zahl von unterschiedlichen therapeutischen Angeboten. Von Ärzten wird häufig, zumindest bei mittelschweren und schweren Depressionen, der medikamentösen antidepressiven Therapie der Vorzug gegeben. Ärztliche und psychologische Psychotherapeuten sehen in der Depression außerdem eine der großen Indikationen für Psychotherapie.

Bei der Depression werden eine Reihe unterschiedlicher Psychotherapieverfahren angewendet, die sich in ihren Zielen und ihrer Arbeitsweise überschneiden. Verhaltens- und kognitive Verhaltenstherapien versuchen Einstellungen, Verhaltensweisen und die Art, wie die Betroffenen ihre interpersonelle Welt konstruieren, zu beeinflussen, um sinnvollere Anpassungsmuster zu fördern. Diese Psychotherapien sind gut untersucht und haben im ambulanten Bereich im gesamten Spektrum der Schweregrade der Depression mindestens gleich gute Effekte auf die Symptomatik wie eine medikamentöse Therapie (DeRubeis u. a. 1999). Psychodynamische Therapien versuchen interne Konflikte zu bearbeiten, die häufig im Bezugsfeld von Vergangenheit, Intimität oder Abhängigkeit vermutet werden, um auf diese Weise die Betroffenen freier für eigene Wahlentscheidungen in ihren Lebensvollzügen zu machen. Interpersonelle Therapien zielen auf die Verbesserung der Beziehungsqualität und die Bearbeitung und Bewusstmachung von sozialem Vermeidungsverhalten ab. Unterstützende Psychotherapien haben zum Ziel, die Anpassung an aktuelle Lebensumstände durch Erhöhung der Problemlösefähigkeiten, Aufbau von Selbstvertrauen und sinnvolle Lernprozesse und durch die Reduktion von Stressoren zu verbessern. In neuerer Zeit wurden spezielle Psychotherapieverfahren wie das Cognitive Behavioral Analysis System of Psychotherapy (CBASP) entwickelt und evaluiert, die für die chronische und therapieresistente Depression gut wirksam sind (Keller u. a. 2000).

Unabhängig von der Therapieschule ist die therapeutische Beziehung der beste einzelne Prädiktor für den Behandlungserfolg. Warum bei der Depression soziotherapeutische Verfahren, im Gegensatz zur Situation bei anderen »schweren« psychischen Erkrankungen, kaum eine Rolle spielen, bleibt ungeklärt. Die Depression wird als breites und geeignetes Feld für die therapeutische Zweierbeziehung betrachtet. Aufgrund der hohen Spontanremissionsrate und dem im Vergleich zu psychotischen Störungen geringeren Ausmaß an schwer erklärbaren Erlebens- und Verhaltensweisen sowie der sichtbar positiven Auswirkungen von Zuwendung ist die Depression ein eher dankbares Krankheitsbild für den Psychotherapeuten.

Die Depression als Erkrankung ist jedoch auch für pharmakologische Interventionen ein interessantes und sich vergrößerndes Feld. Es ist eine Vielzahl von Antidepressiva verfügbar, die jeweils andere Rezeptoren im Zentralnervensystem beeinflussen. Die älteren tri- und tetrazyklischen Antidepressiva wurden von SSRI abgelöst, die mehr oder weniger spezifisch auf Serotoninrezeptoren wirken. Diese Substanzen sind deutlich teurer als ältere Antidepressiva, haben weniger kardiovaskuläre Nebenwirkungen und sind weniger sedierend. Ähnlich wie bei den neuen atypischen Antipsychotika spielt in der Argumentationskette für SSRI nicht die Überlegenheit in der Wirkung, sondern die geringere Rate an Nebenwirkungen gegenüber den älteren Antidepressiva die größte Rolle. In neuerer Zeit wurden selektive Serotonin- und Noradrenalin-Wiederaufnahmehemmer (SNRI) entwickelt, für die eine Überlegenheit gegenüber SSRI behauptet, jedoch nicht sicher bestätigt werden konnte (SMITH u. a. 2002; WEINMANN u. a. 2008).

Die Verordnungen von Antidepressiva und insbesondere von neueren und teuren Präparaten nehmen kontinuierlich zu. So wurden im Jahre 2005 mit 718 Tages-Dosis-Äquivalenten (DDD) etwa 11 Prozent mehr Antidepressiva verordnet als im Jahr zuvor (SCHWABE/PAFFRATH 2007, S. 828). Der Trend zu gleich bleibenden Verordnungen älterer Antidepressiva bei gleichzeitig deutlich steigenden Verordnungen neuerer Substanzen legt nach Meinung der Autoren des *Arzneiverordnungsreports* die Vermutung nahe, dass neue Indikationen insbesondere für neuere Antidepressiva erschlossen werden.

Im Folgenden sollen einzelne Aspekte der Forschung zu den Antidepressiva insgesamt und den SSRI im Besonderen betrachtet werden.

Das Maß der Dinge: Selective measuring

Das Studium der Geschichte der Antidepressiva-Forschung kann mit der Entwicklung von Depressionsskalen beginnen. Skalen zur Messung des Schweregrades einer Depression wurden erst in den späten fünfziger Jahren des 20. Jahrhunderts entwickelt, um insbesondere die Veränderung der depressiven Symptomatik *während der medikamentösen Therapie* zu messen (SNAITH 1993). Inwiefern die derzeit etwa 100 verfügbaren Depressionsskalen miteinander vergleichbar sind, bleibt weiterhin unklar. Wie Möller erwähnt, stieg die Zahl der Rating-Skalen parallel mit der Zunahme der Zahl der verfügbaren Antidepressiva an (MÖLLER 2000).

Eine der ältesten Depressionsskalen, die Hamilton Depression Rating Scale (HDRS oder HAMD), die ursprünglich aus 17 Fragen (sogenannten Items) bestand und zu über 50 Prozent somatische und Verhaltenssymptome misst, wurde wenige Jahre nach ihrer Veröffentlichung als wichtigste Skala in klinischen Studien zur Wirksamkeit trizyklischer Antidepressiva verwendet (HEALY 1997). Einige Symptome werden bezüglich ihres Schweregrads auf einer 3- und andere auf einer 5-Punkte-Skala kodiert. Menschen mit ängstlicher Symptomatik und solche mit deutlichen somatischen Beschwerden haben auf dieser Skala hohe Depressionswerte, was dazu führte, dass in einer Untersuchung bei über 70-Jährigen, die neben der depressiven Symptomatik auch an einer körperlichen Erkrankung litten, acht Items allein schon durch die körperliche Erkrankung erhöht waren (LINDEN u.a. 1995).

Die Hamilton-Skala wurde insbesondere zum Nachweis der Wirksamkeit trizyklischer Antidepressiva verwendet. Da diese älteren Substanzen stark sedierende und appetitsteigernde Wirkungen haben, ist die Skala gut geeignet, ein deutliches Absinken des Hamilton-Wertes und damit eine hohe Effektstärke nach medikamentöser Therapie nachzuweisen. Eine Verringerung der depressiven Stimmung ist hierfür nicht immer notwendig. Im Einklang damit wurde immer wieder betont, dass die Depression nicht nur eine psychische, sondern auch eine körperliche Erkrankung darstellt und vegetative Symptome eine überragende Bedeutung haben. Damit scheinen die besonderen Eigenschaften der Skala und die Zeit, in der sie ihren Boom erlebte, mit den besonderen Eigenschaften der damals verfügbaren Behandlung einherzugehen: den trizyklischen Antidepressiva.

Im Jahr 1979 wurde von Montgomery und Asberg eine weitere Depressionsskala entwickelt, deren erklärtes Ziel es war, besser und sensitiver die Veränderungen antidepressiver Therapie anzuzeigen. Die Montgomery-Asberg Depression Rating Scale (MADRS) zielt mehr auf die Messung psychischer und weniger auf somatische Symptome (MONTGOMERY/ASBERG 1979; GALINOWSKI/LEHERT 1995). Die Skala wurde an verschiedenen Antidepressiva mit unterschiedlichen Wirkmechanismen und Wirkspektren validiert und hat daher den Anspruch, die antidepressive Wirkung *verschiedener* Antidepressiva besser nachweisen zu können. Dieser Anspruch offenbart jedoch das Dilemma solcher Skalen, die nämlich anhand *derselben* Medikamente validiert (d. h. gegengeprüft) wurden, deren Wirkung sie messen sollen: Einerseits können sie nicht sensitiv auf unterschiedliche Wirkungen eines bestimmten Antidepressivums reagieren. Andererseits suggeriert die Skala, dass die behauptete Sensitivität eine besondere Charakteristik der Skala sei. Dies könnte den Effekt einer antidepressiven Therapie größer erscheinen lassen, da nur auf Veränderungen irgendwelcher Items geschaut wird. *Welche* Items sich verändern, spielt nur eine geringe Rolle, da alle mit ihren Punktwerten zum Gesamtscore beitragen. Symptome, die auf 5-Punkt-Skalen kodiert sind, haben allerdings ein größeres Gewicht als solche auf 3-Punkt-Skalen. Ob die Items, die sich verbessern, für den Patienten tatsächlich die für ihn relevanten sind, bleibt häufig völlig unklar (DEMYTTENAERE/DE FRUYT 2003).

Die Hamilton-Skala hat sich als Goldstandard bis heute gehalten, obgleich sie zunehmend kritisiert wird (BAGBY u. a. 2004). Es ist allerdings kein Zufall, dass die Kritik an dieser Skala erst dann besonders laut wurde, als selektive Serotonin-Wiederaufnahmehemmer vermarktet wurden. Bei der MADRS haben die psychischen und weniger die somatischen Aspekte ein stärkeres Gewicht, da nur 10 Items vorhanden sind. SSRI haben aber weniger Wirkungen auf Schlaf, Appetit und andere somatische Symptome.

Eine mögliche Lösung des Dilemmas fraglicher Relevanz von Veränderungen der Scores auf Fremdbeurteilungsskalen für die Patienten wurde in der Verwendung von Selbstbeurteilungsskalen gesehen. Eine solche ist das Beck-Depressions-Inventar (BDI). Selbstbeurteilungsskalen haben jedoch den Nachteil, dass sie stark von depressionsunabhängigen Persönlichkeitsmerkmalen und von der aktuellen Situation der Betroffenen während der Erhebung beeinflusst werden. In vielen Studien war die Sensitivität auf antidepressive Effekte (durch Medikamente oder Psychotherapie) bei Verwendung von Selbstbeurteilungsskalen geringer als bei Fremdbeurteilungsskalen, was auch der Urteilsfähigkeit der Patientinnen und Patienten zugeschrieben wurde.

Depressionsskalen sind – wie die Veränderung ihrer Items bei Vorliegen zusätzlicher körperlicher Erkrankungen oder bei Auftreten von Essstörungen, Angststörungen oder einer anderen nicht depressionsspezifischen Symptomatik zeigen – nicht nur *krankheits*unspezifisch, sondern können auch *substanz*unspezifisch sein. Eine Vielzahl von Medikamenten (wie Antidepressiva, Antipsychotika, Benzodiazepine) zeigen Wirkung auf Depressionsskalen.

In einer doppelblinden Studie wurden beispielsweise vergleichbar große Verbesserungsraten in der Hamilton-Skala nachgewiesen, wenn Patienten mit Depression oder Angststörungen entweder ein Benzodiazepin oder das Antidepressivum Imipramin einnahmen (LEON u. a. 1993).

Diese Beispiele, wie auch die klinische Erfahrung, zeigen, dass die Wirksamkeit antidepressiver Medikamente durch bewusste Verwendung bestimmter Rating-Skalen bei gezielter Fokussierung auf bestimmte psychopathologische Aspekte und bei gleichzeitiger Vernachlässigung anderer Aspekte hervorgehoben werden kann. Die Verringerung der Bedeutung der Hamilton-Skala mit der Entwicklung der SSRI kann in diese Richtung weisen. Träfe dies zu, könnte auch die Art des Wirksamkeitsnachweises von Antidepressiva Elemente eines *self-serving bias* haben (DEMYTTENAERE/DE FRUYT 2003). Auch das Problem der Depressionsskalen weist auf ein zentrales Dilemma in der Psychiatrie hin: Es besteht berechtigterweise ein starkes Interesse an einer einheitlichen Erfolgsdefinition von Behandlungsverfahren. Wenn keine Standards existieren, können Wirksamkeitsbehauptungen nicht nachgeprüft werden. Allerdings bewahren uns die Skalen nicht davor, bestimmte Aspekte der Erkrankung hervorzuheben und andere zu vernachlässigen. Auch in den Skalen sind Denkmodelle zu psychiatrischen Erkrankungen festgeschrieben, die durchaus einem zeitlichen Wandel unterworfen sind.

Die Richtung vorgeben: Selective reporting

In der neuesten Forschungsliteratur mehren sich Berichte über weitere methodische Probleme in den Antidepressiva-Studien. Die englische Wissenschaftlerin Joanna Moncrieff begründete ihre Vermutung einer möglicherweise deutlich geringeren Evidenzbasis für Antidepressiva mit der einfachen, aber bedenkenswerten Feststellung, es gebe keinerlei Hinweise, dass die exponentiell zunehmende Verschreibung von Antidepressiva in den letzten Jahren die Last an depressiven Störungen in irgendeiner Weise vermindert habe (Moncrieff 2001).

Betrachtet man methodisch anspruchsvolle Meta-Analysen (strukturierte Zusammenfassungen wichtiger Studien), so gibt es ausreichend Hinweise darauf, dass das Bild von der guten Wirksamkeit sowohl älterer als auch neuerer Antidepressiva korrigiert werden muss. Eine Analyse aller bei der US-amerikanischen Zulassungsbehörde FDA eingereichten Studiendaten von den sechs meistverschriebenen Antidepressiva in den USA ergab, dass mindestens 80 Prozent der Antidepressiva-Wirkung ebenfalls vom biologisch nicht wirksamen Placebo-Präparat in der Kontrollgruppe erreicht wurde (Kirsch/Moore 2002). Irving Kirsch und Thomas Moore von der psychologischen Fakultät der Universität von Connecticut zeigten, dass der durchschnittliche Unterschied in der Symptomatik bei Studienabschluss zwischen Antidepressivum und Placebo lediglich zwei Punkte auf der 17 Items umfassenden Hamilton-Skala betrug. Auf der Skala kann ein maximaler Score von 52 Punkten erreicht werden. Interessanterweise war die Verbesserung der Symptome nicht dosisabhängig, sondern bei hohen Antidepressiva-Dosierungen gleich groß wie bei niedrigeren. Zudem hing die Darstellung der relativen Wirksamkeit der Antidepressiva davon ab, wie die Studienabbrecher in die statistische Auswertung einbezogen wurden.

Der Umgang mit den Abbrechern einer Studie ist ein wichtiges und außer von Spezialisten und Methodikern kaum thematisiertes Dilemma. Bei der sogenannten *Last-Observation-Carried-Forward*-Methode (LOCF) werden bei Teilnehmern, die eine Studie abbrechen, die Skalenwerte der letzten Studienvisite bis zum Studienende fortgeschrieben und in der Analyse so behandelt, als ob der Patient weiterhin keine Änderung seiner Symptomatik zeigen würde. Bei der *Observed-Cases*-Methode (OC) werden nur diejenigen Patienten in die statistische Auswertung miteinbezogen, die die Studie auch tatsächlich abschließen. Die LOCF-Analyse wird als Umsetzung der sogenannten *Intent-To-Treat*-Analyse (ITT) angesehen. Das ITT-Prinzip besagt, dass alle Patienten unabhängig von der tatsächlich erhaltenen Therapie in der Gruppe ausgewertet werden sollen, der sie per Zufallsauswahl zugewiesen (randomisiert) wurden, und dass alle Patienten in die Auswertung einfließen sollten, auch wenn sie die Studie abbrachen oder die Medikation nicht bestimmungsgemäß einnahmen.

Von Klinikern und Forschern wurde immer wieder behauptet, dass die LOCF-Analyse konservativer und sicherer sei als die OC-Analyse oder andere Auswertungen, da sie weniger dazu tendiere, mittels Selektionsbias die Experimentalgruppe (das neue Medikament) zu begünstigen. Als Argument hierfür wurde angeführt, dass Studienteilnehmer, die die Studie in den Antidepressiva-Gruppen abbrechen, früher (und damit mit einem höheren und schlechteren Wert auf der Depressionsskala) ausscheiden als die Studienabbrecher in den Placebo-Gruppen. Hierfür sollen die Abbruchgründe verantwortlich sein: In den Antidepressiva-Gruppen sollen Studienteilnehmer eher wegen früh auftretender Nebenwirkungen abbrechen, während Teilnehmer in den Placebo-Gruppen die Studie eher wegen unzureichender Besserung vorzeitig beenden. Die Entscheidung zum Abbruch soll bei Patienten in der Placebo-Gruppe später fallen – damit sind dann ihre Scores auf den Skalen bei Abbruch aufgrund des Spontanverlaufs der Erkrankung und der Besserung allein wegen der Studienteilnahme im Trend niedriger als bei den früher abbrechenden Antidepressiva-Patienten. Wenn die Scores bei Abbruch fortgeschrieben werden, werde die Antidepressiva-Gruppe benachteiligt, auch wenn die bis zum Schluss teilnehmenden Patienten unter Antidepressiva viel besser abschnitten als die Patienten in der Placebo-Gruppe.

Da meist 20 – 35 Prozent aller Studienteilnehmer in Antidepressiva-Studien vorzeitig abbrechen (STASSEN u. a. 1993), fallen diese mit ihren Werten stark ins Gewicht – was die Gesamtergebnisse von der Art der Einbeziehung dieser Studienabbrecher abhängig macht. Wenn man sie aber nicht mit einbezieht, ist das Bild dann verfälscht, wenn unterschiedliche Abbruchraten in den Behandlungsgruppen vorliegen und wenn die Patienten, die abbrechen, von Natur aus eine andere Prognose haben als die sonstigen Studienteilnehmer.

Die LOCF-Auswertung wird daher in Medikamentenstudien häufiger verwendet, da sie solider erscheint. In der Meta-Analyse von Kirsch und Moore war der Unterschied zwischen dem Placebo-Effekt und der Wirkung der Antidepressiva allerdings dann geringer, wenn die OC-Analyse mit lediglich denjenigen Patienten, die tatsächlich auch die Studie abschlossen, verwendet wurde. Für etliche Studien verschwand auch die statistische Signifikanz des Unterschiedes Antidepressivum versus Placebo, wenn anstatt der LOCF- die OC-Methode zur Anwendung kam. Während über alle Antidepressiva-Studien hinweg unter Verwendung der LOCF-Analyse 79 Prozent der Antidepressiva-Wirkung vom Placebo erreicht wurde, waren es 85 Prozent in der OC-Analyse. Die Verwendung der LOCF-Auswertung hat damit Auswirkungen auf die Ergebnisse der Studien. Verschiedene Auswertungstechniken sollten daher immer gegenübergestellt werden. Die Schlussfolgerungen von Kirsch und Moore aus ihrer Analyse sind bedenkenswert. Wenn die Wirkung von Placebo und Antidepressivum *additiv* wäre, also die spezifische Antidepressiva-Wirkung *zusätzlich* zur unspezifischen Wirkung unter jeder Art von Behandlung (also auch unter Placebo) aufträte, könnte man die pharmakologische Wirksamkeit antidepressiver Substanzen klinisch vernachlässigen. Dann betrüge diese zusätzliche spezifische Wirkung nur zwei Punkte auf der Hamilton-Skala. Wenn sie nicht additiv wären, Placebo also grundsätzlich anders wirkte als ein Antidepressivum, müssten andere experimentelle Studienformen gewählt werden, um die antidepressive Wirkung zu erforschen. Denn klinische Studien, die placebokontrolliert sind, basieren auf der Annahme einer zur Placebo-Wirkung erhöhten Wirkung der untersuchten Substanz. Dies bedeutet, dass eine Substanz nur dann als »wirksam« betrachtet wird, wenn die erwünschte klinische Veränderung signifikant größer ist als unter Placebo – die Wirkstärke des Medikaments entspricht dann der Differenz zwischen der durchschnittlichen Veränderung in der Medikamenten- und der Placebo-Gruppe.

Als Beispiel für eine fehlende additive Wirkung von Substanzen führen die Autoren Alkohol an. Placebo-Alkohol, von dem der Proband glaubt, es sei wirklicher Alkohol, hat eine Wirkung, die nicht beobachtet wird, wenn echter Alkohol heimlich verabreicht wird – während echter Alkohol Wirkungen hat, die vom Placebo-Alkohol nicht erreicht werden. Die *Vorstellung*, Alkohol einzunehmen, löst andere physiologische Wirkungen im

Körper aus als echter Alkohol. Für die Antidepressiva-Wirkung ist die Untersuchung der Frage nach additiver oder nichtadditiver Wirkung wichtig, da jede dieser Substanzen Nebenwirkungen hat, die nur zu rechtfertigen sind, wenn eine spezifische Wirkung eines Medikamentes vorliegt (dazu siehe das folgende Unterkapitel). Ein Studiendesign zur Untersuchung dieses Problems wäre das sogenannte balancierte Placebo-Design. Bei dieser Studienform wird zunächst, nach Zustimmung der teilnehmenden Personen, der einen Gruppe eine aktive Substanz und der anderen ein Placebo verabreicht. Der Hälfte der Teilnehmer *in jeder Gruppe* wird mitgeteilt, dass sie Placebo erhalten, der anderen, dass sie ein aktives Medikament erhalten. Damit wird die Hälfte der Probanden fehlinformiert, was eine Beurteilung der tatsächlichen antidepressiven Wirkung und des Placebo-Effektes sowie der möglichen Additivität erlauben würde. Ein Viertel der Probanden gehört jeweils einer der Gruppen an:

○ (a) aktive Substanz und Glaube des Probanden, dass die aktive Substanz gegeben wird (dies würde zur Summierung von Medikamenten- und Placebo-Wirkung führen),

○ (b) Placebo und Glaube, dass das aktive Medikament verabreicht wird (dies erlaubt die Beurteilung des reinen Placebo-Effektes),

○ (c) aktive Substanz und Glaube, dass Placebo verabreicht wird (dies erlaubt die Beurteilung des reinen medikamentösen Effektes), und

○ (d) Placebo und Glaube, dass Placebo verabreicht wird.

Das ethische Problem bei diesem Studiendesign besteht jedoch in der vorübergehenden, aber bewussten Täuschung der teilnehmenden Patienten. Dies kann nicht in Kauf genommen werden.

Allerdings muss hier berücksichtigt werden, dass der Vergleich der mittleren Veränderung von Werten einer Skala nur Durchschnitte zeigt. Es gibt Studienteilnehmer, bei denen das Medikament deutlich besser als das Placebo wirkt, bei anderen gibt es keinerlei Unterschiede oder das Placebo wirkt besser. Daher muss immer auch die Rate an Gesundungen oder Remissionen im Vergleich zweier Behandlungsgruppen verglichen werden. Wenn man dies tut, muss man jedoch eine Schwelle festlegen, oberhalb derer man von Remission oder »Gesundung« und unterhalb derer man von »Nicht-Gesundung« oder fehlender Remission spricht. Diese Schwelle ist oft willkürlich, und viele Informationen gehen verloren, wenn man die Studienteilnehmer schlicht in diese zwei Gruppen einteilt. Denn Teilnehmer, deren Werte sich gerade um diese Schwelle bewegen (und einmal als gesundet, ein anderes Mal als nichtgesundet klassifiziert werden), können klinisch oft gar nicht unterscheidbar sein.

Zwei weitere Probleme können nicht unberücksichtigt bleiben. Sollten sich Antidepressiva tatsächlich bei vielen Patientinnen und Patienten in ihrer Wirkung als Placebo-ähnlich oder in ihrem Nutzen als nur mäßig über die Placebo-Wirkung hinausgehend herausstellen, dann würde dies zu einem großen Dilemma führen. Der Arzt müsste, um die Placebo-Wirkung eines Antidepressivums zu nutzen, jedem seiner Antidepressiva-Patienten vortäuschen, es handele sich tatsächlich um gut wirksame oder mit hoher Wahrscheinlichkeit wirksame Medikamente. Denn die Placebo-Wirkung würde nicht eintreten, wenn der Arzt nicht glaubhaft seine positive Meinung vom Medikament vermitteln würde, das ärztliche Handeln also nicht Teil einer allgemein akzeptierten (Behandlungs-)Kultur wäre.

Dies ist ethisch jedoch problematisch, zumal wenn man von einem begrenzten spezifischen Nutzen bei vielen Patienten ausgeht, da die unerwünschten Nebenwirkungen der Antidepressiva dann leichtfertig in Kauf genommen würden. Ein tatsächliches Placebo (ohne pharmakologische Wirkung und daher auch ohne direkte Nebenwirkungen) als Antidepressivum zu verwenden, wäre allerdings unehrlich und nicht lange durchzuhalten.

Allein aufgrund dieser Überlegungen erscheint es vom Behandlungsziel aus betrachtet notwendig, aktive Substanzen zu verwenden, von denen die Mehrheit der Ärzte überzeugt ist, auch wenn die spezifische Wirkung nur moderat ist oder nur ein Teil der Patienten einen echten *Zusatznutzen* verspürt. Eine eingehende und objektive Untersuchung der Antidepressiva-Wirkung erschiene daher in dieser Logik nicht sinnvoll.

Die oft unterschiedlich interpretierbaren und nicht selten verzerrten Resultate der Antidepressiva-Studien werden daher in unserer Kultur so lange gültig bleiben, bis neue Substanzen vermarktet und verfügbar sind – oder bis anderen Therapien eine vergleichbar große Bedeutung und Wirkung zugeschrieben wird. Dass es »neue« und möglichst teure Substanzen sein *müssen*, die die alten ablösen, legt eine originelle Studie aus den USA nahe (Waber u. a. 2008). Die Autoren stellten 82 gesunde Probanden mittels einer Werbekampagne zusammen, in der ein neues Opioid-Analgetikum (ein Schmerzmittel) angepriesen wurde. Die Teilnehmenden wurden zufallsmäßig in zwei Gruppen geteilt. Der einen Hälfte wurde mitgeteilt, dass das neue Medikament 2,50 $ pro Tablette, der anderen, dass die Tablette 0,10 $ koste. Alle Teilnehmenden erhielten jedoch tatsächlich ein Placebo.

Das Protokoll folgte einer Standardmessreihe zur Messung von Schmerz: Die Personen erhielten kleine elektrische Entladungen am Ellenbogen und mussten auf einer visuellen Analog-Skala die Schmerzstärke angeben. Nach Einnahme der Placebos (der vermeintlichen Schmerzmittel) erzielte die Gruppe, die von dem höheren Preis des »neuen Medikamentes« ausging, eine signifikant stärkere Schmerzreduktion als die andere Gruppe, die von einem geringeren Preis ausging. Kommerzielle Eigenschaften und Werbung sind daher ein wesentliches und wirksames Mittel der Placebo-Verstärkung. Dies trägt zur Popularität teurer Medikamente wie der SSRI bei, erklärt aber auch, warum Patienten nicht selten nach dem Wechsel eines Markenpräparates auf ein Generikum (ein billigeres Präparat mit identischen Inhaltsstoffen) einen Wirkungsverlust verspüren.

Ein weiteres Problem sind die unerwünschten Nebenwirkungen der Antidepressiva, deren Auftreten den Klinikern, die in Medikamentenstudien involviert sind, häufig anzeigen, ob der Patient das Placebo einnimmt oder die aktive Substanz. Nebenwirkungen sind zwar unerwünscht, haben aber ihre Bedeutung insofern, dass sie die Beurteilung des Studienarztes im Hinblick auf eine erwartete antidepressive Wirkung bei erwarteter Nebenwirkung fördern oder sogar induzieren können, sofern der primäre Ergebnisparameter eine Fremdbeurteilungsskala ist. Damit wird meist, wie bei den Antipsychotika, die Verblindung einer Studie aufgehoben. S. R. Fisher und R. P. Greenberg (1989, S. 10 und 122) schreiben etwa dazu:

> »[...] dass es gute Gründe gibt, anzunehmen, dass die meisten Studien zu Antidepressiva nicht unter echten Doppelblind-Bedingungen durchgeführt wurden.« Und: »Die wichtigsten Hindernisse für eine

angemessene und rationale Bewertung der Antidepressiva sind das Scheitern bei der Verwendung von Placebos, die außerordentliche Selektivität der Stichproben und die miasmische [unklare] Vielzahl von Definitionen dessen, was ›therapeutische Wirkung‹ heißt.« (Eigene Übersetzung)

Beide Problembereiche zeigen wiederum, dass es vor allem auch die Wirksamkeit*erwartungen* des Arztes und der Patienten sind, die in der Psychiatrie anzeigen, ob eine Therapie als sinnvoll erlebt wird oder nicht. Diese Wirksamkeitserwartungen können genutzt und instrumentalisiert werden, wie auch eine Meta-Analyse von 42 Studien zu SSRI zeigt, die der schwedischen Zulassungsbehörde eingereicht wurden (MELANDER u. a. 2003). Der Vorteil einer Auswertung von Zulassungsstudien besteht darin, dass der Behörde sämtliche Studiendaten zu einem Antidepressivum und nicht nur die in Fachzeitschriften publizierten vorgelegt werden müssen. Ein Vergleich der Auswertungen dieser Daten mit den Daten aus den Publikationen kann daher auf Publikationsbias durch Doppel- und Mehrfachveröffentlichung gleicher Daten und auf selektive Veröffentlichung bestimmter erwünschter Ergebnisse hinweisen.

Die Autoren konnten 38 Publikationen der 42 bei den Zulassungsbehörden eingereichten Studien identifizieren. In diesen Publikationen waren Mehrfachpublikationen eingeschlossen, sodass weniger als 38 Studien in einer eigenen Einzelveröffentlichung publiziert waren. Einige Studien wurden nur in zusammengefassten (gepoolten) Übersichtsartikeln erwähnt.

Von den 42 eingereichten Studien fanden 21 heraus, dass der untersuchte SSRI wirksamer als das Placebo war. 19 dieser 21 für SSRI vorteilhaften Studien wurden als Einzelpublikationen veröffentlicht. Dagegen wurden nur sechs jener 21 Studien, die keine überlegene SSRI-Wirkung zeigten, einzeln publiziert. In allen vier Studien, die nie in der Forschungsliteratur auftauchten, gab es keine signifikante Überlegenheit der SSRI gegenüber Placebo. Während die meisten den Zulassungsbehörden eingereichten Studien die Ergebnisse sowohl in der Intent-To-Treat-Analyse als auch in der Per-Protocol-Analyse (in die nur die Patienten ohne Studienabbruch oder Protokollverletzung eingeschlossen waren) berichteten, wurden nur in zwei der Einzelpublikationen die Intent-To-Treat-Ergebnisse berichtet.

Die Auswertung der Daten zeigte, dass die methodisch hochwertigere Intent-To-Treat-Analyse fast durchgehend weniger vorteilhafte Ergebnisse erbrachte als nur die Auswertung der zu Ende Behandelten in der Per-Protocol-Analyse. In der ITT-Analyse gehen alle randomisierten Patienten in die Auswertung ein, also auch diejenigen, die die Studie abbrechen oder herausgenommen wurden. Die Studienabbrecher werden beispielsweise als Therapie*versager* gewertet oder ihr Score auf der Depressionsskala bei Studienabbruch wird als Endwert herangezogen. Das Ausmaß der Wirksamkeitsüberschätzung allein aufgrund der Auswahl des statistischen Verfahrens betrug 10 – 25 Prozent.

Nach systematischer Zusammenführung der eingereichten im Vergleich zu den publizierten Daten zeigte sich ferner, dass sich fast alle SSRI bei Betrachtung der vollständigen Daten in ihrer Wirkung weniger stark vom Placebo unterschieden als bei Betrachtung nur der veröffentlichten Daten. Ein bestimmter SSRI zeigte in der Auswertung der vollständigen Daten sogar keine dem Placebo überlegene Wirkung mehr, während ein anderes Präparat, welches in veröffentlichten Studien den anderen SSRI in der Effektstärke überlegen schien, dann nur noch ebenso moderat wirksam war wie die meisten anderen SSRI. Die Autoren schlussfolgern, dass neben der Mehrfachpublikation und selektiver Veröffentlichung vorteilhafter Daten die interessegeleitete Verwendung der Statistik für eine deutliche Überschätzung der Wirksamkeit der Medikamente verantwortlich war. Einen originellen Ansatz zum Nachweis dieser These verfolgten auch der italienische Psychiater C. Barbui und seine Mitarbeiter in ihrem oben erwähnten Artikel ›Wish Bias‹ *in Antidepressant Drug Trials?* (BARBUI u. a. 2004). In diesem systematischen Überblick aller veröffentlichten doppelblinden randomisierten Studien zu Fluoxetin (*Prozac* in den USA) zeigte sich, dass die Wirksamkeit dieses SSRI ganz unterschiedlich erschien, je nachdem ob das Medikament als zu prüfende Testsubstanz oder als Vergleichssubstanz für andere Antidepressiva zum Einsatz kam. Es gab einen nichtsignifikanten Trend zur Überlegenheit von Fluoxetin in jenen Studien, in denen die Substanz als experimentelle Substanz gegen andere Antidepressiva untersucht wurde, während Fluoxetin im Trend den anderen Antidepressiva unterlegen war, wenn Fluoxetin als Vergleichssubstanz verwendet wurde. Dieses Ergebnis kann nicht dem verfälschenden Einfluss anderer unabhängiger Variablen (dem sogenannten *confounding*) zugeschrieben werden, da dieser herausgerechnet wurde.

Auch Turner und Kollegen von der psychiatrischen Abteilung der Universität Portland in Oregon konnten in einer systematischen Recherche darlegen, dass nur etwa ein Drittel (31 Prozent) der den Zulassungsbehörden vorliegenden Studien zu Antidepressiva publiziert sind und dass die Wahrscheinlichkeit der Publikation vom Ergebnis der Studie abhing (TURNER u. a. 2008): Von den 31 Studien, die ein positives Ergebnis für das jeweilige Antidepressivum zeigten, war lediglich eine nicht publiziert. Die Studien mit Negativergebnissen oder unklaren Ergebnissen waren entweder nicht publiziert (22 Studien) oder auf eine Art und Weise publiziert, die sogar ein *positives* Ergebnis nahelegte. Dies bedeutet, dass die vorliegenden veröffentlichten Studien nur einen Teilausschnitt der verfügbaren Evidenz darstellen, sodass sich der Kliniker über die Publikationen kaum mehr ein ausgewogenes Bild von den Substanzen machen kann.

In jüngster Zeit wurde die Diskussion um die generelle Wirksamkeit der SSRI erneut mit einer Arbeit aus der Forschergruppe um Irving Kirsch angestoßen (KIRSCH u. a. 2008). Kirsch und Kollegen zeigten unter Nutzung der den US-amerikanischen Zulassungsbehörden eingereichten vollständigen Daten von vier neueren Antidepressiva, dass die Unterschiede in der Verbesserung der psychiatrischen Skalen zwischen Medikament und Placebo mit dem Schweregrad der Depression zunahmen, wobei lediglich bei schweren Formen der Depression der Unterschied zu Placebo überhaupt klinisch signifikant war. Sie schlussfolgern, dass bei schweren Depressionen nicht in erster Linie ein verbessertes Ansprechen auf die Antidepressiva vorläge, sondern ein verringertes Ansprechen auf Placebo.

Wäre dieser Befund auch für andere Antidepressiva zutreffend, würde dies bedeuten, dass eine medikamentöse antidepressive Behandlung eigentlich nur bei schwerer Depression zu rechtfertigen sei. Ob dies zutrifft, bleibt ungeklärt, insbesondere da auch die Untersuchung von Kirsch und Kollegen Schwächen aufweist. So schloss sie beispielsweise nur einen geringen Teil der heute verfügbaren neuen Antidepressiva ein. Außerdem sagen Durchschnittswerte wenig darüber aus, wie viele Patienten wirklich von den Medikamenten profitierten. Und schließlich bleibt weiterhin unklar, ob nicht doch eine geringe Verbesserung auf einer Skala für manche Patienten relevant ist (TURNER/ROSENTHAL 2008).

Betrachtet man die Ergebnisse der Auswertungen von J. KIRSCH und Kollegen (2008), dann ist allerdings eine unkritische Haltung gegenüber veröffentlichten Antidepressiva-Studien, die von den jeweiligen Herstellern der Medikamente finanziert wurden, nicht mehr zu rechtfertigen. Auch einige forschende Psychiater verfallen einem Phänomen, das sie bei vielen Patienten diagnostizieren: *kognitive Voreingenommenheit*. Depressive Patientinnen und Patienten beziehen häufig unerfreuliche Ereignisse in der Umwelt auf sich und entwickeln ein negativ gefärbtes Weltbild (die »kognitive Triade«). Den Psychiatern wird von manchen Forschern und Arzneimittelherstellern oft das präsentiert, was sie sehen sollen. Die Ergebnisse sind sehr von der Methode abhängig – und eröffnen damit einen Interpretationsspielraum. Und dieser wird »genutzt«, obgleich von bewusster Fälschung der Daten in den seltensten Fällen auszugehen ist. Zu den großen Herausforderungen einerseits für forschende und klinisch tätige Psychiater, praktizierende Ärzte und Therapeuten sowie andererseits für ihre Patienten gehörten daher a) die Weiterentwicklung von Methoden zur Realitätskontrolle und b) die Überprüfung der Grundannahmen, die in der Behandlung der Depression zum Tragen kommen. Patienten und Therapeuten könnten hierbei gegenseitig hilfreich sein.

Aus den Studien zu SSRI und den Vermarktungsstrategien können eine Reihe von Schlussfolgerungen gezogen werden. Die seit Jahren andauernde Diskussion zur Suizidalität unter SSRI zeigt vor allem eines: dass es keinen Sinn hat, Forschungsergebnisse zu unterdrücken, weil befürchtet wird, dass diese Ergebnisse eine *strategische* Gefahr darstellen oder argumentativ gegen eine vorher festgelegte »Wahrheit« verwendet werden können. Die Argumentation zu neueren Antidepressiva wird von dem Bemühen beherrscht, deren *generelle* Wirksamkeit darzustellen. Zu wenig berücksichtigt bleibt hierbei oft die Frage, *wem* sie denn nutzen. Dies ist jedoch der entscheidende Punkt in der Anwendung therapiebezogener Forschung.

Wenn wir akzeptieren, dass eine medikamentöse Therapie für einige sehr nützlich, aber für andere wenig hilfreich oder gar schädlich ist, kann weitere Forschung stimuliert werden. Wenn Zweifel an der *universellen und spezifischen* Wirksamkeit der Antidepressiva zu der Befürchtung führt, das zentrale Dogma »Antidepressiva als First-Line-Option für die Depression« gerate ins Wanken und müsse verteidigt werden, dann kann dies zu einer Verfälschung und Ideologisierung der Argumentation und der Forschungskultur führen.

Die pharmazeutische Industrie ist nachvollziehbar daran interessiert, in einer Zeit der genaueren Erforschung und Betonung toxischer und anderer unerwünschter Effekte zu verhindern, dass Behandler und Patienten von der Wirkung der Antidepressiva enttäuscht sind und den Studienergebnissen, so wie sie publiziert sind, und damit oft auch den Ärzten, nicht mehr ohne weiteres vertrauen. Daher werden mithilfe besonderer Interessengruppen, die als Herausgeber von Zeitschriften, als Referenten auf Kongressen, als Berater und in vielfältigen Rollen innerhalb professioneller und anderer Organisationen auftreten, kritische Daten eher zurückhaltend dargestellt und wissenschaftliche Diskussionen erschwert. Subgruppenanalysen wurden teilweise vage mit dem Argument der Unwissenschaftlichkeit zurückgewiesen.

In der Praxis handeln Kliniker, die von der Ja/Nein-Dichotomie (wirksam/nicht wirksam) geprägt sind, oft so, dass sie bei Nicht-Ansprechen auf die Psychopharmako-Therapie primär die Dosis erhöhen oder andere Medikamente hinzufügen, ohne die Möglichkeit des Nichtansprechens auf Medikamente zu akzeptieren oder andere Therapien anzubieten. Es wird zudem nicht gesehen, dass ein bestimmtes Medikament über die bekannten unerwünschten Nebenwirkungen hinaus auch bezüglich des Langzeitverlaufs schädlich sein kann.

Der Blick zurück in die Mitte des 20. Jahrhunderts ist bei der Beurteilung von Antidepressiva und für ihre fachliche Einschätzung hilfreich.

Die trizyklischen Antidepressiva und die MAO-Hemmer kamen Ende der fünfziger Jahre des 20. Jahrhunderts auf den Markt. In dieser Zeit war nicht absehbar, wie groß der Markt für antidepressiv wirkende Medikamente einmal sein würde. Es gab keine validen epidemiologischen Studien zur Häufigkeit der Depression. Erst die große WHO-Studie, nach der mindestens hundert Millionen Menschen auf der ganzen Erde an behandlungsbe-

dürftigen Depressionen leiden sollten, schärfte das Bewusstsein für dieses psychiatrische Problem (SARTORIUS 1978). Obgleich die melancholische Depression als schwere Erkrankung erkannt wurde, betrachtete man die meisten Depressionen als selbstlimitierend und ohne spezifische Behandlung vorübergehend. Die Prognose wurde in den meisten Fällen als sehr günstig angesehen, wie einige Zitate namhafter Psychiater belegen:
»Die Depression ist insgesamt eine der psychiatrischen Erkrankungen mit der besten Prognose, mit oder ohne Behandlung eine Gesundung zu erreichen. Die meisten Depressionen sind selbstlimitierend, und der Anteil der spontanen oder Placebo-induzierten Verbesserungen ist oft hoch. Zum Beispiel zeigte sich in einer Serie von neun kontrollierten Studien bei stationären Patienten, dass 57 Prozent unter Placebo-Behandlung innerhalb von zwei und sechs Wochen eine Verbesserung erreichten.« (COLE 1964; eigene Übersetzung)
»Bei der Behandlung der Depression hat man immer einen Verbündeten, und zwar die Tatsache, dass die meisten Depressionen in eine spontane Remission münden. Dies bedeutet, dass es in vielen Fällen dem Patienten im Laufe der Zeit besser geht, egal, was man unternimmt.« (KLINE 1964, eigene Übersetzung)
»Der Placebo-Effekt in den Studien zu psychiatrischen Medikamenten ist oft so groß, dass spezifische pharmakologische Wirkungen manchmal schwer zu identifizieren sind, insbesondere dann, wenn Menschen behandelt werden, die einer der großen, heterogenen diagnostischen Kategorien angehören. Die Behandlung der Depression ist ein klares Beispiel hierfür.« (National Institute for Clinical Excellence 2004, eigene Übersetzung)
An diesen Zitaten lässt sich deutlich ablesen, dass es fachlich schon zu Beginn der Einführung der Antidepressiva Vorbehalte gab. Heute wird die chronische Natur der Depression, ihre Neigung zu immer wiederkehrenden Rückfällen und die Seltenheit einer echten Gesundung betont. So erleidet nach einer Depression etwa jeder zweite Betroffene eine weitere depressive Episode. Nach der zweiten und dritten Episode erhöht sich das Rezidivrisiko auf 70 bzw. 90 Prozent (KUPFER 1991). Nur bei einem Drittel der Patientinnen und Patienten kann mit einer vollständigen und

anhaltenden Remission gerechnet werden (WITTCHEN u. a. 2000). Diese Daten schaffen eine Nachfrage nach besseren Therapien – und setzen Kliniker und Forscher, die die Skepsis der älteren Psychiater teilen und eine Zurückhaltung der Medikation bei leichteren und mittelschweren Depressionen befürworten, dem Vorwurf der Verharmlosung aus. Auch dies ist ein Erfolg medizinischen Marketings.

SSRI und Suizidalität

Randomisierte Studien fanden in vielen Indikationsbereichen in der Psychiatrie nur mäßige Effekte der medikamentösen Behandlung auf die Reduktion der Sterbefälle, selbst bei optimaler Behandlung (MELTZER u. a. 2003; KHAN u. a. 2001; LINEHAN u. a. 1991; BURNS u. a. 2005). Dieses Faktum muss vermutlich schlicht akzeptiert werden, erscheint aber wenig plausibel, wenn man von einer Verbesserung der Depressivität und der Lebensqualität durch die Therapie ausgeht.

Bei der Depression ist die Suizidalität ein bedeutendes Risiko, das zu beherrschen ein ausdrückliches Ziel der Behandlung darstellt. Für die Beziehung zwischen antidepressiver Behandlung und Suizidalität ist es jedoch außergewöhnlich wichtig, zwischen akuter Suizidalität und langfristiger Suizidalität oder sonst langfristigen Trends zu unterscheiden. Während ein antisuizidaler Effekt eines Antidepressivums direkt beobachtet werden kann, ist die langfristige Beurteilung unter antidepressiver Therapie schwierig und Ursache-Wirkungs-Beziehungen sind extrem unsicher. In einer globalen Betrachtung zeigte sich immerhin keine Verringerung der Suizidgesten und Suizidversuche trotz häufigerer Inanspruchnahme psychiatrischer Dienste und Einnahme von Medikamenten (KESSLER u. a. 2005 a).

Diese zunächst wertfreie Feststellung kann den Hintergrund bilden für die Diskussion einer möglichen problematischen Wirkung von Antidepressiva auf suizidales Verhalten und Denken bei einigen Menschen mit Depressionen.

Der Verkaufserfolg von *Prozac* (Fluoxetin) in den USA war darauf zurückzuführen, dass das Medikament nicht nur gegen Depression, sondern auch als Glückspille von Menschen ohne depressive Symptome gekauft wurde. Erst in den letzten Jahren werden allerdings die Daten zur Suizidalität unter Fluoxetin und anderen SSRI diskutiert. Mehrere Berichte in den Fachzeitschriften und allgemeinen Medien weisen darauf hin, dass dem Produzenten von *Prozac*, der Firma Lilly, schon in den achtziger Jahren bekannt war, dass ihre Substanz bei einer kleinen, aber nicht unbeträchtlichen Zahl von Patientinnen und Patienten suizidale Ideen und Verhaltensweisen förderte oder gar entstehen ließ. Anders als die Beinunruhe (Akathisie) tauchte diese »Nebenwirkung« bisher jedoch nicht in den Beipackzetteln auf. Suizidale Tendenzen wurden fast immer der Depression selbst oder einer Überdosierung zugeschrieben.

Sorgfältige Meta-Analysen – die sehr viel leichter durchzuführen wären, wenn die gesammelten Behandlungsdaten der pharmazeutischen Unternehmen zugänglich wären – zeigen, was die klinische Erfahrung bestätigt (HEALY 2003): Bei vielen Patienten mit einer Depression scheint Suizidalität vermindert zu werden, wenn sie Antidepressiva einnehmen. Bei einer nicht unbeträchtlichen Gruppe kann die Suizidalität jedoch auch verstärkt werden. Im Vergleich zu Placebos ist das Risiko suizidaler Gedanken (nicht das Suizidrisiko!) anfangs um etwa das Doppelte erhöht, wenn SSRI genommen werden. Es gibt eine gute Evidenz, dass unter SSRI suizidale Handlungen häufiger sind als unter klassischen Antidepressiva (DONOVAN u. a. 2000; JUURLINK u. a. 2006). In jüngster Zeit musste der Hersteller von Paroxetin bekannt geben, dass das Suizidrisiko unter diesem Medikament bei Erwachsenen im Vergleich zur Placebo-Behandlung 6,7-fach erhöht ist (www.fda.gov/medWatch/SAFETY/2006/paroxetineDHCPMay06.pdf, Zugriff am 30. Juni 2008).

Diese Ergebnisse werden durch epidemiologische Studien und Versuche an freiwilligen Probanden gestützt. Etwa einer von 100 depressiven, nicht suizidalen Patienten, die SSRI nehmen, entwickelt eine schwere Form von Angespanntheit und Ängstlichkeit, verbunden mit Akathisie, die zu Suizidversuchen führt. David HEALY (2000) vom North Wales Department of Psychological Medicine der Universität Wales betonte:

»[...] vermutlich haben sich 50 000 Menschen seit der Vermarktung von Prozac suizidiert, während sie dieses Medikament genommen haben, mehr als die Zahl derer, die dies ohne Behandlung getan hätten.« (In: GARNETT 2000, eigene Übersetzung)

Diese Vermutungen bleiben allerdings unbewiesen und werden auch nicht valide untersucht werden können. Die Erforschung der Suizidalität als Nebenwirkung antidepressiver Therapie ist jedoch bisher unzweifelhaft vernachlässigt worden, da sie den wirtschaftlichen Interessen der Pharmaunternehmen und den gängigen Paradigmen in der Psychiatrie zuwiderläuft. Von einer wettbewerbsbedingten Transparenz kann, wie bei vielen Psychopharmaka, nicht gesprochen werden. Auch von der fachpsychiatrischen Öffentlichkeit kommen Bedenken gegen eine allzu kritische Haltung. Argumentiert wird, wie häufig, mit den nicht absehbaren »Public Health«-Implikationen einer Übertreibung von Nebenwirkungen:

»Wenn das Ergebnis dieser negativen Presse darin besteht, dass Menschen mit Depression davon abgehalten werden, Behandlungen zu suchen, oder dazu motiviert werden, bei schweren Depressionen Medikamente zu verweigern, könnte die Kontroverse selbst zu mehr Suiziden führen, als die Medikamente jemals bewirkten.« (Kramer 2004, eigene Übersetzung)

Die Struktur unseres psychiatrischen Versorgungssystems mit allen finanziellen Anreizen oder Zwängen und der permanenten Sorge der Psychiater, trotz gesellschaftlich sanktioniertem Versorgungsauftrag nicht akzeptable oder akzeptierte Therapien anzubieten, kann auch hier die Sicht auf Behandlungsalternativen versperren. Dass pharmakologische Therapien der Depression zur Verschlimmerung eben dieser beitragen können, scheint – trotz solider Hinweise für einen Nutzen der Langzeitbehandlung bei etlichen Betroffenen (Fava 2003) – so undenkbar, dass eine methodisch hochwertige ideologiefreie Testung dieser Hypothese vermutlich noch lange auf sich warten lassen wird.

Ein wesentliches Problem steht jedoch hinter der zögerlichen Haltung der psychiatrischen Fachwelt: Was bleibt in der antidepressiven Routinebehandlung mit ihrer steigenden medizinischen Inanspruchnahme und dem zunehmenden Zeitdruck, wenn Antidepressiva problematisiert werden? Was *können* Psychiater dann noch?

Medikamente für die Persönlichkeit

Der Begriff der Krankheit ist, wie in Kapitel 2 gezeigt, in der Psychiatrie längst gesprengt. Die Medizin ist nicht mehr auf Krankheiten, wie sie bisher definiert wurden, beschränkt. Diese Tatsache muss zunächst völlig wertfrei betrachtet und bewusst gemacht werden. Sie ist mit dem Begriff »Medikalisierung« nur unzureichend beschrieben. Die SSRI bieten ein gutes Beispiel zur Analyse der Ausweitung der Medizin und ihrer Gründe.

Heutzutage werden neben der schweren »Melancholie« auch alle möglichen anderen Schwierigkeiten, die sich den Menschen stellen, also viele schmerzliche Begebenheiten und Traumata, Kränkungen und Enttäuschungen unter dem Begriff der Depression subsumiert. Mit dieser Ausweitung der Diagnose ging das Erscheinen der neuen Antidepressiva, der SSRI, einher.

Es ist kein Zufall, dass die SSRI zuerst in den USA entwickelt wurden, wo die Anforderungen an ein selbstbestimmtes Leben frei von störenden Bindungen, an eigene Initiative und selbst gemachtes Glück am frühesten und deutlichsten zu spüren waren. Im alten Europa spielten noch länger Verpflichtungen, Verantwortlichkeiten, Bindungen an Familie und Stand etc. eine Rolle. Die SSRI waren, wie der Soziologe Ehrenberg bemerkt, »die ersten Antidepressiva, die auf die Persönlichkeit wirkten und diese so veränderten, dass bei einer bestimmten Anzahl von Fällen die Menschen meinten, sie hätten nun die Freiheit, sie selbst zu sein« (EHRENBERG 2004, S. 149). Sie verminderten die Intensität von Konflikten oder die Folgen von Traumata, unabhängig von der Ursache.

Von vielen wurde dies ganz pragmatisch begrüßt, insbesondere vor der Veröffentlichung der Daten zur Suizidalität. Denn die neuen Medikamente passen in unsere Zeit, wie die Psychoanalyse in den Beginn des 20. Jahrhunderts: Die Verschreibung der SSRI mit »breitem Wirkspektrum« ist die Reaktion auf das Anwachsen der normativen Forderungen von heute: „Die Schwierigkeit, sich den Dingen zu stellen, kann ein Individuum teuer zu stehen kommen, das sich in einer Bahn bewegt, in der berufliche, familiäre oder affektive Rückschläge schnell kumulieren können. Wegen solcher Rückschläge kann man heute viel schneller sozial ausgeschlossen werden als früher.« (ebd., S. 251) Medikamente zur Behandlung dieser

Schwierigkeiten wären dann »Tonika« oder besser »Sozialika«, denn sie würden die Teilhabe am sozialen Leben fördern.

Man kann diese Perspektive, Medikamente auch für Lebensprobleme und nicht nur für Krankheiten zu verwenden, als utilitaristische Perspektive bezeichnen und den US-Amerikanern einen solchen Utilitarismus vorwerfen. Dies trifft das Problem jedoch nicht vollständig. Die Anforderungen unserer Gesellschaft sind nicht wegzuargumentieren: Eine hohe Leistung(sfähigkeit) und individuelles Handeln sind notwendig, um an der Gesellschaft teilzuhaben. Energieausfälle können teuer zu stehen kommen: Weil »man fortwährend auf der Höhe sein muss, ist Gehemmtheit eine Funktionsstörung, eine Unzulänglichkeit. Das Individuum wird institutionell gezwungen, um jeden Preis zu handeln und sich dabei auf seine inneren Antriebe zu stützen.« (ebd., S. 261) Ehrenberg argumentiert, dass in einer Gesellschaft, in welcher der Zwang zur persönlichen Initiative stark sei und in der die Verantwortung für Misserfolg vor allem auf den sozial Schwächsten laste, die Verhaltensmedizin ihre Berechtigung habe. Sie könne daher nicht moralisch verteufelt werden.

Diese Zusammenhänge machen jedoch ganz besonders deutlich, dass der Arzt eine *soziale* Aufgabe hat. Wir leben in einer Gesellschaft, die so ist, wie sie ist – ihre Entwicklungen, das heißt auch das, was mit »Medikalisierung« bezeichnet wird, zu verteufeln bedeutet gleichzeitig, die Gesellschaft zumindest zum Teil abzulehnen oder Realitäten auszublenden. Wir können an den Anforderungen, die an uns gestellt werden (und die insbesondere wirtschaftlicher Natur sind), als Einzelne wenig ändern. Ehrenberg zeigt eindrücklich, dass die Depression die Krankheit par excellence des demokratischen Menschen ist.

Depressionen als *Gehirnkrankheit* zu bewerben ist beides zugleich: ein Hohn und eine Wahrheit, da Gehirnveränderungen immer sichtbar sein werden und vom vermeintlich »wertfreien« forschenden Psychiater argumentativ verarbeitet und benutzt werden können. Zur Verminderung oder Entchronifizierung können psychiatrische Therapeuten allerdings kaum beitragen, wenn sie den sozialen Charakter des depressiven Zustandes leugnen. Konsequenterweise beschäftigt sich die globale Medizin und insbesondere der Bereich Public Health in den letzten Jahren verstärkt mit dem Begriff »social exclusion«, dem Ausschluss von der Teilhabe am sozialen Leben. Auch die Medizin sollte zur »social *inclusion*« beitragen.

SSRI sind, wie viele andere Substanzen in der Psychiatrie, auch medizinische Reaktionen auf soziale Probleme. Die Psychiatrie befindet sich, wie früher auch, am Schnittpunkt zwischen Medizin und Gesellschaft oder Medizin und Moral. Fraglich bleibt nur, ob durch die SSRI oder generell durch die »Sozialika« die Situation der Benachteiligten verbessert wird oder nicht. Unstrittig ist, dass durch die Ausweitung des Depressionsbegriffs weniger Zeit für die wirklich Erkrankten verbleibt. Ob diese fehlende Zeit durch technische Lösungen ersetzt werden kann, muss bezweifelt werden. Wenn neuere Antidepressiva wirklich besser wären als ältere Substanzen, Psychotherapien oder andere psychosoziale Behandlungen, dann wäre ihr hoher Preis zu rechtfertigen. Die Studienlage lässt allerdings erhebliche Zweifel entstehen. Und es bleibt abzuwarten, ob sich an der Wirkung der Medikamente etwas ändert, wenn nicht mehr die Therapeuten, sondern die Betroffenen die Beurteilungskriterien für den Erfolg der Antidepressiva bestimmen. Dies könnte formalisiert sein, indem Zulassungsbehörden patientenbezogene Ergebnisparameter fordern, oder es könnte durch eine Abstimmung mit den Füßen erfolgen: Fortführung der Medikation oder Einforderung von Alternativen.

4 Beeinflussung psychiatrisch Tätiger und Forscher

Gründe für die Dominanz der Psychopharmakotherapie
Marginalisierung der Sozialpsychiatrie

Für die Vernachlässigung der Erforschung sozialer Einflussfaktoren bei psychischen Störungen spielen Aspekte der Karriereplanung in der Psychiatrie eine nicht zu unterschätzende Rolle. Sozialpsychiatrische Forschung zu betreiben lohnt sich in Deutschland im Gegensatz zur Psychopharmaka- und Psychotherapieforschung gegenwärtig kaum und erschafft bisher eher selten das Fundament für eine medizinische Karriere. Kaum ein Psychiatrie-Lehrstuhl in Deutschland wird von einer Psychiaterin oder einem Psychiater besetzt, die Forschung im Bezugsfeld sozialer Einflüsse auf seelische Gesundheit oder *Public Mental Health* ernsthaft betreiben. Nur wenige sind übrig geblieben – ganz im Gegensatz zu anderen europäischen Ländern, in denen sich die sozialpsychiatrische Forschung zunehmend behauptet.

Auch die häufig vermeintlich »weicheren« Ergebnisse der psychiatrischen Versorgungsforschung und die anscheinend geringeren Publikationschancen werden als Argumente angeführt, die biologische Psychiatrie zu bevorzugen. Dies führt zu Nachwuchsproblemen in der Sozialpsychiatrie. Die Konsequenz ist in der Regel nicht die Forderung nach besserer sozialpsychiatrischer oder Versorgungsforschung, sondern das Eingeständnis vieler leitender Psychiater, dass neben den prestigeträchtigen biologisch orientierten Forschungsprogrammen eben auch »naturalistische« Forschung betrieben werden könne – insbesondere, wenn dies strategisch und politisch opportun erscheint und es der Außendarstellung des Klinikums oder des Fachgebietes dient. Zudem kann es sich kaum ein Wissenschaftler nach einer langen Durststrecke als forschender Assistenz- und Oberarzt leisten, ernsthaft Kritik an den gegenwärtigen Forschungs- und Versorgungsparadigmen zu üben. Zu groß ist der Preis, bei Drittmittelvergaben nicht berücksichtigt und von Kollegen kritisiert oder gemieden zu werden. Dies ist auch ein wichtiger Grund, weshalb in Gesundheitssystemen wie dem englischen oder den skandinavischen weitaus kritischere und vielfältigere Forschung betrieben werden kann: Die Dominanz privater und Konformismus belohnender Forschungsfinanzierung ist etwas geringer als in Deutschland. Und staatliche, aber auch europäische Forschungsförderung ist für die Gemeinde- und Sozialpsychiatrie deutlich aufgeschlossener.

Die meisten Forschungsergebnisse sind falsch

Die Situation an den Universitäten bewirkt, dass dort geforscht wird, wo hochrangige Publikationen zu erwarten sind. Dies ist aus Sicht des Forschers durchaus rational. Es sollte jedoch bedacht werden, dass viele wissenschaftliche Studien nur deshalb durchgeführt werden, um Akademikern zu Titeln zu verhelfen. Dieses Ziel wird am ehesten erreicht, wenn paradigmenkonforme Hypothesen getestet werden.

John Ioannidis, ein Experte in evidenzbasierter Medizin und klinischer Epidemiologie, der sowohl an der Universität von Ioannina in Griechenland (epidemiologische Abteilung) als auch an der Tufts University in Boston, Massachusetts, arbeitet, zeigte in einem kontrovers diskutierten Artikel, warum die meisten publizierten Forschungsergebnisse falsch sind (IOANNIDIS 2005). Sein zentrales Argument besteht darin, dass ein bedeutender Teil der Studienergebnisse lediglich die zum Zeitpunkt der Publikation vorherrschenden Erwartungen und Paradigmen als Verzerrungen (bias) wiedergeben.

Interessanterweise führt er in seinem Artikel die Schizophrenie als Erkrankung und als Forschungsfeld gleich zweimal exemplarisch an, und zwar:

1. zur Stützung der Hypothese, dass insbesondere dort, wo eine größere Variabilität von Forschungsdesigns, von Definitionen und Ergebnisparametern und viele verschiedene Skalen zur Anwendung kommen, die Wahrscheinlichkeit falscher Forschungsergebnisse hoch ist;
2. zur Darstellung des niedrigen Wahrheitsgehaltes der Ergebnisse der genetischen Forschung bei der Schizophrenie.

Die Schizophrenie, wie wir sie heute definieren, ist nach gegenwärtigem Stand unseres Wissens *multi*faktoriell bedingt und damit *vielfältigen* Einflüssen unterworfen. Alle Hypothesen zu einer Verknüpfung genetischer Marker mit der Schizophrenie hatten bisher eine so niedrige Pre-Study-

Wahrscheinlichkeit, wahr zu sein, dass eine behauptete und publizierte Gen-Assoziation bei der Schizophrenie nur eine Chance von 4,4 x 10^{-4} hatte, auch tatsächlich das Risiko einer Schizophrenie vorauszusagen. Dies konnte allein durch statistische Simulationen gezeigt werden. Dies bedeutet, dass im besten Fall nur jedes tausendste Forschungsergebnis richtig ist, welches ein erhöhtes Schizophrenie-Risiko bei Vorliegen einer bestimmten genetischen Konstellation behauptet.

Folgende Bedingungen sind nach Ioannidis verbunden mit einer geringen Wahrscheinlichkeit, dass ein Forschungsergebnis wahr ist:

○ geringe Studiengrößen,

○ kleine Effektstärken (ein Beispiel hierfür sind die genetischen Risikofaktoren für multifaktorielle Erkrankungen wie die Schizophrenie),

○ große Zahl und geringe Vorauswahl der untersuchten Kausalzusammenhänge in einem Forschungsgebiet,

○ große Flexibilität der Forschungsdesigns, Definitionen, Ergebnisparameter und der analytischen Modelle (ein Beispiel hierfür sind die Schizophrenie-Skalen),

○ starke finanzielle und andere Interessen und Vorurteile in einem Forschungsbereich,

○ heiß umkämpfte Forschungsgebiete (je mehr Teams involviert sind, also je mehr Wettbewerb herrscht).

Viele dieser Faktoren treffen auf die Psychiatrie, insbesondere auf die beiden großen Indikationen »Depression« und »Schizophrenie« zu.

Die künstliche Welt der Psychiatrie

Das Bedürfnis der Psychiater, auf der Basis seriöser, erfolgreicher und den anderen Disziplinen der Medizin gleichrangiger wissenschaftlicher Ergebnisse zu arbeiten, spielt eine bedeutende Rolle in der Anwendung und Befürwortung bestimmter Therapien. Dies betrifft die individuelle Arzt-Patienten-Ebene, die von unfreiwilligen Arztkontakten und vielen Kränkungen aufseiten des Arztes geprägt ist, als auch die Ebene der gesamten psychiatrischen Versorgung. Karl JASPERS (1973, S. 8) wies schon vor mehr als fünfzig Jahren auf die Kränkung des Krankenhauspsychiaters hin, die daraus entstehe, dass sich viele Patienten gar nicht erst behandeln lassen wollen. Der Psychiater befände sich daher in einer anderen Beziehung zum Patienten als seine nichtpsychiatrischen Kollegen. Er versuche diesen Unterschied so weit als möglich zu vernachlässigen, indem er bewusst seine rein medizinische Herangehensweise betone.

Der neurobiologische Zukunftsoptimismus in der Psychiatrie und das Beharren darauf, dass neben der Schwere der genetischen Belastung vor allem die mangelnde Compliance und krankheitsbedingte Kooperationsunwilligkeit der Patienten für chronische und ungünstige Krankheitsverläufe verantwortlich seien, ist möglicherweise auch ein Selbstschutz. Schon seit Jahrzehnten kommt man den Ursachen der Schizophrenie Jahr für Jahr »entscheidend näher«. Weder Rezeptorstudien noch andere Forschungsergebnisse aus der Bildgebung oder der Laborchemie haben bisher valide Hinweise auf die Ätiologie oder Pathogenese der Schizophrenie ergeben. Vielmehr ist einer der solidesten Befunde der *schädliche Einfluss* hoher Dosen klassischer Neuroleptika.

Diese Diskrepanzen zwischen Anspruch und Wirklichkeit sind tief in der Psychiatriegeschichte verwurzelt. Die nüchterne Bewältigung dieser Geschichte durch das eigene Fach könnte zu einem neuen Verständnis der vielfältigen psychosozialen Probleme psychiatrischer Patientinnen und Patienten führen. Um zu verhindern, dass sich die Prophezeiung einer von Medikamenten und vom Versorgungssystem abhängigen Defizit-Population nicht weiter erfüllt, müssen von den psychiatrisch Tätigen Methoden der geistigen Selbstverteidigung gegen einseitige Medikalisierung, gegen subtile oder direkte Beeinflussung von Verordnungsentscheidungen sowie gegen die Verschleierung der sozialen Bezüge in der Psychiatrie entwickelt werden. Sozialpsychiatrisches Denken kann eine derartige Selbstverteidigung sein (auch wenn die Sozialpsychiatrie als gescheitert oder ideologisch belastet gilt) – ebenso die Beschäftigung mit dem Begriff der Evidenz und dem Erkenntnisproblem in der Psychiatrie.

Wenn es nicht gelingt, die Psychiatrie wieder in den Gesellschaftsdiskurs zu integrieren, werden auch die psychosoziale Kompetenz der Psychiater und deren Fähigkeit weiter abnehmen, die kommunikativen und sozialen Probleme ihrer Patienten zu erkennen und in den Mittelpunkt zu stellen. Niedergelassene Psychiater haben dies oft stärker verinnerlicht als die in

Kliniken tätigen, da sie die Patienten in ihren Lebensbezügen sehen und nicht in der künstlichen Welt des Krankenhauses oder der Scanner.

Neurologie und Psychiatrie

Der professionelle psychiatrische Blick muss notwendigerweise auf das Pathologische fallen. Ohne ein gelerntes Verständnis davon, wie sehr die Wahrnehmung und Definition des Pathologischen bei psychischem Erleben von den Voreingenommenheiten des Beobachters oder Behandlers bestimmt wird, muss für die meisten Psychiater das Matching von Symptomatik und Pharmakotherapie in der praktischen Arbeit weiterhin die dominante Rolle spielen. In der neuropsychiatrischen Gegenwart wird zwar berücksichtigt, dass auch Patienten in ein Lebensumfeld eingebettet sind – das Primat ist jedoch das der Behandlung der Gehirnerkrankung und nicht der sozialen Einbettung. Der Erweiterung des Blickwinkels in der Psychiatrie wurde insbesondere in den USA oft skeptisch begegnet. So schreiben die amerikanischen Psychiater S. C. YUDOFSKY und R. E. HALES (2002) in einem Editorial des *American Journal of Psychiatry*:
»Melvin Sabshin [...] untersuchte diese schrittweisen Veränderungen [in der Psychiatrie im Laufe der Zeit] und wies darauf hin, dass sich die Psychiatrie in der Mitte des 20. Jahrhunderts von einem Gebiet, das in der strukturellen Neuropathologie verwurzelt war, hin zur Psychoanalyse, zur Gemeindepsychiatrie und Sozialpsychiatrie entwickelte. Er fasste die verheerenden Effekte dieser konzeptionellen Veränderungen wie folgt zusammen: ›Die Kombination einer Erweiterung der Grenzen der Psychiatrie, der Dominanz der Ideologie über die Wissenschaft und die Entmedikalisierung des Fachgebietes begann eine Verletzlichkeit zu bewirken. Viele Entscheidungsträger wurden skeptisch in Bezug auf die Fähigkeiten der Psychiater, Patienten zu diagnostizieren und zu behandeln.‹« (Eigene Übersetzung)
Die Autoren machen die willkürliche Grenzziehung zwischen Neurologie und Psychiatrie als Quelle der Stigmatisierung psychiatrischer Patienten aus. Die Forderung nach Vereinigung dieser beiden medizinischen Disziplinen ist ein gängiges Konstrukt, um die Seriosität der Psychiater wiederzugewinnen und sich gleichzeitig der Verantwortung zu entledigen,

psychologische und soziale Aspekte in der Therapie psychischer Erkrankungen berücksichtigen zu müssen.

Das Argument hat eine bestechende Logik: Der Patient kann sich um seine sozialen Belange dann am besten kümmern, wenn er durch die medikamentöse Behandlung wieder Freiräume hat und therapeutisch »normalisiert« wurde. Der Therapeut kann noch so sehr psychosozial tätig sein – ohne den angenommenen Gehirndefekt ausgeglichen und die Überträgerstoffe im Gehirn ins »Gleichgewicht« gebracht zu haben, muss dies Sozialromantik bleiben, denn die »Ursachen« für die psychosozialen Probleme der Betroffenen bleiben ohne medikamentöse Therapie bestehen.

Grenzziehungen

Diese Dichotomie von »Subjekt« (das krank ist) und »Sozialsystem« (an das das Subjekt angepasst werden muss) beginnt die Medizin insgesamt infrage zu stellen und mit dem Begriff der *Interdependenz*, der wechselseitigen Abhängigkeit, zu ersetzen. In einer Zeit, in der zunehmend wahrgenommen wird, wie sehr soziale Ungleichheit und sozioökonomische Bedingungen Einfluss auf Inzidenz, Verlauf und Bewältigung anderer großer (»somatischer«) Volkskrankheiten haben (siehe auch Heft 58 der Zeitschrift *Social Science and Medicine* mit dem Schwerpunkt »Health inequalities and the psychosocial environment« aus dem Jahre 2004), zieht sich ein Teil der Psychiatrie auf das vermeintlich wissenschaftliche Gebiet der Neuropsychiatrie zurück und wird von der pharmazeutischen Industrie in diesem Trend unterstützt.

Die Neurobiologie selbst gerät in Gefahr, zur Ideologie zu werden, anstatt ein Forschungsgebiet zu sein, das einen wesentlichen Beitrag zum Verständnis und zur Bewältigung psychischer Probleme leistet (FEINSTEIN 1987):

»Die Neurowissenschaften haben ihr Begriffssystem in die Psychiatrie exportiert anstatt als Forschungsinstrument zur Untersuchung derjenigen Fragen zu dienen, die in der klinischen Versorgung auftauchen.« (Eigene Übersetzung)

Der geringe Stellenwert der Forschung und Ausbildung zu psychologischen oder sozialwissenschaftlichen (Mit-)Erklärungsmodellen und Verlaufsprädiktoren bei schweren seelischen Erkrankungen hat offensichtlich schon zu einer sichtbaren Verkümmerung psychosozialer Kompetenzen der Psychiater geführt. Das mangelnde Verständnis für psychische und soziale Zusammenhänge außerhalb psychopathologischer und diagnostischer Denkschablonen kann auch als Folge der medizinisch-psychiatrischen Sozialisierung und als Ausdruck eines »absoluten« Krankheitsbegriffs in der Psychiatrie angesehen werden.

Die Definitionsmacht über psychische und Verhaltensauffälligkeiten führt bei vielen Psychiatern dazu, im Patientenkontakt allgemeinmenschliche Kommunikations- und Verhaltensweisen (wie sie etwa üblich sind, wenn im eigenen Bekanntenkreis psychische Probleme auftreten) aufzugeben und sich der Prägung durch einseitig biologisch verstandene psychiatrische Professionalität zu unterwerfen. Dies erleichtert die therapeutische Arbeit. Der Therapeut muss vermeintlich von Personen und ihren vielfältigen psychosozialen Lagen abstrahieren, um sich als Therapeut immer wieder neu zu positionieren und Sicherheit im Auftreten zu bekommen.

Die Zurückhaltung gegenüber den spezifischen existenziellen Problemen der Betroffenen und der lebensgeschichtlichen Bedeutung von Krankheit und psychischer Beeinträchtigung (KLEINMAN 2006) wird verstärkt durch soziale Unterschiede und Hierarchien zwischen den Patienten und den meist aus der Mittelschicht stammenden Ärzten. Durch geringe Sensibilität und unzureichende psychotherapeutische Ausbildung werden häufig Eskalationen provoziert, deren Behandlung dann wieder rein medikamentös ist. Dadurch wird das biologische Krankheitsmodell in psychiatrischen Kliniken verstärkt und die Kommunikation ist von Medikamenten und Dosierungen geprägt. Auch aufgrund des aktuellen Personalmangels in der Psychiatrie muss mehr auf die Pharmakotherapie zurückgegriffen werden, um Situationen »unter Kontrolle« zu halten. Dies stärkt wiederum die Dominanz der biologisch orientierten Herangehensweise und leistet einer Drehtürpsychiatrie Vorschub, da eine behutsame Verantwortungsübernahme durch die Patienten selbst erschwert wird.

Einflussnahmen

Es erscheint notwendig, zu begreifen, dass Psychopharmaka eine Funktion für das gegenwärtige Behandlungs- und Versorgungssystem selbst haben. Das Verständnis dieser Funktion, die weit über den patientenbezogenen therapeutischen Nutzen hinausgeht, kann Raum schaffen für eine ideologiefreie und patientenzentrierte Umgestaltung des Versorgungssystems, die das Gesicht der Psychiatrie wahren lässt.

Es geht bei der Umgestaltung des Versorgungssystems darum, auch in die Seele der Psychiater und des Fachgebietes zu sehen, ohne Geringschätzung und Anklage, sondern mit dem Wunsch nach Verstehen und Verständnis – zumal manche heftigen »Ankläger« selbst versagen oder ihre Forderungen relativieren, wenn sie gezwungen sind, drängende Probleme der klinischen Versorgung *in der Praxis* zu lösen. Es geht dabei auch darum, Verständnis zu wecken für die Nöte der an der Basis arbeitenden Psychiater und anderen Therapeuten, sich gegen die Allianz zwischen selbstbewusster pharmazeutischer Industrie und dominanten Meinungsführern in der Psychiatrie zu verteidigen.

Die Medizin und insbesondere die Psychiatrie sind keine exakten Wissenschaften. Studienergebnisse zur Medikation können vielgestaltig interpretiert werden. Zu den prominentesten Beispielen unterschiedlicher und teilweise konträrer praktischer Empfehlungen auf der Basis der Ergebnisse experimenteller Forschung gehört die Formulierung von Versorgungsleitlinien. Während der Großteil der Schizophrenie-Leitlinien beispielsweise eine breite Anwendung der Psychoedukation als wichtigen Bestandteil in der Therapie betrachtet (etwa LEHMAN u.a. 2004; DGPPN 1998), rät die aktuelle Leitlinie des National Institute for Clinical Excellence (NICE) in Großbritannien von deren breitem Einsatz in der jetzigen Form ab (National Institute for Health and Clinical Excellence 2002, S. 163–168). Die Literatur, die all diesen Empfehlungen zugrunde gelegt wurde, ist im Wesentlichen dieselbe.

NICE begründet seine Ablehnung der Psychoedukation mit fehlenden Wirksamkeitsnachweisen, weist aber nicht auf die möglicherweise höhere Rate an Suizidgedanken oder suizidalem Verhalten bei Durchführung bestimmter kurzer Psychoedukationsverfahren hin – eine »Nebenwirkung«, die mit der Vermittlung des medizinischen Modells der Schizophrenie an die Merkmalsträger verbunden sein kann. Dass durch die Einsicht in den (von den Psychiatern erwarteten) Verlauf der Schizophrenie, wie er sich derzeit in der Medikamenten-Ära darstellt, und in die Abhängigkeit vom

Versorgungssystem auch Suizidalität gefördert werden könnte (dazu CUN-NINGHAM OWENS u. a. 2001), erscheint vielen Psychiatern als so abwegig, dass dies ausgeblendet wird. Es wird zum »Skotom«, einem blinden Fleck (SACKS 1995; siehe auch SILVERS 1995, S. 141–159).

Ein weiteres Beispiel für eine kollektive Beeinflussung ist die Kontrolle der pharmazeutischen Industrie über die täglichen Verordnungsentscheidungen der Psychiater. Der überwiegende Teil der Forschungs- und Weiterbildungsprogramme wird von der pharmazeutischen Industrie finanziert, die damit einen ernormen Einfluss auf die Definition dessen hat, was als medizinisch-wissenschaftlicher Standard gilt. Dieser Einfluss manifestiert sich oft nicht als direkte Kontrolle oder Manipulation der Ergebnisse veröffentlichter Forschung oder den konkreten Inhalt von Fortbildungsprogrammen. Die von den Herstellern finanzierten Studien sind zumindest in den letzten Jahren von zumeist vergleichsweise hoher methodischer Qualität. Der viel subtilere und weniger bewusste Einfluss betrifft die Festlegung und Lancierung von Themen, auf die der Arzt stößt, wenn er die Literatur oder deren Verarbeitung via Kurzberichten in deutschen und englischen Zeitschriften liest.

Die vermeintlich aktuellen Themen zu einer Erkrankung sind immer diejenigen, die in den industriell gesponserten Medikamentenstudien beforscht werden. Mehr noch als der mittlerweile fast schon euphemistische Begriff des Publikationsbias offenbart, besteht kein Zweifel, dass regelhaft vor allem die Vorteile neuer Behandlungsverfahren rezensiert werden und Informationen bezüglich der Nachteile und ungünstiger Auswirkungen selten auftauchen. In diesem Zusammenhang wird auch die evidenzbasierte Medizin instrumentalisiert. Eine methodisch als hochwertig akzeptierte Studie oder eine systematische Übersichtsarbeit wird als unumstößlicher Beweis für die Wirksamkeit eines Medikamentes betrachtet – und durch eine Mindestzahl an »Positiv-Studien« wird die Zulassung eines Medikaments ermöglicht, auch wenn eine Reihe von »Negativ-Studien« vorliegen. Eine Rücknahme vom Markt ist dann außer bei Neuauftauchen schwerer oder tödlicher Nebenwirkungen nicht mehr möglich.

Die Forderung, dass alle relevanten Beteiligten an psychopharmakologischer Forschung alle Befunde – insbesondere die Negativergebnisse – offenlegen, wurde oft erhoben, aber selten eingelöst. Ärzte(organisationen) und die pharmazeutische Industrie benötigen klare Regeln der Zusammenarbeit mit Leitlinien für Erlaubtes und Nicht-Erlaubtes (HELMCHEN 2003). Es ist bekannt, dass die Zusammenarbeit von Klinikern, Forschern, Herausgebern von Fachzeitschriften und pharmazeutischen Unternehmen bei der Beurteilung der Wirkung von Psychopharmaka ethisch bedenklich ist – wie in anderen Bereichen der Medizin auch (CAMPBELL 2007).

Ein wichtiges Beispiel für die Einflussnahme sind Fortbildungsmaßnahmen, die durch Werbemaßnahmen der Arzneimittelhersteller subtile Botschaften zu bestimmten Therapieverfahren vermitteln und Loyalitäten schaffen, und die »Anwendungsbeobachtungen« in der Psychiatrie. Für die Dokumentation von Daten, die im Zusammenhang mit der Einnahme eines bestimmten Medikamentes erhoben werden, erhält der Arzt eine Vergütung, die dazu dient, das Verschreibungsverhalten zu verändern. In den wenigsten Fällen werden wissenschaftlich verwertbare Daten generiert. Die Anwendungsbeobachtung ist damit eine als wissenschaftliche Studie oder Auswertung verkleidete Marketingmaßnahme von pharmazeutischen Unternehmen, die letztendlich einen Verrat an den Patientinnen und Patienten darstellt: Diese »liefern« Daten, die gar nicht verwertbar sind. Und der Arzt verschreibt Medikamente und erhält Geld dafür.

Es besteht mittlerweile weitgehend Konsens darüber, dass die Intensität und das Ausmaß der Verflechtungen zwischen der pharmazeutischen Industrie und medizinischen Meinungsführern den Patienten und der gesamten Gesellschaft mehr schadet als nutzt (MOYNIHAN 2008). Die Forderung nach einer radikalen Beschneidung dieser Einflussnahme wird daher lauter, insbesondere seitdem immer mehr Ärzte, die aus diesem Geschäft ausgestiegen sind, über die angewandten Strategien berichten (beispielsweise D. CARLAT: *Dr. Drug Rep*, in der *New York Times* vom 25. November 2007).

Ein besonders eindrückliches Beispiel für eine neue Form der Einflussnahme ist der Versuch pharmazeutischer Unternehmen, ein »Gesamtpaket« von Interventionsbestandteilen rund um das Medikament anzubieten. Ärzte, die ihren Patienten ein bestimmtes neues und teures Medikament verschreiben, bekommen »Hilfen« (»Tools«) wie Psychoedukationsbroschüren, Manuale oder regelmäßige Erinnerungen, das Medikament einzusetzen. Dies soll letztlich ebenso dazu führen, dass der Arzt das betreffende Medikament häufiger verschreibt. Der Arzneimittelhersteller tritt als Akteur im Versorgungssystem auf – und findet Gehör, weil die Ärzte oft überlastet sind und jede Unterstützung akzeptieren.

In der gesamten Medizin zeigt sich dieser Trend, dass Unternehmen den Schritt in die Gestaltung der Gesundheitsversorgung wagen und so mit Ärzten, Krankenkassen und anderen Akteuren am Tisch sitzen. Dies wird durch ihren zusätzlichen finanziellen Beitrag erkauft. Damit sind sie überall präsent und können Entwicklungen im Gesundheitssektor rasch erkennen. Diese Entwicklung ist insbesondere deshalb problematisch, weil sie Abhängigkeiten schafft und das Medikament bei schweren psychischen Erkrankungen derart in den Vordergrund rückt, dass vieles andere nur als Beiwerk erscheint.

Pharmazeutische Unternehmen sind grundsätzlich weder gut noch schlecht, aber sie haben Interessen: Wir sollten uns bewusst sein darüber, dass sämtliche ihrer Aktivitäten der Absatzsteigerung ihrer Medikamente dienen. Diese Erkenntnis sollte dazu führen, ihre über die Arzneimittelentwicklung, -herstellung und den Vertrieb hinausgehende Rolle entscheidend zu überdenken. Denn Patientinnen und Patienten (insbesondere psychiatrische) sind grundsätzlich der Gefahr der Ausbeutung ausgesetzt und benötigen Schutz (WOOD 1995). Diese Rechte schließen neben dem Zugang zu Behandlung und der Freiheit, eine Behandlung zu akzeptieren oder abzulehnen, auch die Unabhängigkeit der Informationen über die Behandlungsoptionen sowie ein Mitspracherecht bei der Auswahl spezifischer Medikamente ein. In der Theorie wurden diese Rechte in den letzten zwanzig Jahren vertreten, die Praxis sieht jedoch an vielen Orten anders aus (BLOCH u.a. 1999).

Thesen zur Tabuisierung von Kritik

Warum wird das Publizieren, Nachdenken und Sprechen über die allgemeine Wirksamkeit von Psychopharmaka oft tabuisiert? Eine Reihe von Faktoren spielen ein Rolle, die teilweise auch Ansatzpunkte für eine Veränderung des psychiatrischen Versorgungssystems bieten:

- Psychopharmaka sind die wesentlichen therapeutischen Instrumente in der Psychiatrie. Sie stellen oft das *Medium* therapeutischen Kontaktes dar.

- Psychopharmaka und insbesondere Antipsychotika dienen auch der Definition von psychischer Erkrankung. Behandlung mit Psychopharmaka wird oft mit psychischer Erkrankung gleichgesetzt. Es besteht die Sorge, dass ohne die Verschreibung von Psychopharmaka das Fachgebiet verschwimmt.

- Die Verschreibung von Psychopharmaka schafft die nötige Distanz von Therapeut und Patient. Sie dienen der Abgrenzung von Behandelndem und Behandeltem.

- Das Fehlen wissenschaftlich solider Erklärungsmodelle und kurativer Behandlungsansätze wird kompensiert durch die Behauptung bahnbrechender Erfolge von Psychopharmaka, die dann zum Tragen kommen, wenn die Patienten compliant sind.

- Psychopharmaka sichern den Anspruch der Zuständigkeit der Psychiatrie für psychische Erkrankungen. Sie können nur von Ärzten verordnet werden. In manchen Fällen werden Antidepressiva vor allem deshalb verschrieben, um den Aufenthalt des Patienten in der Klinik zu *rechtfertigen*. Kein Antidepressivum zu verschreiben würde bedeuten, dass der Patient nicht krank ist oder zumindest nicht so krank, dass er eines stationären Aufenthaltes bedarf. Dies ist auch ein Beispiel für die Skurrilität des Versorgungssystems und der »Qualitäts«- und Kostenkontrolle.

- Die pharmazeutische Industrie ermöglicht Grundlagenforschung. Die große Menge von aus der Solidargemeinschaft finanzierten Psychopharmakaverschreibungen trägt zu den Gewinnen der pharmazeutischen Industrie bei und ermöglicht auf diese Weise auch Grundlagenforschung.

- Mit Psychopharmaka verdienen Psychiater Geld. Medikamente sind eine bedeutsame indirekte Einnahmequelle für Ärzte. Vorträge auf Symposien, Konsensuskonferenzen und die Mitarbeit in Advisory Boards von pharmazeutischen Unternehmen werden lukrativ vergütet. Kritik oder Zweifel an der Wirksamkeit von Psychopharmaka würde diese Einnahmequelle verringern.

Diese Thesen sagen zunächst grundsätzlich nichts über die wissenschaftliche Evidenz zur Wirksamkeit der Medikamente aus. Sie zeigen jedoch, dass ein Teil der Evidenz, die uns im Augenblick zur Verfügung steht, nicht neutral, sondern in der Wahl ihrer Methoden stark durch Vorannahmen bestimmt ist (siehe das folgende Unterkapitel). Andere Vorannahmen würden möglicherweise andere Studien erzeugen – und andere Ergebnisse produzieren.

Als Therapeuten wachsen wir in eine von spezifischen Grundannahmen geprägte psychiatrische Kultur hinein, die wir zunächst einmal als gegeben betrachten. Insbesondere diejenigen, die Lehrbücher verfassen und für die wissenschaftliche Entwicklung und Fundierung des Fachgebiets stehen, werden als Autoritäten anerkannt. Genauso wichtig wie die *Methodik* der Studien zu betrachten und zu verbessern ist es daher, die vorherrschenden Grundannahmen zu erkennen, die den Studien und den Publikationen zugrunde liegen.

Dies kann man eindrücklich auf Psychiatrie-Kongressen beobachten. Betrachtet man das Verhalten vieler häufig in der Fachpresse präsenter Vertreter des psychiatrischen Fachgebiets, werden einige Argumentationsmuster insbesondere in Bezug auf Psychopharmaka deutlich:

- Ein bestimmtes Psychopharmakon (etwa ein Antidepressivum) wird in der Regel nicht in seiner Wirksamkeit angezweifelt, insbesondere nicht, wenn es neu ist, es sei denn, der Hersteller »lässt es fallen«.
- Es werden auf Präsentationen und Kongressen zur Unterstützung der Wirksamkeits- oder Überlegenheitsthese nur solche Studien zitiert, die die Argumentation unterstützen.
- Neuentwicklungen werden fast immer als grundsätzlich sinnvolle Alternative in der medikamentösen Therapie dargestellt, auf die zu verzichten stets ein bedeutender Schaden für den Patienten wäre.
- In Symposien, die von der pharmazeutischen Industrie finanziert werden, darf der Vortragende auf keinen Fall Zweifel an der Wirksamkeit des Medikamentes der Firma zulassen – und unerwünschte Wirkungen werden oft verharmlost oder zumindest nicht in den Vordergrund gestellt.
- Der von pharmazeutischen Unternehmen bezahlte Referent muss prinzipiell offen bleiben für andere Medikamente anderer Unternehmen.

Er muss, um eine allzu große Parteilichkeit zu vermeiden, auch für verschiedene Hersteller sprechen. Damit kann er gleichzeitig dem Einseitigkeitsargument entgegentreten.

Viele Forscher und Therapeuten grenzen sich von diesem Verhalten ab und stellen die Ergebnisse so neutral wie möglich dar. Sie *kritisieren* dieses Verhalten jedoch selten in der Öffentlichkeit, was sicherlich auch mit Machtverhältnissen zusammenhängt. Die oben erwähnten Argumentationsstrategien sind Teil einer Erfolgsdynamik oder -darstellung des Fachgebietes, die immer auch der Fortschreibung von Forschungsstrategien, der Festigung von Forschungsnetzwerken, der Sicherung der Forschungsfinanzierung und der Festlegung von Forschungsthemen dient. Denn über die Festlegung der *Themen* kann ein starker Einfluss auf die Entwicklung eines Fachgebiets ausgeübt werden.

Festlegung von »Themen« in Praxis und Forschung

»Nicht die Methoden erzeugen Wahrheit, sondern das Vorverständnis von Wahrheit erzeugt Methoden.« (GERGEN 2002)

Sozialkonstruktionismus

Der Philosoph Jürgen Habermas hat eindrucksvoll dargestellt, dass jeglicher Wissenserwerb bestimmte Interessen gegenüber anderen in den Vordergrund stellt und bestimmte politische und ökonomische Konstellationen gegenüber Alternativen bevorzugt (HABERMAS 1999). Darauf aufbauend hat der sogenannte Sozialkonstruktionismus eine Theorie hervorgebracht, die erklärt, wie das »gesicherte Wissen« immer ein Konstrukt einer Kultur ist und damit sozial bestimmt wird und dass durch den wissenschaftlichen Anspruch auf Wahrheit die gesellschaftlichen Vorstellungen über die Beschaffenheit der Welt beeinflusst werden, was wiederum die Methoden der Wahrheitssuche beeinflusst (GERGEN 2002).

Folgen wir den Argumentationen des Sozialkonstruktionisten Kenneth Gergen, dann gibt es keine wertfreie Forschung. Vielmehr beeinflusst Forschung durch die Art und Weise ihres Sprechens über Dinge, durch ihren *Diskurs*, auch die Richtung, in die sich die Dinge entwickeln. Gergen favorisiert daher Forschungsparadigmen wie das der Aktionsforschung, die offen zu ihrem Ziel stehen, um neue Handlungsmöglichkeiten und verbesserte Lebensbedingungen zu fördern, ohne auf privilegierte und von Experten gefundene »Wahrheiten« bestehen zu müssen.

Forschungsmethoden

Es ist völlig nachvollziehbar, dass psychiatrische Forscher daran interessiert sind, etwas über die Natur psychischer Erkrankung zu erfahren und den Verlauf psychischer Störungen mittels Therapien, die auf eine Korrektur oder Kompensation zugrunde liegender Pathologien zielen, positiv zu beeinflussen. Diese Pathologien mögen im biologischen, im psychischen oder im sozialen Bereich liegen. Je nach der Prägung des Forschers resultieren daraus nicht nur andere Schlussfolgerungen, sondern auch andere Forschungsmethoden.

Berücksichtigt werden muss, dass die Art und Weise, wie die meisten Forschungsprojekte in der Psychiatrie gestaltet sind, schon eine Konzeption von Wahrheit und das Vorverständnis von psychischen Erkrankungen bedingen. Hieraus resultiert das Problem, dass »absichtslose« Forschung kaum möglich ist. Ein Beispiel hierfür ist die in den letzten Jahren und Jahrzehnten beobachtete dramatische Ausweitung identifizierter psychischer Störungen parallel zur Zunahme von Psychiaterinnen und Psychiatern, Psychologinnen und Psychologen. Für das Beispiel Depression kann diese Zunahme der Krankheitshäufigkeit und -prävalenz aus einer erhöhten Vulnerabilität, erhöhtem Stress, einer erhöhten Erkennungsrate, einer erhöhten Behandlungsprävalenz, aber auch aus einer Veränderung dessen resultieren, was von den Betroffenen als Depression interpretiert wird. Insgesamt betrachtet, sehen wir uns aus sozialkonstruktionistischem Blickwinkel einem Zyklus progressiver mentaler Schwäche konfrontiert. Dieser Zyklus hat folgende Stufen:

1. Psychiaterinnen und Psychiater verkünden die »Wahrheit« über Fehlfunktionen (wie niedergedrückter Stimmung, Schlafstörungen, Appetitverlust, körperliche Beschwerden, verstärktem Grübeln als Zeichen einer »Transmitterstörung«).

2. Diese Wahrheit wird durch Bildungseinrichtungen, öffentliche Maßnahmen und Medien in der Bevölkerung weiter verbreitet.

3. Schließlich verwenden wir die auf diese Weise etablierten Begriffe, um uns selbst zu verstehen (»Ich bin leicht depressiv, da ich nicht mehr so vital bin und mehr über alles nachdenke«).

4. Durch diese Sichtweise fühlen wir uns ermutigt, Psychiater oder Psychologen aufzusuchen, die uns heilen sollen.

5. Je mehr nach einer Heilung gesucht wird, desto größer wird der Bedarf an Psychiatern.

6. Je mehr Psychiater und Psychologen es gibt, desto größer wird das Vokabular an Begriffen, die mentale Störungen beschreiben.

Dieser kontinuierliche Zyklus hat schließlich immer weiter reichende Konsequenzen (GERGEN 1994). Diese These soll nicht infrage stellen, dass Menschen unter Beschwerden leiden. Sie soll darauf hinweisen, dass diejenigen, die Begriffe und Wörter mit Bedeutungsgehalt für beobachtete Phänomene finden und diese wirksam kommunizieren, gute Chancen haben, das Denken von Menschen und ihre Wahrnehmung zu beeinflussen. Denn der Mensch ist immer auf der Suche nach »Bedeutung« und »Sinn« in seinem Leben.

Forschungsthemen und »peer review«

Ein »systemisches« Problem auf dem Forschungsmarkt ist, dass schon die Forschungsthemen von denjenigen bestimmt werden, die in der Lage sind, sich in die Diskussion einzubringen, und diese dominieren. So wurden beispielsweise lange Zeit Projektanträge, die die Abkürzung »HIV« verwendeten, bereitwillig finanziert, auch wenn sie methodisch fragwürdig waren. In der »Dekade des Gehirns« (den neunziger Jahren) traf dies für neurobiologische Forschungsprojekte zu.

Wissenschaftliche Tatsachen werden nach Ansicht des Sozialkonstruktionismus im Rahmen von Netzwerken von Forschern und anderen Handelnden etabliert, und zwar mittels »Verbündeter« (via Publikationen), die die eigenen Annahmen bestätigen und deren Autoren zu Pionieren stilisiert werden. Die vorherrschenden rhetorischen Mittel sind Zahlen, anscheinend präzise Angaben, schwer verständliche Sprache, viele Abbildungen und Tabellen. Die letztgenannten Mittel sind teilweise notwendig, um »Wissenschaftlichkeit« zu gewährleisten oder aber um zu signalisieren, dass man die wissenschaftlichen Regeln kennt.

Es ist jedoch sicherlich nicht richtig, dass immer das beste Forschungsdesign gefördert und die beste Publikation hochrangig untergebracht würde. Denn *Peer-Review* (die Begutachtung von Forschungsergebnissen und Veröffentlichungen durch Kollegen aus demselben Fachgebiet) kann auch zur Zementierung von Machtverhältnissen und zur Marginalisierung nicht paradigmenkonformer Forschungsergebnisse führen. Nicht zuletzt deswegen haben einige Fachzeitschriften aus Transparenzgründen ein sogenanntes offenes Peer-Review-Verfahren eingeführt. Beim offenen Peer-Review werden die Begutachtungsprozesse im Gegensatz zum traditionellen Peer-Review zum Einblick oder auch zur Beteiligung geöffnet. Bisher kannten zwar die Begutachter die Autoren (oder konnten deren Identität erraten), die Autoren wussten jedoch nicht, wer ihre Begutachter waren. Beim *British Medical Journal* (BMJ) wurde diese Situation schließlich im Sinne beiderseitiger Transparenz verändert. Diese neue Praxis wurde auch mit einem ethischen Argument eingeführt: Wer die Arbeiten eines anderen beurteilt und damit auf dessen Werdegang Einfluss nimmt, sollte dies nicht im Verborgenen tun. Im Zuge der Diskussion über das offene Peer-Review-Verfahren wurde deutlich, dass die Beurteilung der Arbeit durch Kollegen Schwächen hat (Smitz 1999):

> »Das Peer-Review-Verfahren ist langsam, teuer, zeitraubend, höchst subjektiv und mit der Gefahr von Verfälschungen behaftet, leicht zu missbrauchen, schwach bei der Entdeckung grober Fehler und nahezu nutzlos bei der Aufdeckung bewusster Fälschung [...]« (Eigene Übersetzung)

Diese Schwächen hängen vor allem mit den Machtverhältnissen im Forschungsbetrieb zusammen. Insbesondere in der Psychiatrie ist es schwierig, Studien zu ungewöhnlichen oder unerwünschten Hypothesen zu veröffentlichen, wie das Beispiel Loren Mosher zeigt (zu den *Soteria*-Studien siehe Kapitel 6).

Dem Phänomen der durch Vorannahmen bestimmten Gestaltung von Forschungsdesigns versuchen unabhängige Institutionen wie Zulassungsbehörden entgegenzuwirken, indem beispielsweise hohe methodische Anforderungen an Medikamentenstudien angelegt werden. Nicht zuletzt auf den Schwächen des Peer-Reviews und der Gefahr von Abhängigkeiten und interessegeleiteten Argumentationen basiert auch die Forderung des Instituts für Qualität und Wirtschaftlichkeit im Gesundheitswesen (IQWiG), von pharmazeutischem Marketing unabhängige, staatlich geförderte Studien zum Nachweis der Wirksamkeit einer Intervention als Voraussetzung für die Übernahme in den Leistungskatalog der Solidarversicherung heranzuziehen.

Die Verwirklichung dieser Forderung kann allerdings nur ein – wenn auch wichtiger – Beitrag zur Verbesserung der Chancen größerer Unabhängigkeit psychiatrischer Forschung sein. Ebenso wichtig ist es zuzugeben, dass auch in der Therapieforschung im Bereich der Psychiatrie die »Tatsachen« sozial bestimmt sind – und Perspektivwechsel meist auch zu anderen Ergebnissen führen. Immer wieder muss daher betont werden, dass kontrollierte Studien den Patienten (den »Forschungsobjekten«) dienen müssen, und nicht den Forschern. Am verstärkten Einbezug von Betroffenen in die Planung und Durchführung psychiatrischer Forschung führt daher kein Weg vorbei (KRUMM/BECKER 2006, siehe auch Kapitel 6).

Forschung ohne Relevanz?

Die Neurobiologie – als Beispiel – ist ein wichtiges Forschungsgebiet, das die praktische Medizin unterstützen sollte. Sie ist jedoch insbesondere in den Schlussfolgerungen vieler Forscher alles andere als ideologiefrei. Die Hoffnungen, dass der Fortschritt in der Neurobiologie letztendlich zu einer endgültigen Lösung klinisch-psychiatrischer Probleme führt, ist ein gutes Beispiel für eine interessegeleitete »Konstruktion«.

Die Hoffnungen, die in die Neurobiologie und ins Neuro-Imaging investiert werden, sind, wie G.A. FAVA (2006) erwähnt, verständlich angesichts der Erfahrungen einer »gehirnlosen« Sicht psychiatrischer Erkrankung und angesichts der massiven Propaganda seitens der Biotechnologie. Allerdings blieb uns die Psychiatrie die Erfüllung dieser Hoffnungen bisher schuldig. Immer deutlicher wird, wie übersimplifiziert sich viele Forscher dem Verständnis und der Behandlung seelischer Erkrankungen nähern und dies in den wissenschaftlichen Zeitschriften verbreiten. Wenn der praktisch tätige Psychiater gegenwärtig ein solches *Journal* durchblättert, ist es sehr wahrscheinlich, dass er auf keinen einzigen Artikel stößt, der irgendeinen Bezug zu seiner praktischen Tätigkeit hat. G. A. Fava fordert daher, klinische Studien wieder an den klinischen Realitäten und Beobachtungen zu orientieren und Hypothesen zu testen, die eine praktische Relevanz haben. Ein wichtiger Schritt in diese Richtung ist auch hier der Einbezug von Betroffenen in die Definition der Ziele und in die Planung psychiatrischer Forschung.

Zudem zeigt uns die begrüßenswerte Transparenz in der Nennung von Interessenkonflikten am Ende eines jeden Artikels, wie viele solcher Konflikte existieren. Für den Leser sieht es danach aus, als gäbe es keine Forschung und keine »Experten« ohne Interessenkonflikte mehr. Der Eindruck aus den Zeitschriftenartikeln täuscht jedoch: Die überwiegende Mehrzahl der Psychiater hat keinerlei *formale* Beziehungen zur pharmazeutischen Industrie. Das Problem ist jedoch, dass Forscher ohne Interessenkonflikte oft systematisch von bestimmten Interessengruppen marginalisiert werden und Themen mit praktischer Relevanz, wie dies für den Bereich der Sozialpsychiatrie meist zutrifft, unterrepräsentiert sind. Forscher ohne kommerzielle Verflechtungen erhalten oft weniger Medienecho – es sei denn, sie tragen durch ihre unkonventionellen Thesen zu einer Titelgeschichte bei wie unlängst I. Kirsch und Kollegen (2008) durch die Veröffentlichung eines Artikels, der die generelle Wirksamkeit von Antidepressiva anzweifelte (*Der Spiegel* vom 26. Februar 2008 und *Time Magazine* vom selben Tag).

5 Problembereiche medikamentöser Behandlung in der Psychiatrie

Polypharmazie: The dirty little secret of psychiatry

Es gab Zeiten, in denen 30 bis 40 mg oder sogar bis zu 100 mg Haloperidol zur Akutbehandlung der Schizophrenie eingesetzt wurden. Diese Auswüchse psychiatrischer Kurzsichtigkeit und fehlender Sensibilität sind größtenteils überwunden. Viele neuere Veröffentlichungen zur antipsychotischen Therapie empfehlen deutlich niedrigere Dosierungen für die älteren, typischen Antipsychotika. Eine Dosis über 10 mg wird generell nicht mehr empfohlen (DGPPN 2006; LEHMAN u. a. 2004). Mit der Entwicklung atypischer Antipsychotika und damit einhergehenden neuen Hypothesen zu unterschiedlichen Wirkmechanismen dieser Substanzen auf eine Vielfalt von Rezeptoren nahm jedoch in den neunziger Jahren die gleichzeitige Verschreibung mehrerer Antipsychotika (Polypharmazie) zu. Erst jetzt offenbaren pharmakoepidemiologische Studien das Ausmaß dieses häufig unterschätzten und unbeliebten Geheimnisses. US-amerikanische Daten zeigen, dass der Anteil der psychiatrischen Patientinnen und Patienten, die drei oder mehr psychotrope Medikamente erhielten, von 3,3 Prozent in den Jahren 1974–1979 auf 44 Prozent in den Jahren 1990–1995 anwuchs (FRYE u. a. 2000). In den neunziger Jahren des letzten Jahrhunderts betrug der Anteil an Patienten in psychiatrischen Kliniken, die mindestens zwei Antipsychotika gleichzeitig bekamen, zwischen 25 und 50 Prozent.

Eine aktuelle Studie in den USA arbeitete heraus, dass im Jahre 1998 43 Prozent der Patienten mit Psychose in der Klinik eine antipsychotische Polypharmazie erhielten im Vergleich zu 6 Prozent im Jahr 1993 und 2 Prozent im Jahre 1989. Damit ging zwischen 1989 und 1998 eine Erhöhung der gesamten Dosis an Antipsychotika um 46 Prozent einher (CENTORRINO u. a. 2002). Der Anteil jener Patienten mit Schizophrenie oder einer schizoaffektiven Störung im staatlichen US-amerikanischen Medicaid-Versicherungssystem, der mit atypischen Antipsychotika behandelt wurde, stieg zwar von 43 Prozent im Jahr 1995 auf 70 Prozent im Jahr 1999, im selben Zeitraum nahm jedoch die gleichzeitige Verschreibung (über eine lange

Zeitspanne) von zwei oder mehreren Antipsychotika um das Vierfache von 5,7 Prozent auf 24,3 Prozent zu. Ein Viertel der Patienten nahmen also zwei oder mehr Antipsychotika ein.

Auch die gleichzeitige Verschreibung von Antipsychotika und Antidepressiva oder von Antipsychotika und Phasenprophylaktika verdoppelte sich (CLARK u. a. 2002). Diese Zahlen gelten auch für Deutschland, wie die Auswertung von Querschnittsdaten, die ursprünglich zur Erforschung der Arzneimittelsicherheit in der Psychiatrie (AMSP) erhoben wurden (GROHMANN u. a. 2004), und von Daten des Kompetenznetzes Schizophrenie zeigen (JANSSEN u. a. 2004).

Der Trend zur Polypharmazie ist durchgehend und stabil und verlangt nach Erklärungen. Gibt es wirklich derart viele Non-Responder unter den Schizophrenie-Patienten, dass ein solches Ausmaß an Kombinationstherapien polypragmatisch erreicht wurde? Gibt es tatsächlich irgendwelche Vorteile antipsychotischer Polypharmazie? Ist die Behandlung von Patienten mit Schizophrenie durch diese »Feineinstellung« im Sinne einer Anhäufung von Antipsychotika und anderen psychotropen Medikamenten tatsächlich besser geworden?

Eine Erklärung für die ungezügeltere Verwendung mehrerer Antipsychotika ist sicher die steigende Zahl der verfügbaren Atypika und die Behauptung einer besseren Verträglichkeit. Damit steigt die Experimentierfreudigkeit der Ärzte. Dass es wenig Langzeitstudien zur Sicherheit und Verträglichkeit der Atypika und noch weniger zu antipsychotischen Kombinationstherapien gibt, ist vielen verschreibenden Ärzten nur teilweise bewusst. Bewusster ist die Tatsache, dass die Verschreibungskosten bei Polypharmazie zunehmen – was nur durch eine tatsächliche Verbesserung der Situation der Patienten gerechtfertigt wäre.

Evidenz hierfür fehlt jedoch nahezu gänzlich. Es gibt fast keine methodisch anspruchsvolle wissenschaftliche Studie, die eine Überlegenheit einer Antipsychotika-Kombinationstherapie gegenüber einer Monotherapie (geschweige denn gegenüber anderen nichtmedikamentösen Therapien) zeigt. Vielmehr würden die Hinweise zu Antipsychotika-Entzugs-Rückfällen sogar die Prüfung der Hypothese rechtfertigen, dass durch die steigende Zahl der Psychopharmaka und damit durch die Zunahme der Reduktionen, Umstellungen, Anhäufungen und Absetzversuche Rezidive sogar zunehmen.

Zu den Faktoren, die Polypharmazie aufrechterhalten, gehört möglicherweise auch die Klinikzentriertheit der deutschen Psychiatrie. Bei stationären Patienten, die für die behandelnden Ärzte wochenlang täglich verfügbar und beobachtbar sind, wird oft lange an einer Optimierung der Psychopharmakotherapie gearbeitet. Bei unzureichender Veränderung der primären Symptomatik werden nicht selten auf der Basis von teilweise überholten Rezeptorvorstellungen Mischungen von Medikamenten zusammengestellt, die das Erleben und Verhalten der Patienten positiv beeinflussen sollen. Wenn eine Substanz nicht erfolgreich ist, wird diese häufig nicht vollständig abgesetzt, sondern es werden andere *hinzu*gegeben.

Verbessert sich dann nach einigen Wochen intensiver Therapie der Zustand des Patienten, wird oft angenommen, dass dies an der nun optimalen Zusammenstellung der Psychopharmako-Therapie liegt. Bei gleichzeitigem Vorliegen mehrerer Psychopharmaka kann allerdings nicht mehr beurteilt werden, welches Medikament tatsächlich eine positive Wirkung hat und weitergeführt werden soll. Damit wird mit steigender Zahl an Psychopharmaka eine spätere Reduktion erschwert und verkompliziert. Es bleibt unbenommen, dass einige Betroffene von einer Polypharmazie profitieren. Die unzureichende Studienlage und die gegenwärtige Versorgungssituation mit einer Vielzahl an Drehtürpatienten lässt allerdings erhebliche Zweifel aufkommen.

Polypharmazie ist ein zentrales Symptom unserer Zeit und ihrer Vorstellungen über Ätiologie und Therapie psychischer Probleme. Die evidenzbasierte Medizin (in nahezu allen modernen Schizophrenie-Leitlinien wird unmissverständlich eine antipsychotische Monotherapie empfohlen bzw. gefordert) hat an dieser Versorgungssituation und an dieser Strömung in den psychiatrischen Krankenhäusern wenig ändern können. Häufig sind es neben den Patienten die niedergelassenen Psychiater, die die Konsequenzen der Verschreibungsgewohnheiten der Krankenhauspsychiater austragen und korrigieren müssen.

Auch junge Patienten mit der Diagnose einer Schizophrenie haben oft schon eine Vielzahl von Therapieversuchen mit den unterschiedlichsten Antipsychotika mitgemacht. In einer Untersuchung an sieben psychiatrischen Kliniken vor einigen Jahren erhielten zwischen 13 und 39 Prozent der Patienten bei Entlassung mehrere Antipsychotika (JANSSEN u. a. 2005). Einige Patienten erhielten vier Antipsychotika, da sich bei Symptompersistenz während der ersten Wochen in stationärer Behandlung immer mehr Antipsychotika anhäuften, die im Verlauf nach der Stabilisierung niemand mehr abzusetzen wagte. Allerdings wusste auch niemand mehr, welches Medikament wirkte – und ob überhaupt die medikamentöse Wirkung oder die Zeit oder andere Faktoren eine Veränderung der Symptome in die Wege leiteten.

Mortalität und Medikamente: das Beispiel Antipsychotika

Seit langem ist bekannt, dass Menschen mit der Diagnose »Schizophrenie« eine doppelt so hohe altersstandardisierte Mortalität haben wie der Durchschnitt der Bevölkerung (BROWN u. a. 2000). Zu dieser niedrigeren Lebenserwartung tragen neben der erhöhten Suizidalität auch insbesondere Herz-Kreislauf-Erkrankungen, Stoffwechselerkrankungen, neurologische und Lungenerkrankungen bei (DALMAU u. a. 1997; OSBY u. a. 2000). Lange Zeit galt die These, dass in erster Linie die Erkrankung selbst durch die genetische Vorbelastung, durch ungünstige Ernährungs- und Lebensgewohnheiten wie Rauchen, Alkoholkonsum, Bewegungsmangel und Übergewicht zu der erhöhten Sterblichkeit beitrage. Neuere Studien zeigen, dass dies jedoch nur teilweise richtig ist.

So zeigte eine frühe Verlaufsstudie von J.L. WADDINGTON u. a. (1998) an 88 Patienten eine über zehn Jahre steigende Mortalität bei zunehmender Anzahl der eingenommenen Antipsychotika. Unklar blieb, ob die Zahl der eingenommenen Medikamente nicht in erster Linie ein Marker für den Schweregrad der Erkrankung ist, was auch unabhängig von den Medikamenten zu einem erhöhten Sterblichkeitsrisiko führen könnte. Die Ergebnisse von Waddington wurden von M. C. BRALET u. a. (2000) in einer achtjährigen Verlaufsstudie an 150 Patienten bestätigt: Hier zeigten sich fünf Faktoren, die mit einer erhöhten Sterblichkeit verbunden waren: Alter, männliches Geschlecht, längere Erkrankungsdauer, weniger Negativsymptome und höhere Dosis von Antipsychotika. Die Dosishöhe der Antipsychotika ist der beste Prädiktor für die Mortalität.

Viele andere Studien bestätigen, dass an der erhöhten Mortalität bei psychotischen Erkrankungen krankheitsspezifische Faktoren und der Lebensstil, aber auch behandlungsspezifische Faktoren wie die Medikation eine
Rolle spielen. Einfache Kausalurteile sind jedoch nicht möglich.

Seit den (im Zeitverlauf erstaunlich zögerlichen) Veröffentlichungen zu
den bedeutenden langfristigen Nebenwirkungen neuerer atypischer Antipsychotika steht die Sicherheit dieser Medikamente erneut im Zentrum
des Interesses. Diese Diskussion wurde insbesondere durch die Befunde
einer erhöhten Mortalität älterer, demenzkranker Menschen, die atypische
Antipsychotika zur Verhaltenssteuerung einnahmen, intensiviert.

Im April 2005 hat die Food and Drug Administration (FDA) die pharmazeutischen Unternehmer aufgefordert, in die Fachinformationen aller
atypischen Antipsychotika einen Warnhinweis bezüglich einer erhöhten
Mortalität älterer Patienten im Vergleich zu Placebos aufzunehmen (FDA
2005). Anlass dieser Warnung war eine Auswertung von 17 placebokon-
trollierten Studien an über 5000 Patienten, die eine um 1,6- bis 1,7-fach
erhöhte Sterblichkeit bei älteren Patienten im Vergleich zur Behandlung
mit einem Placebo zeigte.

Die Untersuchung der unter Olanzapin (Zyprexa), Aripiprazol (Abilify),
Risperidon (Risperdal) oder Quetiapin (Seroquel) von 2,6 Prozent auf
4,5 Prozent erhöhten Mortalität ergab als Ursachen vor allem kardiovaskuläre Erkrankungen (Herzversagen, plötzlicher Herztod oder Schlagan-
fall) und Infektionen (Lungenentzündungen). Da die Patienten in den
Vergleichsgruppen der randomisierten Studien unter Placebo denjeni-
gen unter Atypika vergleichbar waren, konnte hier eine unterschiedliche
Krankheitsschwere nicht als Ursache herangezogen werden. Das heißt:
Unter einem atypischen Antipsychotikum ist bei einem Patienten von 52
behandelten älteren Patienten mit einem zusätzlichen Todesfall durch das
Medikament zu rechnen. Die FDA geht davon aus, dass ein sogenannter
Klasseneffekt, der für alle Atypika zutrifft, dafür verantwortlich ist.

Allerdings wies die DGPPN darauf hin, dass nicht nur unter Atypika, sondern auch unter typischen Antipsychotika wie Haloperidol von einem
erhöhten Risiko zerebrovaskulärer Ereignisse ausgegangen werden muss
(JÜPTNER/GASTPAR 2004). Die DGPPN akzeptiert dennoch die Daten der

FDA als valide und empfiehlt: »Über die erhöhte Mortalität unter atypischen Neuroleptika als Klasseneffekt und die Abwägung der Alternativen (etwa die Risiken und Nebenwirkungen der typischen Neuroleptika) ist als – in Begriffen der Arzneimittelsicherheit – häufige (1–10 Prozent) Nebenwirkung aufzuklären.« (FRITZE u. a. 2005)

Allerdings bleibt die Sorge, wie mit der Verunsicherung bei Ärzten, Angehörigen und Pflegenden umgegangen werden soll, da in der Behandlung Demenz-Erkrankter sehr häufig verhaltenssteuernde Medikamente eingesetzt werden. Diese Verunsicherung wird auch befürchtet, wenn die schädliche Wirkung der neueren (als »nebenwirkungsärmer« vermarkteten) atypischen Antipsychotika bei der Schizophrenie zu sehr in den Vordergrund gestellt werden.

Wie V. Aderhold in einem viel beachteten Artikel ausführt, verbleiben jedoch kaum Zweifel an den erhöhten Risiken für körperliche Erkrankungen durch alte und neue Antipsychotika (ADERHOLD 2007). Verantwortlich hierfür sind vor allem Herzrhythmusstörungen und metabolische Nebenwirkungen. Er führt eine hohe Zahl von Studien an, die zeigen, dass 40–50 Prozent der langfristig medikamentös antipsychotisch behandelten Patienten ein sogenanntes *metabolisches Syndrom* (Übergewicht, Diabetes mellitus, Fettstoffwechselstörungen und Bluthochdruck) entwickeln. An dieser Stelle sei eine Reihe von Belegen angegeben: ENGER u. a. 2004; GOFF u. a. 2005; HENDERSON u. a. 2005; HENNEKENS u. a. 2005; HENNESSY u. a. 2002; JOSEPH u. a. 1996; JOUKAMAA u. a. 2006; MONTOUT u. a. 2002; MORGAN u. a. 2003; MORTENSEN/JUEL 1993; RAY u. a. 2001; STRAUS u. a. 2004; WALKER u. a. 1997.

Die Folgen dieses durch die Antipsychotika-Behandlung zusätzlich geförderten metabolischen Syndroms werden erst in jüngster Zeit diskutiert. Menschen mit dieser Erkrankung haben ein zweifach bis zu (wenn ein manifester Diabetes mellitus vorliegt) siebenfach erhöhtes Mortalitätsrisiko. Insbesondere hohe Dosierungen und Kombinationsbehandlungen von Antipsychotika tragen hierzu bei. Mehrere Herstellerfirmen, deren Produkte am meisten betroffen sind, haben Patientenschulungsprogramme entwickeln lassen, die auf die Reduktion von Übergewicht und die Förderung gesunder Lebensgewohnheiten zielen. Über die Evidenz der Beobachtung besteht also kein Zweifel mehr.

Die Herausforderung besteht darin, Alternativen zur Antipsychotika-Behandlung oder zumindest zur Hochdosierung bei schwer Erkrankten zu finden. V. Aderhold (2007) fordert daher:

- eine größere Sensibilität im Umgang mit den Nebenwirkungen und weniger Verharmlosung,
- die Minimierung von Kombinationsbehandlungen und Hochdosistherapien,
- den Einsatz generell niedrigerer Dosierungen, wie sich dies auch in den jüngeren fachspezifischen Leitlinien andeutet,
- den Verzicht auf Antipsychotika und den Einsatz intensiver psychosozialer Behandlungsansätze, wenn dies möglich ist,
- therapeutisch begleitete Absetzversuche,
- die systematische Erfassung von Nebenwirkungen sowie
- den Aufbau von Beschwerdestellen zur Optimierung der medikamentösen Therapie bei der Schizophrenie.

Wie bei anderen Erkrankungen ist es allerdings auch hier wahrscheinlich, dass diese Forschungsergebnisse erst dann zu einer veränderten Praxis führen, wenn es echte Alternativen zur Antipsychotika-Behandlung gibt und wenn diese Alternativen in das Routineversorgungssystem integrierbar sind. Fernerhin müssen sie mit dem gesellschaftlichen Sicherheitsbedürfnis (insbesondere bezüglich des Umgangs mit Selbst- und Fremdgefährdung) in Einklang zu bringen sein und zu einer angemessenen Vergütung führen.

Kontrolle in der Psychiatrie: die Rolle der Medikamente

Die Veränderungen in der psychiatrischen Versorgung nach der Psychiatrie-Enquete in den siebziger Jahren weisen darauf hin, dass der Großteil der damaligen Behandlungsverfahren bei schwer Erkrankten teuer, langdauernd und wissenschaftlich unbewiesen war. Mit dem Übergang einer großen Zahl an bisher langfristig hospitalisierten Patientinnen und Patienten in die Gemeinde verband sich die Hoffnung der Psychiater auf schnelle und messbare Veränderungen der pathologischen Störungen des Denkens und Verhaltens.

Gleichzeitig wurde versucht, gestützt durch die moderne biologische Forschung, sich von der Vorstellung eines Kontinuums zwischen leichten und schweren seelischen Erkrankungen zu lösen und scharfe Grenzen zu definieren. Seit dem 19. Jahrhundert wird nach einem organischen Korrelat für die schweren psychischen Störungen gesucht, denen ein vergleichsweise eigengesetzlicher, genetisch determinierter Verlauf zugeschrieben wurde.

Dieses Krankheitsverständnis spielte auch für die Kritik an der gemeindepsychiatrischen Versorgung eine Rolle, da befürchtet wurde, dass im Namen einer unrealistischen Illusion von Enthospitalisierung und selbstbestimmtem Leben Vernachlässigung, Obdachlosigkeit und sonstige Entgleisungen auftreten würden. Viele Psychiater argumentierten, dass der entscheidende Faktor für ein erfolgreiches Leben in der Gemeinde die stabile, möglichst lebenslange Einnahme von Antipsychotika und anderen Psychopharmaka darstelle. Die Gemeindepsychiatrie benötige daher nicht so sehr eine kontinuierliche Versorgung, sondern effektive Maßnahmen zur Gewährleistung medikamentöser Compliance.

Gegen Ende des 20. Jahrhunderts, nachdem sich eine offene Haltung gegenüber der Gemeindepsychiatrie als »modern« etabliert hatte, verschoben sich die psychiatrischen Bedenken weg von der Sorge um Vernachlässigung der stark vulnerablen Erkrankten hin zur möglichen Bedrohung der Umgebung durch das mögliche fremd- und eigengefährdende Verhalten der Betroffenen. Die populäre Ansicht von seelischer Erkrankung als Neigung zur Gewalttätigkeit machte sich (wieder) breit (Philo 1996).

Eine der wesentlichen Aufgaben der Psychiatrie wurde und wird in der Überwachung und Kontrolle der psychisch Kranken im Namen der örtlichen Sicherheit gesehen (Crichton 1995). Die Identifikation von Menschen mit krankheitsbedingt fehlender »moralischer Festigung« und daher einer Bereitschaft zu unkontrolliertem und gewaltsamem Verhalten besitzt verständlicherweise höchste Priorität. Diese sozialen Anforderungen an das psychiatrische System, die Öffentlichkeit zu schützen, hatten schon immer einen großen Einfluss auf das diagnostische und therapeutische Verhalten der Psychiater. Nach N. Rose haben seither auch Mechanismen zur Risikokontrolle einen wichtigen Stellenwert in der Psychiatrie (Rose 1998).

Als Kernbereich der psychiatrischen Versorgung wird von vielen Laien nicht immer die Ausgestaltung einer bedürfnisorientierten Behandlung, sondern vielmehr auch die Verwaltung schwer und hoffnungslos erkrankter Personen gesehen, die im Rahmen eines komplexen Systems mit verschiedenen Sicherheitsebenen wie offenen und geschlossenen Stationen, Tageskliniken, Betreutem Wohnen, enger Anbindung an sozialpsychiatrische Dienste und, wie in England oder den USA, von aufsuchenden Teams (*Assertive Outreach Treatment* mit starker Betonung medikamentöser Compliance) versorgt werden. Ein Versagen der Psychiatrie wird daher auch in der mangelnden Vorhersage und Kontrolle unerwünschten Verhaltens bei Hoch-Risiko-Personen gesehen. Diese Kontrolle erscheint als der einzige Weg, die Betroffenen selbst, deren Familien und die Öffentlichkeit zu schützen (SIMON 1997).

Vor dem Hintergrund dieser Entwicklungen insbesondere in der englischen Psychiatrie, die fast durchgehend als fortschrittlich gilt und sehr früh gemeindepsychiatrische innovative Versorgungsmodelle erprobt hat, spricht N. Rose von einer Dreiteilung der Psychiatriepolitik und Gesetzgebung. Es gebe Personen mit niedrigem, mittlerem und hohem Risiko (ROSE 2001).

In der *Niedrig-Risiko-Zone* seien quasi-therapeutische Techniken zur Risikokontrolle wie Beratungen, soziale Hilfen, unterstützende und kognitive psychotherapeutische Verfahren, Verhaltenstechniken und Programme zur Förderung der Verantwortlichkeit, Kompetenz und Selbstverwirklichung anzusiedeln. Diese Interventionen erfolgen oft in der Schule, den Betrieben und bei Arbeitslosen. Die Radio-, Fernseh- und Kinokultur liefere uns psychologisierte Bilder unseres Selbst und trage zur Gestaltung und Organisation des privaten Umfeldes im therapeutischen Sinne bei.

In der *Zone mittleren Risikos* befänden sich normale psychiatrische Stationen, Sozialarbeiter, freiwillige Organisationen und eine Reihe von psychologischen und medizinischen Diensten. Für diese Einrichtungen werde jedoch einerseits die staatliche Förderung vermindert und die Kontrolle privaten Managements verstärkt und andererseits würden die Verantwortlichkeiten und Zuständigkeiten zunehmend in die Familie verlagert.

Die eigentliche Aufgabe des Wohlfahrtsstaates werde jedoch in der Kontrolle der problematischen *Hoch-Risiko-Personen* gesehen. Die verschiedenen Arten von Institutionen definieren sich daher nicht so sehr nach den

Therapiebedürfnissen der Betroffenen, sondern nach den Sicherheitsbedürfnissen der Gemeinde »unter Risiko«. Die Forderung nach langfristiger zwangsweiser Unterbringung gefährlicher Personen kulminierte nicht erst in dem Ausspruch des damaligen Bundeskanzlers Gerhard Schröder, dass Menschen, die eine Vergewaltigung begangen hätten, möglichst für immer weggeschlossen gehörten. Der eigentliche Schwerpunkt zwangsweiser Behandlung liegt eher auf der präventiven Festnahme und Verwahrung möglicher oder sich in Wiederholungsgefahr befindlicher sexueller, pädophiler oder antisozialer Straftäter (Greig 1997).

Der Unterschied zwischen seelisch Erkrankten und »Normalen« wird als Gefahr wahrgenommen, womit möglichst ein Ausschluss aus der regulären Gemeinschaft verbunden ist. Das Sicherheitsbedürfnis durch klare Abgrenzung wurde größer, da die schützenden Mauern der Landesklinik oder der geschlossenen Station zunehmend fielen. So wurde in den letzten Jahren eine zunehmende Re-Hospitalisierung psychisch Erkrankter (in forensischen Einrichtungen, Heimen, betreuten Wohneinrichtungen, Gefängnissen) nachgewiesen (Priebe u. a. 2005).

Medikamenten wird bei Hoch-Risiko-Personen eine bedeutende Funktion zugeschrieben, nämlich die der Verhaltenssteuerung und Kontrolle unerwünschter Verhaltensweisen. Einerseits bezeichnet die Tatsache, dass jemand »Psychopharmaka benötigt«, das Vorliegen einer mindestens mittelschweren psychischen Erkrankung, der offensichtlich anders nicht beizukommen ist. Andererseits ist für psychiatrische Laien eine Entlassung verhaltensauffälliger Menschen aus der Klinik ohne Medikamente kaum denkbar. Aggressive Handlungen werden häufig der unzureichenden Einnahme von Medikamenten angelastet.

»Präventive« psychiatrische Interventionen werden vom US-amerikanischen Institute of Medicine dreigeteilt (Institute of Medicine 1994): Es soll *universelle, ausgewählte* und *indizierte Interventionen* geben. Universelle zielen auf die gesamte Bevölkerung und werden als relativ unbedeutend in der Prävention seelischer Erkrankungen betrachtet, da wenig gesichertes Wissen existiere. Ausgewählte Interventionen zielen auf die Risikopopulationen. Da Risikofaktoren weit besser bekannt sind als kausale Faktoren, ist in Zukunft eine verstärkte Aufmerksamkeit in diesem Bereich zu erwarten. Indizierte Interventionen schließlich zielen auf Individuen mit sehr hohem Risiko oder jene, die sich in frühen Krankheitsphasen befinden. Diese Hoch-Risiko-Strategie dominiert im medizinischen und psychiatrischen Denken, denn sie ist »auch politisch attraktiv, da sie diejenigen, die unter Symptomen leiden oder empfänglich dafür sind, vom Rest der Gesellschaft trennt, der damit seine mutmaßliche Normalität genießen kann« (HENDERSON 1996, eigene Übersetzung).

Die aus der Epidemiologie stammende Risikodefinition wird damit in die Gewalt-Risiko-Definition durch die Psychiatrie übertragen. Die epidemiologische populationsbezogene Präventionsstrategie von G. Rose steht jedoch im Gegensatz dazu: »Eine große Zahl von Menschen, die einem kleinen Risikofaktor ausgesetzt ist, ruft viel mehr betroffene Fälle hervor als eine kleine Zahl, die unter einem hohen Risiko steht.« (ROSE 1993, eigene Übersetzung).

Diese Erkenntnis würde nach Rose zu Bemühungen führen, das Maß an Exposition gegenüber psychosozialen oder biologischen Risikofaktoren nicht nur für Hoch-Risiko-Individuen, sondern für die gesamte Gemeinschaft zu reduzieren. Jeder, der an seelischen Problemen leidet, hat Anspruch auf eine bedürfnisorientierte professionelle Behandlung. Es bleibt allerdings zu hoffen, dass in der Gesellschaft und in dem ihren Anforderungen genügenden psychiatrischen Versorgungssystem die Erkenntnis wächst, dass eine populationsbezogene multidimensionale Strategie zur *Prävention* seelischer Krisen letztendlich wirksamer ist als eine immer intensivere und nicht selten zur Stigmatisierung führende Identifikation (und Kontrolle) einzelner Risikoträger ohne Berücksichtigung des gesellschaftlichen Kontextes.

Die Gesellschaft, in der wir leben, kann beim Umgang mit seelischen Problemen nicht ausgeblendet werden: »Wir sind alle für alles verantwortlich.« (ROSE 1992)

6 Sind wir ohne Alternativen?

Die *Soteria*-Studien

Die Suche nach einer Alternative zur universalen Anwendung psychotroper Substanzen und deren Dominanz in der Psychiatrie als auch zur Form des Durchschleusens durch das psychiatrische Versorgungssystem ist vor allem mit einem Namen verbunden: *Soteria*.

Soteria und *Emanon* waren zwei zunächst vom US-amerikanischen National Institute of Mental Health (NIMH) in den siebziger und achtziger Jahren des 20. Jahrhunderts geförderte Forschungsprojekte, in denen eine alternative Art des Umgangs mit Psychosen bei jungen Erwachsenen untersucht wurde. Die Ergebnisse dieses primär psychosozialen Ansatzes waren vielversprechend. Dennoch wurde das Projekt vom psychiatrischen Establishment finanziell ausgetrocknet und der Initiator Loren Mosher scharf kritisiert. Der Umgang mit seelischen Erkrankungen in der *Soteria* stellte eine zu große Herausforderung für die traditionelle Psychiatrie dar. Mosher war der Ansicht, dass Antipsychotika in der Schizophreniebehandlung nicht unverzichtbar seien.

In den USA wurde seither mit wenigen Ausnahmen (etwa in Maryland) kein vergleichbares Projekt wieder aufgebaut oder in die Routineversorgung integriert. *Soteria*-Elementen in der Psychiatrie wird in den letzten Jahren jedoch in Europa verstärkt Aufmerksamkeit zuteil. Daher lohnt der Blick in die Anfänge dieses Behandlungskonzeptes.

Die Geschichte Loren Moshers

Loren Mosher, ein Psychiater, der seine Facharztzeit nach einem Harvard-Studium im bekannten Massachusetts Mental Health Center verbrachte, begann seine Forscherkarriere mit der wissenschaftlichen Durchführung und Auswertung von Familienstudien im Rahmen eines Stipendiums am National Institute of Mental Health. In der dortigen »Families Studies Branch« arbeitete er insbesondere mit Familien, in denen eines oder mehrere Mitglieder an einer Schizophrenie erkrankt waren. Seine Arbeitsgruppe beschäftigte sich mit der Konkordanzrate von Zwillingen. Es sollte herausgefunden werden, warum bei eineiigen Zwillingen, die in derselben

Familie aufwuchsen, einer an Schizophrenie erkrankte und der andere nicht. Eindeutige Erklärungen konnten allerdings nicht gefunden werden.

Eine der wichtigsten Ergebnisse der Beobachtung familiärer Kommunikationsmuster bei den Zwillingsfamilien war, dass der später erkrankte Zwilling von der Familie völlig anders behandelt wurde als der gesunde (MOSHER u. a. 1971).

Nach diesen Untersuchungen, die deutliche Zweifel an der Validität bisheriger Zwillingsstudien entstehen ließen, verbrachte Mosher mit Unterstützung des National Institute of Mental Health in den sechziger Jahren einige Monate in London, um am berühmten Maudsley Hospital und der Tavistock Clinic einige neue Behandlungs- und Forschungsansätze kennenzulernen.

Den bleibendsten Eindruck hinterließen bei ihm die Treffen mit dem Psychiater R. D. Laing und die Erfahrungen mit seiner therapeutischen Gemeinschaft in *Kingsley Hall*. Der Schotte Laing hatte die psychiatrischen Meinungsführer mit seinem Buch *The Divided Self* provoziert, in dem er versucht hatte, den Prozess des Verrücktwerdens erklärbar und für nichtpsychiatrische Laien verständlich zu machen (LAING 1960). Für R. D. Laing stellten die Symptome der Schizophrenie den Versuch dar, mit einer unerträglichen Situation, in der sich der Betroffene befand, auszukommen. L. Mosher sah sich nach der Lektüre dieses Buches in vielen seiner eigenen Beobachtungen und Erfahrungen bestätigt.

Die 1966 errichtete therapeutische Gemeinschaft *Kingsley Hall* in East London war ein Experiment, mittels einer milieutherapeutischen »egalitären« Gemeinschaft – ohne die üblichen Hierarchien zwischen Psychiatern und den an Schizophrenie Erkrankten (die als »Bewohner« bezeichnet wurden) – eine adäquate Begleitung durch ihre persönliche Krise zu ermöglichen. Mosher war begeistert von dieser völlig neuen Sichtweise von »Verrücktheit«, sah jedoch auch die fehlende Strukturiertheit der Einrichtung, ebenso die mangelnde Einbindung und Akzeptanz der Nachbarschaft als gravierendes Problem für deren langfristigen Erfolg.

Die wichtigste Erkenntnis aus *Kingsley Hall*, wo Mosher ein paar Monate verbrachte, war für ihn, dass »Verrücktheit« nicht in einem Krankenhaus behandelt werden muss und vermutlich auch dort besser nicht behandelt werden sollte. Nach seiner Rückkehr in die USA versuchte Mosher zunächst als Leiter einer psychiatrischen Station des Connecticut Mental Health Center in Yale, seine unkonventionellen Ideen in Form der Umgestaltung einer traditionellen geschlossenen 20-Betten-Einrichtung zu einer völlig offenen, freiwilligen wohngemeinschaftsähnlichen Station in die Tat umzusetzen. Sein Ziel war die Förderung eigenverantwortlichen Verhaltens der Patienten und die Abschaffung von Zwang. Die neue Station wurde von Patienten und den Assistenzärzten durchweg positiv beurteilt, jedoch, wie erwartet, von den Leitern der umgebenden traditionell arbeitenden Stationen kritisch verfolgt. Diesen gelang es, dass Moshers Station mit einer erhöhten Selbstmordrate und mit Gewalttätigkeit in Zusammenhang gebracht wurde, obwohl sich dies nach Durchsicht der Daten als abwegig und unbegründet erwies.

Für L. Mosher war dieses Experiment ein weiterer Beweis dafür, dass es insbesondere die Atmosphäre ist, die das Verhalten psychiatrischer Patienten beeinflusst. Wenn die behandelnden Psychiater und andere psychiatrisch Tätige die Macht der Definition von Wahrheit haben und in voller Überzeugung vertreten, werden ihre Sichtweisen häufig von den Patienten übernommen, insbesondere wenn sie sich in einer seelischen Krise befinden. Mosher sah eine auffällige Ähnlichkeit zwischen der Akzeptanz der psychiatrischen Wahrheitsdefinition durch die Patienten und dem bekannten Phänomen, dass Opfer von Gewalttaten in manchen Fällen die Sichtweise ihrer Peiniger übernehmen.

Mosher war als Forscher durchaus an einer wissenschaftlichen und vorurteilsfreien Prüfung von Hypothesen interessiert, sodass er aufgrund seiner herausragenden Zwillingsstudien zur Schizophrenie und mithilfe von Freunden, die er in dieser Zeit gewonnen hatte, im Jahre 1968 der erste Leiter der Abteilung Center for Studies of Schizophrenia des NIMH wurde und in der Ausrichtung der öffentlichen Forschungsförderung zur Schizophrenie neue Maßstäbe setzte.

Nachdem die ersten Antipsychotika 1954 auf den US-amerikanischen Markt gekommen waren, bestand schon kurz danach ein starkes Ungleichgewicht zwischen den auch mit öffentlichen Geldern überproportional stark unterstützten biologisch orientierten Studien und den in weit geringerem

Maße geförderten psychosozial orientierten Forschungsprojekten. Mosher plädierte schon 1968 dafür, beiden Paradigmen der Schizophrenie, dem »Krankheitsparadigma« und dem psychosozialen Krankheitsmodell, gleiche Förderungschancen zu geben. Er konnte aber nicht verhindern, dass primär biologisch interessierte Wissenschaftler den Großteil der Gelder des NIMH für ihre Projekte bekamen und auch die öffentliche Meinung maßgeblich bestimmten.

Daher entwarf Mosher ein eigenes Forschungsprojekt, in dem der Verlauf der Schizophrenie bei Menschen untersucht werden sollte, die über eine Zufallsauswahl drei verschiedenen Versorgungssystemen zugeordnet werden sollten: einer psychiatrischen Station in einem Allgemeinkrankenhaus, in dem vorwiegend medikamentös behandelt wurde; einem gemeindenahen Behandlungszentrum, in dem ebenfalls primär Medikamente zur Anwendung kamen; sowie einer therapeutischen Gemeinschaft, in der Medikamente so weit als möglich vermieden oder niedrig dosiert verwendet wurden.

Die Erforschung einer weitgehend antipsychotikafreien Behandlung erschien Mosher absolut notwendig, nachdem die Werbekampagnen der Firma »Smith, Kline & French«, die Chlorpromazin herstellte, und anderer Pharmafirmen so erfolgreich gewesen waren, dass es zu der allgemeinen Ansicht, Schizophrenie könne und müsse vor allem mit Medikamenten kontrolliert werden, kaum mehr eine Alternative gab.

Die Planung der *Soteria*-Studien

Obgleich dem dritten Studienarm der Studie (dem gemeindenahen Behandlungszentrum) von den Beratern des NIMH die Förderung verweigert wurde, schaffte es Mosher, für sein unkonventionelles Projekt eine 18-monatige Förderung zu erreichen.

In der Folge begann er in einem ärmeren Viertel von San Diego aus einer Villa mit zwölf Zimmern das sogenannte *Soteria*-Haus für sechs Bewohner mit Schizophrenie einzurichten. Gleichzeitig wurde Personal eingestellt: zwei Vollzeit-Mitarbeiter, eine Reihe von Freiwilligen, Teilzeit-Mitarbeiter und ein Psychiater. Mosher selbst war Direktor der Einrichtung. Die Mitarbeiter sollten gemeinsam mit den Bewohnern im Haus leben, den

Haushalt führen und eine einfache, sichere, unterstützende, tolerante und zwangfreie Umgebung schaffen. Die Schichten der Mitarbeiter erstreckten sich meist über 36 bis 48 Stunden, um eine ausreichende Möglichkeit für personelle Kontinuität und Beziehungen zu schaffen. L. Mosher legte insbesondere Wert darauf, nicht in erster Linie professionell psychiatrisch ausgebildete Mitarbeiter anzustellen. Vielmehr gestaltete das gesamte Team die Auswahl der Mitarbeiter nach persönlichen Kriterien, indem abgeschätzt wurde, inwiefern die Bewerber zu einem intensiven, warmherzigen Umgang mit den Bewohnern in der Lage waren. Die Aufnahme und randomisierte Zuweisung der vor allem jungen, unverheirateten, neu diagnostizierten Menschen mit Schizophrenie, einer Subgruppe also, von der angenommen wurde, dass sie die schlechteste Prognose hatte, begannen 1971 und endeten im Rahmen der Studie im Jahre 1979. Die Mitarbeiter tolerierten, im Gegensatz zu den anderen psychiatrischen Einrichtungen, exzentrisches Verhalten der Bewohner weitgehend, wobei Gewalt, illegale Drogen und sexuelle Beziehungen zwischen Bewohnern verboten waren.

Insbesondere in den ersten sechs Wochen sollten gemäß den Studienprotokollen im *Soteria*-Haus keine oder wenig Antipsychotika gegeben werden. Hauptcharakteristikum dieses innovativen Projektes war die Begleitung durch die Psychose, ohne sofortigen therapeutischen Interventionismus. Das zugrunde liegende Krankheitsmodell war das einer »Entwicklungskrise« (MOSHER 1972). Schizophrenie wurde von den *Soteria*-Mitarbeitern als Bewältigungsmechanismus verstanden, der erklärbar sei und bei dem eine vollständige Erholung, eine Remission, und eine Gesundung (Recovery) nicht nur möglich, sondern unter geeigneten Bedingungen wahrscheinlich seien.

Wie hoch die Wahrscheinlichkeit einer Rückkehr ins normale Leben sei, hing nach Meinung der *Soteria*-Mitarbeiter davon ab, wie weit sich die Betroffenen bereits in die konstruierte Welt zurückgezogen hätten. Die Traumata, denen sie ausgesetzt gewesen seien, waren nach Moshers Ansicht oft schwer zu identifizieren und häufig kumulativ. Mosher hatte nach Lektüre einer Reihe von Studien und aus seiner eigenen Erfahrung festgestellt, dass bei etwa 60 Prozent der Schizophrenie-Patienten, die auf psychiatrische Stationen aufgenommen wurden, eine tatsächliche Vorgeschichte physischen oder sexuellen Missbrauchs bestand. Auch die familiären Kommunikationsstrukturen seien, wie dies später in der Emotionsforschung bestätigt wurde, häufig entweder von Unklarheit und geringer Fokussierung oder von starker Kritik gegenüber dem Betroffenen (*expressed emotions,* Brown u.a. 1972) geprägt. Entsprechend dem Vulnerabilitäts-Stress-Modell (Nuechterlein/Dawson 1984; Zubin/Spring 1977) erschienen Mosher und seinem Team die psychotischen Symptome auch ohne Überbetonung biologischer Faktoren zumindest nachvollziehbar.

Von den insgesamt 179 Teilnehmerinnen und Teilnehmern wurden 82 im Rahmen der Studie im *Soteria*-Haus und 97 im regulären Versorgungssystem behandelt (Mosher/Menn 1978; Matthews u.a. 1979). Diese Kontrollgruppe bestand aus Menschen mit Schizophrenie, die vergleichbare soziodemographische und klinische Charakteristika wie die *Soteria*-Bewohner aufwiesen. Diese wurden nach Randomisierung auf einer psychiatrischen Station eines Allgemeinkrankenhauses mittels Standardtherapie behandelt und während der Studie als auch im Nachbeobachtungszeitraum von zwei Jahren von einem unabhängigen Forscherteam auf dieselbe Weise wissenschaftlich untersucht. Neben psychopathologischen Skalen wurden die stationäre Wiederaufnahmerate, unabhängiges Wohnen, soziale Funktionsniveaus und Beschäftigung auf dem Arbeitsmarkt erfasst. In der Vergleichsgruppe erhielten die Patienten durchschnittliche Antipsychotika-Dosierungen von 700 mg Chlorpromazin-Äquivalenten.

Die gängige Behandlungspraxis

Einer Medizinsoziologin, die die Behandlung der Vergleichsgruppe in der *Soteria*-Studie beschreiben sollte, verdanken wir eine plastische Schilderung der Arbeit auf einer traditionellen psychiatrischen Station in den siebziger und achtziger Jahren, die, obgleich sie viele Werturteile in sich trägt, auch heute noch in einigen Fällen zutrifft, und die deshalb nochmals wiedergegeben ist (zitiert nach Mosher u.a. 1994).

Die wichtigste Funktion der psychiatrischen Station sei der Prozess der prompten Erledigung der Arbeit mit folgenden Unterteilungen:

Zusammenflicken: Der Erstkontakt zwischen Patient und Stationsmitarbeiter bestehe oft in aufgezwungenen Maßnahmen zur Verhaltenskontrolle wie Verlegung in Isolierräume, Fixierungen, mündliche Anweisungen und besonders hohe Dosen von neuroleptischen Medikamenten wie Haldol, Melleril etc. Prinzipiell würden gewalttätige, außer Kontrolle geratene oder sehr bizarre Patienten »zusammengeflickt«, indem ihre sozial inakzeptablen Symptome so schnell wie möglich unterdrückt werden.

Medizinische Abklärung: Da der psychiatrische »Durchschleusungsprozess« (ein Ausdruck, der die komplexe Prozedur der diagnostischen Abklärung bezeichnen soll) in einer »medizinischen« Einrichtung größtenteils ärztlich angeleitet sei, werde bei allen Neuaufnahmen sofort ein Routineprogramm von diagnostischen Maßnahmen durchgezogen. Neben der körperlichen Untersuchung gehören dazu die Blutentnahme, die Urinprobe, das EEG und eine Anzahl anderer Tests. Ein derartiges Untersuchungsverfahren diene der differenzialdiagnostischen Abklärung, ob das psychiatrische Problem des Patienten auf einer körperlichen oder psychischen Störung beruhe. Gekennzeichnet sei dieses Verfahren durch einen hohen Zeitaufwand, den es für die Pflegekräfte bedeute, wobei sorgfältig und genau eine Menge Formalitäten erfüllt werden müssten.

Die gleiche Prozedur werde auch dann dem Patienten strikt auferlegt, wenn er innerhalb kurzer Zeit erneut aufgenommen würde.

Eine Geschichte zusammenreimen: Die meiste Arbeitszeit und Energie der Mitarbeiterinnen und Mitarbeiter werde durch die formalen Aspekte des Durchschleusungsprozesses absorbiert. Es müsse eine Diagnose erstellt werden für die mittelfristige Entscheidung, welche Nachsorgeeinrichtung für den Patienten geeignet sei, und für die eher unmittelbare Entscheidung, mit welcher Medikation begonnen werden solle. Daher beanspruchten das Sammeln von Informationen und die damit verbundenen Aktivitäten die Hauptaufmerksamkeit des Teams während der ersten 72 Stunden nach Aufnahme des Patienten.

Zwischen den Mitarbeitern, die wie Spürhunde versuchten, Informationen über die Patienten »aufzudecken«, und den Patienten, die versuchten, all die Daten zu verbergen, von denen sie glaubten, sie könnten ihnen schaden, komme es zu einem Wechselspiel, das einen Brennpunkt des Mitarbeiter-Patienten-Kontaktes bilde. Die Hauptmodalitäten dieses Kontaktes seien das »Gruppen-Aufnahme-Interview«, bei dem ein neu aufgenommener Patient von mehreren Mitarbeitern in einem Interviewraum befragt werde, sowie der »Zweite-Hand-Bericht«, bei dem alle möglichen Daten von Schicht zu Schicht und über die Patientenkurve weitergegeben würden und dann zu Verallgemeinerungen über den Patienten führten. In diesem Ablauf liege eine Neigung zu Vorurteilen und Spekulationen, die schnell zur »Wahrheit« würden, und er sei von Tricks geprägt, um Dinge »rauszukriegen«.

Etikettieren und sortieren: Sobald genügend Daten vorlägen, um eine Entscheidung zu treffen, erhielten die Patienten ein psychiatrisches Etikett. Bei den meisten Patienten innerhalb der Kontrollgruppe würden folgende psychiatrische Diagnosen gestellt: Schizophrenie, manisch-depressive Erkrankung, Alkohol- oder Drogenmissbrauch und gewalttätige Persönlichkeitsstörung irgendeines Typs.

Das diagnostische Etikett bahne die Entscheidung darüber, welche Medikamente angesetzt werden und welche Nachsorgeeinrichtung infrage kommen könnte. Es verschaffe den Mitarbeitern auch eine zusätzliche Kontrollmöglichkeit für ihren Umgang mit den Patienten, da sich mit den Diagnosen eine vermeintlich erweiterte Voraussagefähigkeit des Patientenverhaltens ergebe, ebenso eine Neigung, die Äußerungen und Verhaltensweisen der Patienten zu typisieren: »Da kommt ihre hysterische Persönlichkeitsstörung durch; das sind gerade Wahnvorstellungen.«

Verlegung: Die offizielle Zielsetzung der kalifornischen Gesetzgebung für psychische Gesundheit in der Gemeinde (Community Mental Health Legislation) beinhalte unter anderem, psychisch kranke Personen so schnell wie möglich in »die Gemeinde« zurückzuführen. Die als Vergleichsgruppe im Rahmen der Studie psychiatrisch Tätigen würden jedoch beständig diese gesetzliche Verpflichtung gegen ihre vermeintliche Pflicht abwägen, als Beschützer der Gesellschaft und ihrer Patienten zu handeln. Infolgedessen spielten die Mitarbeiter bei Entlassung ihrer »Schutzbefohlenen« in eine der möglichen Nachsorgeeinrichtungen so etwas wie Schicksal.

Eine Folge dieses Durchschleusens sei die Drehtürpsychiatrie. Viele Patienten der Kontrollgruppe seien »alte Bekannte«, die stets aufs Neue während der Studiendauer herein- und wieder hinausrotieren. Gemeindemitarbeiter forschen einem Teil der Patienten nach und ergänzen die Informationen, die bei Entscheidungen zur Verlegung zusätzlich berücksichtigt werden.

So werde zum Beispiel berichtet, dass eine Nachsorgeeinrichtung »sie oder ihn nicht wieder nimmt«, wobei sich die Möglichkeiten im Lauf der Zeit immer mehr erschöpfen.

Diese Schilderung zeigt psychiatrische Routine sicherlich in extremer Ausprägung, sollte von uns aber als Denkanstoß genutzt werden.

Methodische Beschränkungen der Studie

Die Zuweisung zu den Behandlungsgruppen im Rahmen der *Soteria*-Studien war nicht vollständig randomisiert. Daher handelt es sich um eine sogenannte quasi-experimentelle Studie. Die erste Teilnehmergruppe von 79 Patientinnen und Patienten wurde nach Verfügbarkeit von Therapieplätzen abwechselnd nacheinander den zwei Gruppen zugewiesen, wohingegen die zweite Gruppe von 100 Teilnehmenden per Zufallsauswahl entweder im Allgemeinkrankenhaus oder in der *Soteria* behandelt wurde. 160 Teilnehmer schlossen die Studie ab, und 129 konnten bis zu zwei Jahre nach Beginn der Studie nachverfolgt werden. Bei denjenigen, die die Studie abschlossen, jedoch nicht zwei Jahre lang nachverfolgt werden konnten, wurden für die Auswertung die Daten bei Entlassung aus der psychiatrischen Behandlung oder aus der *Soteria* verwendet.

Verschiedene Auswertungsmethoden, in denen Studienabbrecher und Untersuchungen unterschiedlicher Zeitpunkte berücksichtigt wurden, ergaben gegenüber der psychiatrischen Standardbehandlung mindestens vergleichbare und in einigen Skalen (Wiederaufnahmeraten, Psychopathologie und unabhängiges Leben) überlegene Ergebnisse der *Soteria*-Behandlung (BOLA/MOSHER 2003). L. Mosher schloss daraus, dass bei ersterkrankten Menschen mit Schizophrenie die minimale Verwendung von Antipsychotika zusammen mit einer speziell entwickelten psychosozialen Intervention nicht schädlich sei, sondern im Langzeitverlauf gegenüber der Standardbehandlung häufig sogar Vorteile aufweise. Als mögliche Wirkfaktoren der *Soteria* wurden diskutiert:

○ das unterstützende Milieu,
○ die flexible und tolerante Haltung der Mitarbeiter,
○ die im Unterschied zu vielen psychiatrischen Stationen besseren therapeutischen Beziehungen,

○ der Aufbau eines sozialen Netzes im Sinne einer Surrogat-Familie und

○ die aktive Förderung der Integration in die Gemeinde.

Interessanterweise betonte Mosher, dass es plausible Ähnlichkeiten zwischen der *Soteria*-Atmosphäre und den kollektivistischen sozialen Prozessen in Entwicklungsländern gebe, die dort zusammen mit einer geringeren Verschreibung von Antipsychotika mit einem besseren Krankheitsverlauf bei der Schizophrenie verbunden seien als in den USA.

Aufgrund der methodischen Beschränkungen kann die *Soteria*-Studie wichtige und interessante, letztlich aber nur hypothesengenerierende Hinweise zur antipsychotikafreien Behandlung der Schizophrenie geben. Methodische Probleme, auf die bereits Mosher hinwies, sind insbesondere: die hohe Studienabbruchrate (28 Prozent), insbesondere bei den im psychiatrischen Routineversorgungssystem behandelten Patienten, die fehlende Verblindung der Untersucher, die die Symptome und Behandlungsergebnisse beurteilten, die nur teilweise Randomisierung der Teilnehmer in die Behandlungsgruppen und die Verwendung zweier verschiedener Versionen des Diagnosesystems DSM.

Zusammen mit anderen Studien mit ersterkrankten Schizophrenie-Patienten, die häufig einen besseren Langzeitverlauf aufweisen, wenn sie nicht sofort medikamentös behandelt wurden (CARPENTER u. a. 1977, CIOMPI u. a. 1992; LEHTINEN u. a. 2000), rechtfertigen es die Ergebnisse des *Soteria*-Projektes in jedem Fall, in kontrollierten wissenschaftlichen Untersuchungen, bei bestimmten Patienten auf die Gabe von Antipsychotika zu verzichten und die Wirkfaktoren verschiedener psychosozialer Behandlungen ohne die Interaktion mit Medikamenten genauer zu untersuchen.

Reaktionen auf *Soteria*

Einer der Gründe für die Tatsache, dass die *Soteria*-Ergebnisse hartnäckig kritisiert und nach Moshers Ansicht erbittert bekämpft wurden, war, dass aus dem Antipsychotika-Paradigma und dem Paradigma der antipsychotikafreien Behandlung Ideologien entstanden und keine Synthese der Forschungsergebnisse zugelassen wurde. Teile des Projektes, wie das Ziel der Medikamentenfreiheit, die Gefahr der Verklärung des psychotischen

Erlebens, aber auch das Fehlen einer eindeutig professionellen Ausrichtung und Haltung in der *Soteria* trugen dazu bei, dass der Vorwurf einer generellen psychiatriekritischen Haltung von Mosher nicht entkräftet werden konnte.

Der *Soteria* wurde die finanzielle Unterstützung entzogen, und die Arbeit musste 1983 eingestellt werden, da keine Krankenversicherung den Aufenthalt mehr bezahlte. Allerdings waren in einer Untersuchung die langfristigen Kosten bei *Soteria*-Behandlung nicht höher als bei Standardbehandlung; zudem wurden bei etlichen Bewohnern bessere Ergebnisse erzielt.

Mosher blieb bei seiner kritischen Haltung und prangerte weiterhin den pharmazeutischen Einfluss bei der US-amerikanischen psychiatrischen Fachgesellschaft *American Psychiatric Association* und dem mächtigen Angehörigenverband *National Alliance for the Mentally Ill* (NAMI) an. Dieser Verband steht auch heute wieder in der Kritik, da er eine in den Augen der Kritiker einseitige biologische Sichtweise vertritt und sich vor dem Hintergrund einer Spendensumme von über 11 Mio. US-$ (zwischen 1996 und 1999) seitens pharmazeutischer Unternehmen von diesen für Werbe- und einseitige Anti-Stigma-Kampagnen instrumentalisieren ließ.

Mit wenigen Ausnahmen veröffentlichten die großen psychiatrischen Zeitschriften keine Artikel aus Moshers Feder mehr, sodass die Ergebnisse der *Soteria*-Studie in langen Zeitabständen publiziert wurden und eine wichtige Publikation erst jüngst erschien (BOLA/MOSHER 2003).

Trotz der Verbitterung Moshers ist der Einfluss des *Soteria*-Projektes in Europa gegenwärtig groß. L. Mosher führte dies auch darauf zurück, dass pharmazeutische Unternehmen in Europa weniger Druck ausüben und dass es mehr nationale Gesundheitssysteme gebe.

Einer der wesentlichen Kritikpunkte Moshers an der psychiatrischen Routineversorgung schizophrener Patienten soll im Folgenden aufgegriffen werden, wenn weitere Möglichkeiten zur Antipsychotika-Therapie dargestellt werden. Mosher kritisiert, dass Menschen mit Schizophrenie als biologisch hirngeschädigt betrachtet und behandelt werden, weil auch die »Gesunden« eine Angst in sich tragen, »verrückt« zu werden. Schizophrene Menschen werden als grundlegend *anders* betrachtet, was letztendlich jede

Art von Behandlung, wie schädlich sie auch sei, rechtfertigt. Psychologische und soziale Erklärungs- und Bewältigungsversuche konnten die klinische Behandlung bisher nur unzureichend beeinflussen – obgleich es aus der psychologischen Forschung beachtenswerte und wegweisende Ergebnisse gibt (BENTALL 2003).

Die *Soteria* Moshers ist ein Modell für viele alternative Behandlungsansätze. Insbesondere auf dem europäischen Festland wurden in den letzten Jahren etliche innovative Behandlungsformen erprobt, in erster Linie bei jüngeren psychotisch Erkrankten, von denen sich viele am *Soteria*-Modell orientieren. In Bern bereichern seit Jahren auch gut evaluierte soteriaähnliche Einrichtungen das gemeindepsychiatrische Versorgungssystem. Vielerorts gibt es psychiatrische Stationen mit *Soteria*-Elementen und geringem Einsatz von Antipsychotika. In Zwiefalten existiert eine *Soteria*-Station, ebenso im Klinikum München-Ost, die außerordentlich nachgefragt werden und das Behandlungsangebot dort bereichern. Die Begleitforschung in München-Ost zeigte, dass 93 Prozent aller Bewohner eine antipsychotische Medikation erhielten und nur wenige Bewohner ohne diese Medikation behandelt wurden (Isar-Amper-Klinkum 2008). Allerdings war es fast immer möglich, mit sehr viel geringeren Dosierungen als üblich auszukommen.

Auch größere Kliniken wie die Charité in Berlin planen *Soteria*-Stationen. Vor allem Menschen mit eigener Psychiatrieerfahrung drängen auf deren Etablierung.

Anthropologie und Psychotherapie: Wie heilt ein Psychiater?
Rituale

Verglichen mit Antibiotika und anderen krankheitsspezifischen Therapeutika sind Antipsychotika und Antidepressiva keine Wundermittel, deren Anwendung regelhaft eine Heilung erwarten lässt. Sie müssen eher mit denjenigen Medikamenten verglichen werden, die bei anderen chronischen Erkrankungen wie Asthma oder Psoriasis (Schuppenflechte) oder Arthritis Symptome reduzieren können. Was die psychiatrische Behandlung jedoch von der Behandlung der letztgenannten Erkrankungen unterscheidet, ist, dass die Medikamente in einem mehr oder weniger psychotherapeutischen

Rahmen verschrieben werden. Zwar praktizieren nicht alle Psychiater Psychotherapie, von vielen wird jedoch angegeben, dass sie psychotherapeutisch arbeiten. Einige gehen so weit, zu behaupten, dass jeder Kontakt zu einem psychiatrischen Patienten Psychotherapie sei.

Was bei chronischen somatischen Erkrankungen also »implizit« verwirklicht wird – die *Beziehung* als gesundheitsfördernde therapeutische Komponente –, wird in der Psychiatrie *explizit* Psychotherapie genannt. Tatsächlich geht es dabei oft um *Rituale* – fest vereinbarte Formen der symbolischen Beziehungsgestaltung, die gesundheitsfördernd wirken können.

Rituale wirken dort besonders stark, wo sie auf einen kulturellen Nährboden fallen, wo sie bestehende Vor-Urteile bestätigen und wo psychosomatische und somatopsychische Interaktionen besonders stark ausgeprägt sind. Eine Abschätzung der Wirkung von Ritualen ist nur teilweise mit dem »Placebo-Effekt« möglich. Dieser ist bei Erkrankungen wie der Depression besonders hoch, aber bei anderen psychischen Erkrankungen mit geringerem Erwartungseffekt wie bei den Psychosen aus dem schizophrenen Formenkreis oder gar den hirnorganischen Psychosen geringer.

Sollten wir als Therapeuten vielleicht versuchen, offensichtliche Rituale weiter aus dem therapeutischen Prozess zu entfernen, um der Behandlung mehr »Wissenschaftlichkeit« zu geben und tatsächlich »wirksame« Therapien zur Anwendung kommen zu lassen? Der Versuch der Entritualisierung der Psychiatrie hat bisher vermutlich nicht zu einem besseren Behandlungsergebnis bei schweren psychischen Erkrankungen geführt. Vielmehr ist ein Ritual der Psychopharmako-Therapie hinzugekommen.

Der ärztliche oder nichtärztliche Therapeut ist insbesondere in der Behandlung schwerer psychischer Erkrankungen täglich mit enormen Herausforderungen und oft auch mit einer Infragestellung seiner klinischen Kompetenz konfrontiert. Die ambulante psychiatrische Behandlung dieser Probleme ist nicht selten eine einsame Angelegenheit und wird nicht allzu häufig mit Erfolgserlebnissen belohnt. Daher ist die Gefahr einer Demoralisierung besonders groß, wenn sich ein Gefühl einstellt, dass die Herausforderungen nicht mehr mittels professionellen Wissens und Könnens bewältigt werden können. Eine Folge kann ein sogenanntes Burnout-Syndrom sein.

Hinzu kommt, dass in der Psychiatrie wenig Konsens darüber besteht, was Behandlungsqualität und Behandlungserfolg ausmacht. A. KLEINMAN (1988) weist darauf hin, dass diese Faktoren dafür verantwortlich sein könnten, dass sich viele Therapeuten, insbesondere Psychotherapeuten, einer Schule angeschlossen haben und diese Schulen aufrechterhalten werden. Auch diejenigen, die sich anfangs vielleicht kritisch gegenüber einer zu engen Orientierung an Dogmen und Orthodoxien zeigten, würden sich dann oft einer Psychotherapieschule zuwenden, um die Kompetenzkrise zu überwinden und im Austausch mit ähnlich denkenden Kollegen, die dieselben Standards teilen, Sicherheit zu gewinnen. Ähnliches gilt für die Psychopharmako-Therapie, deren Standards und Empfehlungen Sicherheit vermitteln, jedoch den Blick dafür verstellen können, wie Heilung und Besserung im klinisch-therapeutischen Prozess *als Beziehungsleistung* erreicht werden.

Psychopharmako-Therapie kann zu einer Transformation im Heilungsprozess führen: die Wiedergewinnung und Konstruktion kultureller Bedeutung durch eine veränderte Erfahrung über die Veränderung der Bedeutung persönlicher Beziehungen. Therapie in der Psychiatrie ist immer auch symbolisch – und diesem Phänomen muss die Ausbildung der Psychiater Rechnung tragen. Dass beispielsweise Psychotherapie oder auch die Psychopharmako-Therapie, die wir praktizieren,»unspezifisch« ist, vermindert oder disqualifiziert nicht die therapeutische Bedeutung, die sie haben. Der Anspruch der Wissenschaftlichkeit, der diesen Interventionen eigen ist, kann jedoch nur eingelöst werden, wenn die ihnen innewohnenden symbolischen Prozesse thematisiert und in der Ausbildung umgesetzt werden. Wie A. KLEINMAN (1988) forderte, müssen in Seminaren für Psychiaterinnen und Psychiater Kenntnisse zu symbolischem Heilen möglichst in transkultureller Perspektive vermittelt und somit fester Bestandteil der Ausbildung werden. Dies ermöglicht den Therapeuten ein breiteres und kritischeres Verständnis des Heilungsprozesses und macht sie weniger anfällig für verzerrende und interessegeleitete Argumente zur Spezifität biologischer und psychologischer Therapien. Dies wäre ein Schritt in Richtung Entmystifizierung von Psychopharmaka – vielleicht mit der marktschädigenden Folge eines behutsameren und bewussteren Einsatzes.

Wie ein Psychiater oder Psychotherapeut heilt, kann daher insbesondere durch die transkulturelle Psychiatrie und die Psychotherapieforschung erhellt werden. Rituale sind ein gemeinsames Merkmal von Heilungsprozeduren in den meisten Kulturen und datieren zurück in die frühesten Ursprünge menschlicher Gesellschaft (FRANK/FRANK 1991). Ihre Durchführung inspiriert Hoffnung und eine positive Veränderungserwartung, indem sie zum Ausdruck bringt, dass die Person, die das Ritual durchführt – Schamane, Astrologe, Therapeut –, über ein spezielles Repertoire an Fertigkeiten zum Heilen verfügt. Dass die Prozeduren nicht immer *aus sich selbst heraus* die Veränderung *verursachen*, muss uns dabei nicht bekümmern. Worauf es ankommt, ist, dass die Teilnehmenden über eine strukturierte konkrete Methode verfügen, um Selbstwirksamkeitsfaktoren zu mobilisieren. Da vergleichende Untersuchungen von psychotherapeutischen Techniken kaum unterschiedliche Effekte finden konnten, ist es möglich, sie in erster Linie als Heilungsrituale zu verstehen – technisch gesehen einflussarme, nichtsdestotrotz kraftvolle, organisierte Methoden zum Verstärken von Placebo-Faktoren (HUBBLE u. a. 2001).

Warum sollte der Mensch in seiner bio-psycho-sozialen Einheit in westlichen Gesellschaften anders funktionieren als in anderen Ethnien?

Die Sicht der Anthropologie: Wie heilen Psychiater?

A. Kleinman führt in einer Zusammenfassung der ethnopsychiatrischen und ethnopsychotherapeutischen Literatur und eigener Erfahrungen vier verschiedene Stadien an, die im Prozess symbolischen Heilens notwendig sind (KLEINMAN 1988):

Im *Stadium I* wird eine symbolische Brücke geschlagen zwischen den persönlichen Erfahrungen, den sozialen Beziehungen und dem kulturellen Bedeutungssystem der Gemeinschaft. Die Erfahrungen (wie Unglück, Verlust eines Angehörigen, Arbeitslosigkeit, Beziehungsabbrüche) sind Zeichen, deren Bedeutung mit den dominanten kulturellen Symbolen einer Gruppe verknüpft ist (etwa der Yin/Yang-Dichotomie, dem gekreuzigten Christus oder dem Körper als kaputter Maschine). Diese Symbole haben wesentlichen Einfluss darauf, wie die Person sich in der Gesellschaft orientiert, und bestimmen seine innere Welt. Kognitive und affektive Prozesse übersetzen diese kulturelle Welt in einer bestimmten Situation in körperliche Symptome. Auf dieser Ebene spielen biologische und lebensgeschichtliche Prägungen wie die Neigung zu psychotischen Verarbeitungen oder zu negativen Selbstzuschreibungen bei der Depression sicherlich eine Rolle.

Diese Verknüpfungen zwischen Gesellschaft und körperlichen Vorgängen sind Teile eines evolutionär entwickelten Kommunikationssystems auf genetischer, zellulärer, hormoneller, psychologischer und Verhaltensebene. So wie die »Erkrankung« auf verschiedenen Ebenen angesiedelt sein kann, so muss auch die Therapie als transformativer Prozess auf verschiedenen Ebenen ansetzen. Beispielsweise bestand ein taiwanesisches Heilungsritual bei einer depressiven jungen Hausfrau darin, den Ehemann, die Eltern und Schwiegereltern davon zu überzeugen, der Patientin emotionale und praktische Unterstützung anzubieten und ihren besonderen Status in der Gemeinschaft zu legitimieren, der es erfordere, dass sie etliche Zeit ihren wichtigen Pflichten zu Hause nicht nachkommen könne. Begründet wurde dies damit, dass ihre Symptome Ausdruck dessen seien, dass die Götter sie als besonderes spirituelles Medium nutzten.

Das Heilungsritual selbst bewirkte eine Art Katharsis, eine Trance, und ein mächtiges Gefühl von Zuversicht und Hoffnung. Dies wiederum rief Reaktionen des autonomen Nervensystems, hormonelle Veränderungen und Vorgänge im limbischen System (dem »Belohnungssystem«) hervor, welche die Physiologie der ausgeprägten Depression offensichtlich rückgängig machten (KLEINMAN 1988).

Das *Stadium II* beginnt, wenn diese symbolische Beziehung für eine bestimmte Person aktiviert wird. Ein Patient (oder auch ein Angehöriger) sucht einen Heiler auf. Der Heiler überzeugt den Patienten, dass das Problem, an dem er leidet, in Begriffen des gültigen kulturellen Bezugs- und Bedeutungssystems umdefiniert werden kann. So können Halluzinationen als das Werk böser Dämonen begriffen werden, die ausgetrieben werden müssen. In vielen nichtwestlichen Gesellschaften stimmen die Patienten, die Angehörigen und die Familie im Kern in diesen Bedeutungssystemen überein.

Auch in unserer pluralistischen und individualisierten Gesellschaft kann beispielsweise die Ansicht biologischer Ursachen für die Schizophrenie

oder Depression ein geteiltes Bedeutungssystem sein. Das Behandlungssystem mit den Interventionen wie Psychopharmaka oder Psychotherapie
enthält spezifische Symbole, die der Sozialisation des Patienten entsprechen. Der Heiler nutzt verschiedene rhetorische Mittel und Begriffe (hier
kann auf Symbole des Ahnenkultes oder die Inhalte der Psychoedukation verwiesen werden) zur Neudefinition des Problems und zur sozialen
Bestärkung der Gültigkeit des Bedeutungssystems. Der Heiler überzeugt
durch sein Charisma oder Expertentum, und der Patient akzeptiert. Der
Heiler ruft Zuversicht und Hoffnung hervor und der Patient nimmt mehr
oder weniger aktiv an der therapeutischen Bewegung teil.

Die Therapie ist dann am erfolgreichsten, wenn der Patient mitschwingt
und seine Erfahrungen in dem symbolischen Bedeutungssystem aufge-
hen. Das Problem und der Patient beginnen sich dann zu verändern und
die kommunikativen Codes (Zeichen) wechseln. So wird körperlicher
Schmerz als Ungleichgewicht zwischen Yin und Yang betrachtet und »erklärt«. Die Melancholie zeigt sich dann als Besessensein von Dämonen,
als neurotischer Konflikt in der Kindheit oder als Ungleichgewicht von
Überträgerstoffen im Gehirn.

In *Stadium III* bewirkt der Heiler durch seine Fertigkeiten über die Kon-
kretisierung von allgemeinen Symbolen auf die besondere Situation des
Patienten eine therapeutische Veränderung in den emotionalen Reaktionen. Dies sind die Symbole, die in Heilungsritualen manipuliert werden,
beispielsweise die Bilder von den heiligen Bergen bei den Navaho-Indi-
anern, die Zeichnungen von den Geistern oder die Lieder, die der Nava-
ho-Heiler singt. Hier passiert bei der Psychotherapie die Interpretation
und Klärung von zugrunde liegenden Konflikten und die Einordnung
der persönlichen Erfahrungen in das therapeutische Bedeutungssystem
der jeweiligen Schule – zum Beispiel die Re-Interpretation von bedroh-
lichen und unkonkreten Demoralisierungsgefühlen als spezifische Angst
im Rahmen eines Ödipus-Konfliktes oder aber als einen Interessen- und
Energieverlust als Ausdruck verborgener familiärer Konflikte oder auch
als Ausdruck eines Serotoninmangels im Gehirn.

In *Stadium IV* verstärkt der Heiler die Transformation der besonderen
symbolischen Bedeutung. Der Geist, der jetzt einen Namen bekommen

hat, wird beispielsweise den exorzistischen Ritualen unterworfen, oder der Ödipus-Konflikt, der in den Besonderheiten der persönlichen Geschichte interpretiert wurde, wird bewusst gemacht und bearbeitet und damit werden neue emotionale Reaktionen und Handlungsmöglichkeiten eröffnet.

Diese symbolische Transformation aktiviert einerseits die Kultur (den symbolischen Code) und die sozialen Beziehungen und andererseits die Psychobiologie, das heißt das autonome und zentrale Nervensystem und hormonelle Reaktionen, um eine erwünschte und erhoffte Veränderung der emotionalen Reaktionen des Patienten zu erreichen.

In der Sprache der Anthropologie fördern Interaktionen im Rahmen des Heilungsrituals die Transformation als Leistung der Kultur: die Umschreibung psychophysiologischer Prozesse in ein bedeutsames Erfahrungssystem und die Verstärkung eines erfolgreichen Bewältigungsmechanismus.

Westliche Psychotherapie unterscheidet sich von vielen anderen Heilungsritualen darin, dass andere Systeme nicht nur dyadisch sind, sondern die Familienmitglieder und Freunde miteinbeziehen und oft sogar *öffentlich* stattfinden. Ebenso sind dort die Rituale nicht wie bei uns langfristig, fern vom Alltag der Betroffenen, psychologisch (nur auf innerseelische Vorgänge) fokussiert. Sie sind weniger privat, areligiös und primär an den Bedürfnissen des Individuums, sondern eher an denen der Familie und der Gemeinschaft orientiert.

Die westliche Psychotherapie zeigt damit Ähnlichkeiten, aber auch gravierende Unterschiede zu den Heilungsritualen vieler anderer Kulturen. »Heilung« oder Bewältigung in diesem Sinne wurde in den westlichen psychiatrischen Behandlungssystemen selten thematisiert – gewinnt mit der Recovery-Bewegung jedoch an Bedeutung. Vielmehr wird oft die chronische Natur vieler psychischer Erkrankungen betont und eine langdauernde medikamentöse Behandlung als notwendig vermittelt. Dieses Argument kann auch die Psychotherapie betreffen. Es wurde in diesem Zusammenhang auch berechtigt auf die »Nebenwirkungen« westlicher Psychotherapie hingewiesen: die Fortführung der Therapie trotz Symptompersistenz, Verschlechterung, Stress für die Betroffenen und Familien durch unangemessene Konfrontation mit Erklärungshypothesen, der Missbrauch der

Patienten unter Ausnutzung der Atmosphäre von Vertraulichkeit sowie die Entzugseffekte nach Beendigung der Therapie (NUTT 2008).

Viele dieser Nebenwirkungen hängen mit der besonderen dyadischen Ausgestaltung westlicher Psychotherapie zusammen.

Die Biomedizin und das dazugehörige Gesundheitssystem als kulturelles System sind nach A. Kleinman um die spezifischen biologischen Untersuchungen und Behandlungen gruppiert, die auf einem zunehmenden Reduktionismus basieren, insbesondere in der Psychiatrie. Dieser Reduktionismus war teilweise außergewöhnlich erfolgreich, wie in der Behandlung von Infektionserkrankungen oder der Erforschung der molekularen Mechanismen bei der Alzheimer-Erkrankung. Aber nicht selten hat er auch zu medizinischen Therapien geführt, die inhuman und unwirksam waren (EISENBERG/KLEINMAN 1981).

Obgleich derzeit *spezifische* Psychotherapieverfahren einen Forschungsschub und Akzeptanzzugewinn erhalten, ist ein Psychiater, der nicht Begriffe der Neurowissenschaften oder somatische Therapien nutzt, ein »Anachronismus«, da er bewusst mit genau den oben erwähnten Symbolen, subjektiven Bedeutungssystemen und gelebten Erfahrungen operiert. Der Großteil der Psychiatrie handelt jedoch bei genauerem Hinsehen von den *Erfahrungen* der Patienten. Es geht in den seltensten Situationen um das Herausfinden einer spezifischen Gehirnpathologie oder die Untersuchung individueller Reaktionen auf Medikamente. Es geht um die Lebensgeschichten der Patienten, um Leiden, Enttäuschungen, Erfolge, um familiäre, soziale und Arbeitsplatzprobleme.

Wir können von anderen Kulturen und Heilungsritualen durchaus lernen, und dabei geht es nicht nur um die Behandlung anderer Ethnien in unserer Gesellschaft. Eine breite Würdigung dieser Forschung für die deutsche Psychiatrie steht allerdings noch aus, ebenso eingehende Untersuchungen in die Wirkmechanismen von Recovery und Heilung bei schweren psychischen Problemen in anderen Kulturen.

»Need-adapted treatment« in Skandinavien

Es gab schon viele Versuche, bei Menschen mit Psychosen psychotherapeutische Behandlungsverfahren zu entwickeln und anzuwenden, die auf
die besonderen Bedürfnisse dieser Gruppe zugeschnitten waren und die
Standardbehandlung mit Antipsychotika zu überwinden versuchten. Sie
wurden jedoch kaum in die Routineversorgung übernommen. Auch die
multifaktoriellen Ansätze im Gefolge der Psychiatrie-Enquete, die von
dem Ziel der Humanisierung der Versorgung und Enthospitalisierung
getragen waren und rehabilitative und sozialpsychiatrische Schwerpunkte
setzten, hatten kaum psychotherapeutische Anteile, da die Schizophrenie
weitgehend als biologisch determinierte Erkrankung gesehen wurde, bei
der eine Kompensation von Defiziten zu erfolgen habe (ADERHOLD/GREVE
2004).

Ein erfolgreiches Modell eines bedürfnisorientierten Behandlungspro-
gramms, das dann landesweit erprobt wurde, konnte in Finnland etabliert
werden, da die strukturellen Voraussetzungen, entsprechender politischer
Wille und einflussreiche Identifikationsfiguren vorhanden waren. Der jetzt
emeritierte Psychiatrie-Professor Yrjö Alanen übernahm 1968 die Leitung
der psychiatrischen Universitätsklinik in Turku, die schon Teil eines ge-
meindepsychiatischen Systems war, und entwickelte dort, basierend auf
eigenen Erfahrungen mit psychoanalytisch orientierter Einzeltherapie und
Familientherapie, ein vorwiegend psychotherapeutisch orientiertes Be-
handlungsmodell für Psychosen. Die bisherigen traditionellen Krankensta-
tionen wurden zu psychotherapeutischen Gemeinschaften umgebaut, das
Personal wurde frühzeitig und umfassend über die Umstrukturierung
informiert und einbezogen. Pharmakotherapie wurde als zusätzliche Be-
handlungsform angesehen, die die Psychotherapie unterstützen konnte – in
mäßiger bis geringer Dosis (ALANEN 2000).

Interessant ist, dass Alanen zunächst einen einzelpsychotherapeutischen
Zugang bevorzugte. Psychodynamische einzelpsychotherapeutische Ver-
fahren wurden in die von Anfang an vorwiegend ambulant organisierte
Versorgung integriert. Mitarbeiter wurden systematisch ausgebildet, damit
sie aktiv und unabhängig unter Supervision arbeiten konnten. Autoritäre
Strukturen wurden abgebaut, was sich positiv auf die Arbeitszufriedenheit

auswirkte. Die Evaluation in dieser Phase erbrachte jedoch eher enttäuschende Ergebnisse, sodass in der Folge Schulungen in multiprofessioneller und systemisch orientierter Familientherapie stattfanden.

Erst jetzt, mit dem breiten Einbezug der Familien und der sozialen Netze der teilweise schwer erkrankten Patientinnen und Patienten und der Einführung des sogenannten initialen Behandlungstreffens als problemorientiertem Familiengespräch stellten sich erstaunliche Erfolge ein. Durch diese rasch und in der Regel vor der Entscheidung über eine Klinikaufnahme einberufenen, dialogisch gestalteten und individuell angepassten Treffen konnten die Teams früh Informationen über die für die Psychose relevanten Umgebungsfaktoren, familiären Konstellationen und die mit der Zuweisung zur Behandlung verbundenen Faktoren sammeln.

Zusammen mit der praktizierten Wertschätzung des Betroffenen als aktivem Part im Gegensatz zur traditionellen Rolle als passiv Erkrankter, *über* den gesprochen und entschieden wird, konnten durch das rasche Unterstützungsangebot Tendenzen zur Regression abgeschwächt, aber gleichzeitig symbiotische und zunächst stabilisierende Bedürfnisse von Betroffenen und ihren Familienangehörigen befriedigt werden. Die Motivation der Familienmitglieder zur Teilnahme an den Treffen war dementsprechend sehr ausgeprägt – auch wenn oder vielleicht gerade weil schon zu Beginn zwischenmenschliche Beziehungen nicht wie in der Routinebehandlung ausgeblendet und der Symptomatik untergeordnet wurden.

Das Programm war so großzügig und bedürfnisorientiert angelegt, dass die Treffen flexibel an unterschiedlichen Orten stattfinden konnten, auch zu Hause bei den Patienten. Dies trug zu einer weiteren Verlagerung in den ambulanten Bereich und damit zur Entstigmatisierung bei. Die Hauptprinzipien des Modells der bedürfnisangepassten Behandlung sind (ALANEN 2000):

Soziale Verwurzelung: Flexible und individuelle Planung und Durchführung der therapeutischen Aktivitäten, sodass sie den jeweiligen, sich verändernden Bedürfnissen des Patienten und gleichermaßen des sozialen Umfelds entsprechen. Dies bedeutet die Aufgabe des extremen Individualismus, in dem die Rahmenbedingungen individueller Lebensgeschichten meistens verkannt werden. Es bedeutet zudem die Anerkennung der

Tatsache, dass das Selbst auch bei Menschen mit einer Psychose im Wesentlichen aus Beziehungen entsteht und eben Symptome in kollektive und gemeinschaftliche Interpretationen eingebettet sind und hierdurch beeinflusst werden. Therapeutische Bedürfnisse resultieren aus diesem Beziehungsgeflecht und nicht aus der isolierten Betrachtung und genauen Kategorisierung einzelner Symptome. Dies bedeutet allerdings auch die Ablehnung eines starren leitlinienorientierten Vorgehens.

Grundhaltung: Untersuchung und Behandlung werden von einer psychotherapeutischen Haltung bestimmt. Es wird untersucht, was passiert ist und was sich bei den Betroffenen in ihrem interpersonellen Netzwerk ereignet hat.

Vernetzung: Die verschiedenen therapeutischen Aktivitäten sollten einander ergänzen anstatt eines Entweder-oder-Vorgehens.

Kontinuität: Die Behandlung sollte die Qualität eines kontinuierlichen Prozesses schaffen und aufrechterhalten. Die Behandlungsteams erwarben über die Jahre eine außergewöhnliche Kompetenz und sind in der Lage, wenn erforderlich, kontinuierlich über fünf Jahre mit den Patienten und ihren Familien zu arbeiten. Unter diesen Bedingungen wurde das funktionelle Resultat weiter verbessert, die Dauer unbehandelter Psychose (DUP-Faktor) und die Hospitalisierungsrate, die Therapieabbruchquote und die Anzahl antipsychotisch behandelter Patienten weiter signifikant, manchmal wenigstens tendenziell gesenkt.

Folgebehandlungen: Eine Nachuntersuchung ist sowohl auf der Ebene eines einzelnen Patienten als auch auf einer globaleren Ebene wichtig und sollte auf die Entwicklung von Behandlungseinheiten und das Behandlungssystem als Ganzes ausgerichtet sein.

Antipsychotische Medikamente werden in möglichst geringer, gleichwohl wirksamer Dosierung eingesetzt. Eine Medikation sollte in der ersten Woche ganz vermieden werden, was in vielen Fällen gelang.

Dieser behutsame Einsatz von Antipsychotika kommt dem Ansatz der *personal medicine*, die Pat Deegan vertritt, sehr nahe (DEEGAN 2005; AMERING/SCHMOLKE 2007). In einer qualitativen Untersuchung zeigte Deegan, dass viele Menschen mit einer Psychose eigene Strategien zur Bewältigung von Krisen hatten (die *personal medicine*). Diese dienten dazu, Symptome zu reduzieren, unerwünschte Folgen zu vermeiden und das Wohlbefinden zu verbessern. Psychopharmaka waren nur ein möglicher Bestandteil dieser Strategien. Die Einnahme von Psychopharmaka hatte nur dann Sinn, wenn diese einen entsprechenden Platz im Rahmen der individuellen Strategie fanden, nicht jedoch wenn sie zu einer verminderten Lebensqualität führten (DEEGAN 2005, zitiert nach AMERING/SCHMOLKE 2007):

>»Ich denke, dass es eine Menge anderer Dinge gibt als Medikamente, die eigentlich keine Medikamente sind. Es gibt Dinge, die du machen kannst, die verändern, was dein Körper macht. Und es müssen keine Medikamente sein [...]. Ich denke immer noch, dass einer der besten Stimmungsstabilisatoren im Leben – vielleicht nicht für jedermann, aber für mich – Mathe ist. Das stimuliert deinen intellektuellen Prozess.«

Psychopharmaka können nach P. Deegan sogar zu einem Störfaktor werden, wenn sie beispielsweise die Ausübung bestimmter Rollen behindern oder von den Betroffenen als Stärken wahrgenommene Eigenschaften abschwächen.

Mit den finnischen Modellen wurde der »Grundpfeiler« der Therapie der Schizophrenie infrage gestellt. Und das im weiteren Verlauf in die gesamte finnische Routineversorgung überführte Modell war äußerst erfolgreich:

Die Auswertung einer Kohorte von insgesamt 67 ersterkrankten psychotischen (davon 33 als schizophren und elf als schizophreniform diagnostizierten) Menschen im Rahmen einer Multicenter-Studie mit einer Behandlungszeit über zwei Jahren zeigte, dass 43 Prozent sowohl der schizophren als auch der schizophreniform diagnostizierten Betroffenen kontinuierlich ohne Antipsychotika behandelt werden konnten. Die Dauer der unbehandelten Psychose, das prämorbide Funktionsniveau, die Anzahl der psychotischen Symptome und die Diagnose waren *keine* Prädiktoren für eine erfolgreiche antipsychotikafreie Behandlung. Es zeigten sich signifikant bessere Ergebnisse der antipsychotikafreien Gruppe im Vergleich zu den medikamentös behandelten Patienten in den Punkten: Dauer der stationären Behandlung, Anzahl symptomfreier Patienten, psychosoziales Funktionsniveau (LEHTINEN u. a. 2000).

Im 5-Jahres-Zeitraum zeigten sich bei den intensiv im Rahmen des sogenannten *open dialogue approach in acute psychosis project* (ODAP) behandelten Teilnehmern (n = 33) geringere Abbruchraten, um ein Drittel reduzierte Hospitalisierungsraten und eine geringere Arbeitslosenrate als bei einer historischen Kohorte aus derselben Region (Seikkula u.a. 2006).

Aus systemischer und anthropologischer Sicht von großer Bedeutung ist, dass die bedürfnisangepasste Behandlung einem narrativen Ansatz auch bei akuten Psychosen Raum gibt. Es findet eine aktive Suche nach den Gründen der Psychose-Erfahrung statt, ohne die Erfahrung zu romantisieren oder rein psychodynamisch zu betrachten. Es ist möglich, im Dialog mit dem Betroffenen und seiner sozialen Umgebung Geschichten zu konstruieren über das, was passiert ist. Diese Geschichten erlangen nur dann eine persönliche Bedeutung, wenn sie vom Betroffenen verfasst werden, bevor sein eigenes Erleben einen Sinn durch andere »Geschichten« erhält, in welchen die Bedeutungen bereits festgelegt sind, also durch biopsychiatrische Erklärungen der Erkrankung. Sonst bleiben die persönlichen Bedeutungen unbewusst und unerzählt und es gibt keine Information, sodass der Betroffene in einer Art Teufelskreis verharren muss.

Die familientherapeutische Herangehensweise macht deutlich, wie sehr Menschen voneinander abhängig sind und dass psychische Vorgänge nicht von sozialen zu trennen sind (Gergen 2002). Über die Sprache und über Geschichten schaffen wir Bedeutung. Jeder Patient hat Anspruch auf seine eigene Geschichte, ohne dass einzelne Autoritäten diesen Sinn und die Bedeutung sofort monopolisieren und alle konkurrierenden Erklärungen verdrängen. Dies gilt auch bei wahnhaften Überzeugungen, die sofort zu durchbrechen wenig Sinn hat. Wie bei unerwünschten Verhaltensweisen kann bei fortwährender positiver Kommunikation, positiver Beziehungssetzung und durch den *Vollzug von Beziehung* eine Abschwächung paranoider Inhalte erfolgen. Ein solcher Prozess ist emotional zu bewältigen, wenn sie nicht (medikamentös oder durch psychiatrische Intervention) sofort »gebrochen« werden.

Familien- oder soziale Netzwerktherapie und bestimmte Formen von Öffentlichkeit scheinen bei psychotischen Erkrankungen wirksam zu sein. Möglicherweise sind sie, zusammen mit der geringeren Stigmatisierung, auch für den positiveren Verlauf in Entwicklungsländern verantwortlich. Vielleicht müssen wir uns von dem Schwerpunkt auf den Einzelinterventionen bei der Psychose verabschieden und uns mehr auf die Art und den Kontext der Behandlung konzentrieren. Das finnische Beispiel zeigt, dass die Prophezeiung einer lebenslangen Medikation als unbedingter Voraussetzung für Besserung, Kompensation oder Heilung nichts anderes als ein Konstrukt ist.

Einbezug von Nutzern in Praxis und Forschung: Warum dies so schwierig ist

In den letzten Jahren sind in einigen europäischen Ländern, in Australien und den USA starke »Nutzerbewegungen« entstanden, die die Interessen von Psychiatrie-Erfahrenen vertreten sollen. Auch in der Weltgesundheitsorganisation (WHO) gibt es Bemühungen, die subjektive Nutzerperspektive verstärkt in die Planung, Bereitstellung und Bewertung psychiatrischer Angebote einzubeziehen und zu einer nutzerangepassten Versorgung sowohl auf individueller wie auf struktureller Ebene beizutragen (World Health Organization 2005).

Von Psychiatrie-Nutzern – meist ehemaligen Patienten – geleitete Einrichtungen (*user-run services*) sind entstanden, da trotz vielfältiger Bemühungen um die Qualität der Versorgung in traditionellen psychiatrischen Einrichtungen häufig organisations- oder haltungsbedingte Barrieren für das Angebot einer wirksamen Behandlung existieren (MacNeil/Abbott 2000).

Die Idee, dass Menschen mit persönlichen Erfahrungen psychischer Erkrankung befähigt werden, aktiv an der Gestaltung psychiatrischer Dienste mitzuwirken, basiert auf zwei grundlegenden Annahmen.

Einerseits wird davon ausgegangen, dass ein Teil der psychiatrischen Symptome und Beeinträchtigungen aus einer unzureichenden Deckung des komplexen Behandlungsbedarfs im Rahmen des ambulanten und stationären Gesundheitssystems stammt – und vielleicht unter anderen Bedingungen nicht zum Tragen gekommen wäre (Chinman u. a. 2001). Diese Lücke im Versorgungsbedarf soll von den Erfahrenen geschlossen werden, die den Problemen sozialer Isolation, Demoralisierung, niedriger

Lebensqualität und inadäquater Nutzung des Versorgungssystems mehr Bedeutung beimessen und auf Probleme hinweisen, die den Professionellen nicht bewusst sind.

Andererseits können die persönlichen Erfahrungen der Betroffenen zur Entwicklung wirksamerer Dienste mit besserem Behandlungsergebnis beitragen, indem Rollenfunktionen psychisch Erkrankter in die Therapie einbezogen werden. Außerdem soll ein Schwerpunkt auf die Gesundung gelegt werden sowie auf die Empathie und emotionale Unterstützung zusammen mit praktischer Information, Coping-Strategien und der Verbesserung sozialer Netze zur gezielteren Stärkung des Selbstwertes, zur Erhöhung der Motivation und der Leistungsbereitschaft (FELTON u.a. 1995).

Nutzereinbezug kann auf der Ebene der Beziehung zwischen Therapeut und Patient als Ausdruck der Autonomie des Betroffenen hinsichtlich der gewünschten Lebensformen und Behandlungsmaßnahmen erfolgen (BRUCE/PAXTON 2002). Ein Einbezug kann jedoch auch systematisch auf der Ebene der Planung und Gestaltung der Behandlungs- und Versorgungssysteme stattfinden. Viele Betroffene berichten über einen positiven Einfluss auf ihre Lebenssituation, da besondere Kompetenzen erworben werden, die weitergegeben werden können (PECK u.a. 2002). Auch können die Therapeuten für spezifische Wahrnehmungen und Bedürfnisse sensibilisiert werden (MCALLISTER/WALSH 2004).

Untersuchungen zeigen, dass Beschäftigte mit eigenen psychiatrischen Erfahrungen mehr Zeit in Supervision verbrachten und mehr persönliche Gespräche mit den Patienten und mehr Hausbesuche durchführten als solche ohne eigene Erfahrungen (SIMPSON/HOUSE 2002). Es wurde eine tendenziell höhere Lebensqualität bei Patienten gefunden, die von Betroffenen betreut wurden. Insgesamt berichteten die Patienten über weniger Probleme im Zusammenhang mit ihrer Lebenssituation. Bei einigen konnte eine geringere Belastung der Angehörigen festgestellt werden. Die klassischen klinischen Ergebnisparameter änderten sich jedoch kaum.

In Großbritannien gibt es trotz dieser positiven Erfahrungen und trotz ausdrücklichem politischem Willen wenig Anzeichen dafür, dass die Praxis des Einbezugs von Nutzern in die Planung und Entwicklung von psychiatrischen Diensten sehr verbreitet ist. In Deutschland existieren kaum über einige regionale Versuche hinausgehende Ansätze einer systematischen Nutzerbeteiligung im psychiatrischen Versorgungssystem. Und doch: Insbesondere der Einbezug von Nutzern in die psychiatrische Forschung wird immer wieder angemahnt. Woran liegt dies? Ist der damit verbundene Rollenwechsel eine zu große Herausforderung? Sind die fundamentalen Unterschiede in den Sichtweisen zwischen Betroffenen und Professionellen unüberwindbar?

Entscheidend ist zunächst einmal, nach Gründen für diese Diskrepanz zwischen Anspruch und Wirklichkeit zu suchen.

Motive

Wenn man untersucht, aus welchen Gründen sich Psychiatrie-Erfahrene an der Praxis der psychiatrischen Versorgung oder in psychiatrischen Forschungsprojekten aktiv beteiligen, finden sich verschiedene Motive (TELFORD/FAULKNER 2004):

- Frustration und Enttäuschung über die akademische klinische Forschung,
- der Wunsch, aus der eigenen Erfahrung heraus Experte zu werden,
- die Chance, Verbesserungen in der Versorgung zu erreichen,
- unterschiedliche Fragen zu stellen und Antworten zu bekommen,
- die Unabhängigkeit der Dienste und der Professionellen infrage zu stellen,
- die bisherigen Modelle und Konzepte zu hinterfragen,
- Fähigkeiten, Vertrauen und Empowerment zu entwickeln.

Die Frustration mit der bisherigen Forschung resultiert häufig aus dem engen Blickwinkel akademischer Interessen, deren Schwerpunkte meist in der relativen Wirksamkeit bestimmter Medikamente und anderer Interventionen liegen (siehe die Kapitel 2 und 3). In der Sicht vieler Nutzer führt dies zur Fragmentierung der Erfahrung, mit einer psychischen Erkrankung zu leben, und ist schon gar nicht ganzheitlich. Praktische und für Nutzer mindestens genauso relevante Aspekte wie der Zugang zu Hilfen, Fragen des Umgangs mit Beeinträchtigungen und Kompensationsmechanismen spielen in der Mainstream-Forschung meistens eine untergeordnete Rolle.

Viele Psychiatrie-Erfahrene nehmen wahr, dass ein Großteil der psychiatrischen Forschung rein akademischen Interessen dient. Wie in anderen Bereichen auch hat jede Forschung ihre eigenen Perspektiven und oft kaum hinterfragte Vorannahmen und ihre eigenen Verzerrungen. Ein bedeutender Teil der psychiatrischen Forschung (und Praxis) hat sich von der täglichen und gelebten Erfahrung vieler Betroffener weit entfernt. Daher sollten Forschungsthemen aus der Erfahrungsperspektive gleichrangig neben der quantitativen Forschung stehen. Dies erfordert jedoch die Akzeptanz seitens der Profession.

Bei Forschern und Therapeuten existieren ebenfalls verschiedene Motive für den Einbezug von Betroffenen. Einige haben eine pragmatische Herangehensweise und sehen die Vorteile eines besseren Zugangs zu ihren Patienten, wenn sie Betroffene in die Therapie einbinden. Für andere spielen Prestigefragen eine Rolle, da es zunehmend *en vogue* wird, von »Nutzerperspektive« zu sprechen und als offen und fortschrittlich zu gelten. Für manche Forschungsanträge ist es auch von Vorteil (oder geradezu notwendig), Nutzer als Forschungs- und Kooperationspartner im Boot zu haben. In Großbritannien gibt es im Bereich öffentlicher Forschung oft klare Vorgaben und Anforderungen, wie Nutzer miteinbezogen sein sollen.

Barrieren

Es bleiben jedoch hohe Barrieren und Hindernisse auf dem Weg zu einem kooperativen Modell in Praxis und Forschung. Die mangelnde Repräsentativität von Betroffenengruppen wird als ein zentrales Argument gegen eine erfolgreiche Einbindung von Nutzern in die Planung, Entwicklung und Bewertung der psychiatrischen Versorgung genannt. Es besteht die Sorge, dass Betroffene mit negativen (aber untypischen) Erfahrungen eher zur Mitarbeit motiviert sein könnten als die »zufriedenen« Patientinnen und Patienten (BECKER u.a. 2008). Dies kann die Behandlung oder das Forschungsprojekt behindern.

Allerdings wird selten die Frage nach der Repräsentativität der Forscher und Behandler gestellt. Bislang besteht sowohl ein Mangel an spezifischen Strategien zur Verbesserung der Repräsentativität der involvierten Betroffenen (CRAWFORD u. a. 2003) als auch ein Mangel an Trainings- und Unterstützungsmöglichkeiten, um Nutzern die Kenntnisse zu vermitteln, die für eine erfolgreiche Teilnahme an solchen Projekten notwendig wären.

In Großbritannien sind allerdings mittlerweile vielfältige Standards und Programme entwickelt worden, die als Muster für eine »good practice« des Nutzereinbezugs auch in Deutschland verwendet werden können (FAULK-NER/MORRIS 2003; UK Mental Health Research Network Service User Research Group England 2005). Nicht selten überschätzen sich Betroffene auch in ihren spezifischen Kenntnissen, sodass die Auswahl der Nutzer deren Ressourcen und Stabilität berücksichtigen muss.

Vonseiten der Betroffenen wird oft kritisiert, dass ein Einbezug lediglich in Form von Informationen über bereits erfolgte Entscheidungen stattfindet (RUTTER u. a. 2004). Dies kann die Motivation senken und ist oft ein Hinweis darauf, dass es den Projektleitern eher um einen scheinbaren und öffentlichkeitswirksamen »Einbezug« geht. Wenn derartige Projekte jedoch scheitern oder die Erwartungen enttäuschen, dann kann das auch außerhalb der Macht der lokalen Entscheidungsträger liegen. Entscheidungsmöglichkeiten sind auf lokaler Ebene häufig aus finanziellen Gründen beschränkt, sodass nicht selten Hoffnungen auf eine Änderung in der Angebotsstruktur geweckt werden, die nicht erfüllt werden können (WEINSTEIN 2006).

Für die Betroffenen ist die Mitarbeit mit einem hohen Aufwand sowohl an Zeit als auch an Geld verbunden, der entsprechend vergütet werden sollte. Eine Bezahlung von an einer Mitarbeit interessierten Betroffenen kann allerdings zu einer Kürzung von Sozialbezügen führen.

Eine der wichtigsten Barrieren ist jedoch der Wandel in den Rollenfunktionen, der zu extremer Verunsicherung führen kann. Einerseits ist der Nutzer plötzlich Therapeut und Anbieter und sieht sich einem Loyalitätskonflikt gegenüber. Dies trifft insbesondere dann zu, wenn vonseiten anderer Betroffener die Erwartung besteht, eine kritische Haltung gegenüber dem professionellen System einzunehmen, gleichzeitig aber ohne eine gewisse Anpassung an den professionellen Diskurs keine sinnvolle Zusammenarbeit erfolgen kann (MCALLISTER/WALSH 2004).

Andererseits bestehen häufig Bedenken seitens der Therapeuten, dass Betroffene wegen ihrer zumindest vorübergehenden psychischen Beeinträchtigung Entscheidungen über die Therapie anderer Betroffener treffen. In der Ansicht etlicher Therapeuten bleibt die Dichotomie psychisch krank = irrational sowie gesund = rational erhalten. Die Stellung der Betroffenen im professionellen Team ist daher oft ein kontroverses Thema, wenn sich Therapeuten nicht von klassischen Rollenmodellen lösen. Die Betroffenen sollten zwar als gleichwertige Teammitglieder anerkannt sein, allerdings mangelt es vielfach an Kenntnissen, die für bestimmte professionelle Tätigkeiten erforderlich sind. Auch die fehlende Vertrautheit mit dem Fachjargon sowie der Komplexität der Themen kann eine erfolgreiche Zusammenarbeit von Betroffenen und Professionellen erschweren (RUTTER u. a. 2004).

Ausblick

Ob das Konzept des Nutzereinbezugs erfolgreich ist, hängt in hohem Maß von den Einstellungen der Professionellen ab. Macht und Entscheidungsbefugnisse müssen geteilt werden, die schützende Hülle des Expertentums muss fallen. Es lohnt sich jedoch, unterschiedliche Sichtweisen zusammenführen und die Argumente des anderen zu integrieren, ohne sie gleich zu bewerten oder einzuordnen. Nicht mehr das Sammeln von Gründen und Beweisen, dass der andere (vielleicht psychiatrisch-kritisch gewordene) im Unrecht ist und überzeugt werden muss, steht im Vordergrund, sondern der konstruktive und transformative Dialog.

Um zu erforschen, was Hilfeangebote tatsächlich förderlich für den Recovery-Prozess macht, sind nicht nur Beschreibungen nötig, die zeigen, *was* Einrichtungen und Helfer tun (also Charakterisierungen spezifischer Interventionen), sondern auch, *wie* sie es tun (AMERING 2008). Haltungen und Werte müssen erfasst werden, die in therapeutischen Kontakten zum Ausdruck kommen. Es müssen Ergebnisparameter erarbeitet werden, die auch subjektive Ergebnisse erfassen. Hier ist der Ausbau von Forschungskooperationen zwischen Betroffenen, Therapeuten und Forschern unabdingbar. Insbesondere solche Personen, die selbst Gesundungsprozesse erfahren haben, sollten in die Planung, Durchführung und Evaluation von Hilfeangeboten einbezogen werden.

7 Konsequenzen für die Zukunft

Die psychiatrische Behandlung: langfristiger Nutzen

Eine der Herausforderungen der künftigen psychiatrischen Forschung und Praxis ist es, sich auf die gegenwärtigen (postmodernen) Problemlagen der Patientinnen und Patienten einzustellen und Lösungsstrategien für soziale und medizinische Probleme zu finden, die der Zeit entsprechen. Wir sind von einer Realität umgeben, die instabil und wenig greifbar ist – einer Realität, in der die Identitätsanker der modernen aufklärungs- und vernunftorientierten Zeit nicht mehr greifen. Auch die Psychiatrie als strukturschaffende Disziplin muss akzeptieren, dass die Zusammenhänge des Fachgebietes komplexer geworden sind. Keine Methode kann für sich in Anspruch nehmen, umfassende Erklärungen für beobachtete psychopathologische oder andere psychiatrisch relevante Phänomene zu liefern.

Privilegierte Wahrheiten wie diejenigen der Kraepelin'schen Schizophrenie-Diagnose und der scharfen Trennung zwischen Schizophrenie und affektiven Erkrankungen werden vermutlich irgendwann aufgegeben werden müssen, um überhaupt eine Modernisierung der Psychiatrie zu ermöglichen. In diesem Sinne werden nicht mehr diejenigen Psychiater zeitgemäß sein, die auf der Basis veralteter Kategorisierungen nach Schizophrenie-Genen, nach Wegen vom Gen in die psychopathologische Phänomenologie und nach der Gentherapie der Schizophrenie suchen. Die verengte Konzentration der Forschung bei schweren psychischen Störungen auf lediglich neurobiologische Mechanismen und die daraus resultierende Haltung haben gravierende Auswirkungen auf das Leben der Betroffenen.

Die methodisch eindimensionale Suche nach objektiven Wahrheiten und technischem »Fortschritt« bei schweren psychischen Problemen kann dazu führen, dass die gegenwärtigen Probleme chronischer psychiatrischer Patienten übersehen oder gar verhärtet werden. Die Identität von Psychiaterinnen und Psychiatern muss sich und wird sich wandeln hin zu einer Fachkraft für die Unterstützung in der Bewältigung psychischer Krisen aus dem Blickwinkel der Betroffenen – also weg von einem technischen

Expertentum für »Behandlung« und »Versorgung« eindeutig zu definierender psychiatrischer Erkrankungen.

Es kann nicht abschließend beurteilt werden, ob der Nutzen gegenwärtig verwendeter diagnostischer Einteilungen in der Psychiatrie die negativen Auswirkungen einer an die somatische Medizin angelehnten Kategorisierung kompensiert. Die vielfältigen Diskussionen zur Weiterentwicklung der psychiatrischen Diagnosesysteme ICD und DSM zeigen dies anschaulich (ALLARDYCE u. a. 2007).

Für die Akzeptanz einer kritischen Psychiatrie und vor allem für das Wohl der von einer psychischen Störung Betroffenen waren die ideologisch motivierten Psychiatrie-Kritiken, die die Psychiatrie geradezu als Verschwörung psychiatrisch tätiger Ärzte und als gezielte Strategie zur Psychiatrisierung der Gesellschaft darzustellen versuchten, wenig hilfreich. Immer wieder versuchen Bewegungen wie die von der Scientology-Kirche ins Leben gerufene *Citizens Commission on Human Rights*, die Psychiatrie als solche an den Pranger zu stellen und ihr eine bewusste Zerstörung der Gesellschaft, des Rechtsstaates oder des leidenden Individuums anzulasten. Diese Ideologie ist leicht zu durchschauen.

Wenn wir nachdenkliche und kritische Überlegungen zur Verbesserung der Situation psychisch Beeinträchtigter außerhalb des psychiatrischen Mainstreams vorschnell diesen anti-psychiatrischen Strömungen zuschlagen, dann verunmöglicht diese Polarisierung eine ernsthafte Standortbestimmung und Analyse gegenwärtiger psychiatrischer Behandlungs- und Versorgungssysteme. Das würde uns psychiatrisch Tätigen einer großen Chance berauben. Wie es die Zunahme der Last an psychischen Störungen, die Klagen niedergelassener und an Kliniken tätiger Psychiater und die Folgen der Drehtürpsychiatrie zeigen, muss aber gerade *jetzt* an einer Veränderung des Umgangs mit psychischen Leiden gearbeitet werden, ohne in Ideologien zu verfallen. Das Gefüge des gesamten psychiatrischen Systems muss auch unter dem Aspekt des *langfristigen Nutzens* psychiatrischer Behandlung und der Abhängigkeit vom Versorgungssystem betrachtet werden.

Patientenzentrierte Psychiatrie

Die Psychiatrie muss und wird auch ein Fachgebiet der Medizin bleiben. Die Beschäftigung mit Menschen mit psychischen Störungen darf jedoch nicht ausschließlich diesem Teilgebiet überlassen werden. Die Vorteile der erst allmählich im Verlauf des letzten Jahrhunderts vollzogenen medizinischen Einbettung der Psychiatrie sind offensichtlich. Es gibt aber auch Nachteile. Für Thomas Szasz (1988) war diese Einbettung der folgenschwerste Irrtum in der Psychiatrie, und zwar insbesondere für diejenigen Menschen, die an der seiner Meinung nach nicht existenten und von E. Bleuler und E. Kraeplin erfundenen Krankheit »Schizophrenie« litten. Eine modernere Analyse und eine Kritik der Kraepelin'schen und Neo-Kraepelin'schen Paradigmen in der Psychiatrie ist bei R. P. Bentall (2003) nachzulesen, der in beeindruckender Weise zeigt, dass die Psychose nicht unverstehbar ist.

Um Leid von Betroffenen und Angehörigen zu vermindern, muss weiter Forschung betrieben werden, die sich der relevanten Fragestellungen annimmt. Für viele Menschen mit psychischen Problemen – und auch für die Angehörigen und die sonstige nähere Umwelt – wurde durch die Arbeit medizinisch-psychiatrisch Tätiger eine deutliche Entlastung, eine Verminderung des Leidensdrucks und eine Deckung von Versorgungslücken erreicht. Diese Arbeit ist jedoch bei weitem nicht ausreichend und kann einige grundsätzliche Fehler in der Haltung gegenüber psychisch Erkrankten nicht verschleiern. Bevor jedoch die häufig geäußerte Forderung nach einer adäquaten psychosozialen Begleitung psychisch Erkrankter im unmittelbaren sozialen Umfeld umgesetzt werden konnte, wurde zunehmend auf die Gefahr aufmerksam gemacht, dass auch durch eine gemeindepsychiatrische Orientierung *(community mental health)* als Alternative zur medizinisch dominierten Krankenhauspsychiatrie unerwünschte Effekte auftreten könnten. Eine der Befürchtungen ist beispielsweise, dass eine Gemeindepsychiatrie zu wenig junge motivierte Ärzte zu rekrutieren in der Lage ist (Häfner 2002):

> »Eine große Zahl von Psychiatern in gemeindepsychiatrischen Teams sind in Rente oder haben die Programme nach kurzer Zeit verlassen, und eine bedeutende Zahl des verbliebenen Personals litten an

psychischen Problemen und körperlichen Beschwerden oder sogar an Burn-out. Dies ist ein weiterer Grund dafür, dass es zunehmend schwieriger wird, junge Menschen zu finden, die willens sind, in diesem psychiatrischen Bereich zu arbeiten. Auch hier scheint die Trennung der Psychiater und anderer psychiatrisch Tätigen aus der beschützenden Arbeitsumgebung der klinisch-medizinischen Einrichtungen ein wichtiger Faktor zu sein.« (Eigene Übersetzung) Ein bedeutsames Argument *für* eine von der Akutmedizin dominierte Psychiatrie rechtfertigt sich hier aus der Sorge um mangelnden medizinischen Nachwuchs und ist damit anbieterseitig definiert. Die *klassische psychiatrische* Versorgung der Patienten wird als mindestens gleichwertig betrachtet gegenüber ihren vielfältigen sonstigen Bedürfnissen, zu denen Therapeutinnen und Therapeuten häufig wenig Zugang haben. Das Anliegen ausreichend verfügbarer *biologisch-psychiatrisch* orientierter Ärztinnen und Ärzte, motiviert durch das begründete Argument einer hinreichenden medizinischen Versorgung, droht damit zum Hindernis für den Aufbau einer bedürfniszentrierten, gemeindeorientierten Behandlung zu werden. Diese Problematik wird auch von engagierten Förderern gemeindepsychiatrischer Versorgung betont. Die Sorge um qualifizierten Nachwuchs in der Psychiatrie stützt sich auf Umfragen, die zeigen, dass trotz innovativer Forschung in den Neurowissenschaften die Psychiatrie von Medizinabsolventen immer noch als wenig wissenschaftliches Gebiet wahrgenommen wird (AWAD 2002). Ob dies durch eine Intensivierung biologischer und eine Nicht-Berücksichtigung sozialwissenschaftlicher und psychologischer Forschung verändert wird, mag bezweifelt werden. Es ist jedoch sicher richtig, dass neurobiologische Forschungseinrichtungen attraktiv sind und auch gute Wissenschaftler anziehen. Allerdings trifft es nicht immer zu, dass Wissenschaftler mit einer solchen Orientierung auch gute Kliniker sind.

Vor allem in der Schizophrenie-Behandlung zeigt sich eine zunehmende Diskrepanz zwischen dem Anspruch der biologischen Psychiatrie und der Versorgungswirklichkeit. Die vielfältigen Ergebnisse der universitären psychiatrischen Forschung zur Verknüpfung hirnstruktureller bzw. hirnfunktioneller Einzelbefunde mit psychiatrischen Erkrankungen werden in erster Linie als Argument zur Ausweitung somatischer Therapien verwendet (SCHULTZ/ANDREASEN 1999). Psychosoziale Einflussfaktoren auf Verhalten und Erleben von Menschen mit schweren psychiatrischen Erkrankungen oder aber auf die Entstehung und den Verlauf psychischer Erkrankungen können lediglich von ausgewählten Forschungsgruppen mit Unterstützung staatlicher Mittel (meist in nationalen Gesundheitssystemen wie Großbritannien oder Skandinavien) untersucht werden. Diese Ergebnisse werden hierzulande häufig ignoriert oder als »weiche« Forschung deklassiert.

Gemeinde- und sozialpsychiatrische Forschung ist kaum industriell finanzierbar. Es lassen sich experimentell kontrollierte Bedingungen mit den schlecht zu operationalisierenden Variablen »soziales Umfeld« oder »Lebensgeschichte« weniger gut standardisieren. Dass sie aber deshalb weniger gut publizierbar seien, wird durch die britischen, niederländischen und skandinavischen Forschergruppen widerlegt. Die Ergebnisse sozialwissenschaftlicher Forschung waren zwar für die Entwicklung von Therapien in der Psychiatrie bisher nur von geringer Relevanz. Sie können aber die Psychiatrie-Politik entscheidend beeinflussen – und tun dies auch auf europäischer Ebene. Das Grünbuch der Europäischen Union ist ein Beispiel dafür (European Commission 2005).

Da sich die Psychiatrie weiterhin in vielerlei Hinsicht von anderen medizinischen Fachgebieten unterscheidet, bleibt unklar, ob die Anwendung der Prinzipien der »Evidenzbasierten Medizin« (EBM) in der Psychiatrie bisher zu einer Verbesserung der Behandlung geführt hat oder nicht – zumal die »Nutzererfahrung« bisher kaum berücksichtigt wird. Vieles spricht dafür, dass die randomisierte klinische Studie in der Art und Weise, wie sie zum Wirkungsnachweis medikamentöser Therapien in der Psychiatrie durchgeführt wird, zwar dem klinischen »Eindruck« überlegen ist, jedoch systematische Verzerrungen nicht verhindern kann.

Einerseits zeigen die Studiendesigns bei Wirksamkeitsprüfungen atypischer Antipsychotika, dass durch die Wahl der Vergleichssubstanzen und deren Dosierung in vielen Fällen keine Verblindung mehr gewährleistet ist, da anhand der Nebenwirkungen beispielsweise bei hoher Haloperidol-Dosis offensichtlich ist, welche Patienten neuere Atypika und welche Haloperidol bekommen (ROSENHECK u. a. 2003). Diese Entblindung beeinflusst die Einschätzung der klinischen Wirksamkeit und stellt die randomisierte kontrollierte Studie (RCT) einer offenen Studie gleich. Dennoch werden die Ergebnisse als unumstößlich betrachtet, da sie RCTs sind. Die EBM steht damit, wie sie aufgenommen und argumentativ verwendet wird, in der großen Gefahr, in der Psychiatrie zu einer neuen oder wiederbelebten Einseitigkeit zu führen. Vielleicht ist diese für viele psychiatrisch Tätige offensichtliche Instrumentalisierung auch einer der Gründe für die Distanz gegenüber der EBM in der deutschen Psychiatrie (STEINERT/NAUMANN 2003; HELMCHEN 2002).

Andererseits lenkt die kritische Hinterfragung der methodischen Qualität publizierter Studien das Interesse auf diejenigen Untersuchungen, bei denen die Mess- und Ergebnisparameter möglichst konkret und operationalisiert sind. Dies steigert den Bedarf an universellen Diagnosesystemen und insbesondere an Skalen zur Messung psychischer Vorgänge. Trotz Verfeinerung der multiaxialen Diagnosesysteme werden Untersuchungen von einer Skalierung schwerer zugänglichen Faktoren wie subjektives Krankheitserleben, Biografie, soziale Anpassung, »soziales Funktionsniveau« und Lebensqualität in Deutschland weiterhin auf die hinteren (Forschungs-)Ränge verwiesen.

Sollte eine Vereinnahmung der Versorgungsforschung durch vorwiegend biologisch interessierte Psychiaterinnen und Psychiater stattfinden, dann kann diese dazu führen, dass Behandlungsverfahren mit psychosozialem Schwerpunkt marginalisiert und nur noch als Anhängsel betrachtet werden. Damit würde der Druck auf eine Veränderung des in Deutschland seit Jahrzehnten nur wenig konzeptionell weiterentwickelten psychiatrischen Versorgungssystems einmal mehr abgeschwächt werden.

Neubewertung medikamentöser Behandlung

Angesichts der Forschungsergebnisse, der Biografien und der sozialen Situation von Menschen mit schweren psychischen Erkrankungen sollte eine Neubewertung des Stellenwertes psychopharmakologischer Therapie erfolgen. Und diese Neubewertung hat an vielen Orten und im Kreis vieler Betroffener und Professioneller auch schon begonnen. Wir müssen insbesondere hinterfragen, was es heißt, eine Intervention sei »wissenschaftlich erwiesen«. Wollen wir weiterhin Medikamente empfehlen, von denen wissenschaftlich belegt ist, dass sie Symptome reduzieren, aber Abhängigkeit und Hoffnungslosigkeit fördern (SLADE/HAYWARD 2007) und schwere Nebenwirkungen aufweisen? Wollen wir den Mythos der Psychopharmaka weiter aufrechterhalten, obgleich wir wissen, dass die Medikamente in vielen Fällen nur dazu dienen, den *Kontakt* zu den Betroffenen zu gewährleisten und uns die Möglichkeit zu geben, sie in den Schranken des Versorgungssystems überhaupt zu begleiten? Wie argumentieren wir, wenn Betroffene alternative Therapien einfordern?

Wie Michaela Amering und viele andere unablässig betont haben, sollten Recovery-Kriterien die *wesentlichen* Maßstäbe in der Beurteilung von Interventionen in der Psychiatrie sein. Hier ist der Dreh- und Angelpunkt, an dem »Fortschritt« und »Behandlungserfolg« festgemacht werden können. Daran sollte sich das orientieren, was wir »Evidenz« nennen.

Neben einer verstärkten Forschung zur Wirksamkeit nichtmedikamentöser Verfahren, wie dies bei den Indikationen Depression, Angsterkrankungen, Borderline-Persönlichkeitsstörungen und Alzheimer-Demenz schon begonnen wurde, sollte das Tabu medikamentenfreier Forschung auch für andere schwere psychische Störungen gebrochen und mehr in die klinische Forschung zu psychosozialen Verfahren investiert werden. Insbesondere in Deutschland sollten *innerhalb der Psychiatrie* mehr praxisrelevante Forschungsprojekte zu den Beziehungen zwischen Arbeit, Rollenfunktion, sozialer Situation, kulturell-politischen Rahmenbedingungen, psychischer Beeinträchtigung und Recovery gefördert werden. Ein breiterer gesellschaftlicher Diskurs darüber, der von einer Reihe von wissenschaftlichen Fächern auch aus der Medizin herausgetragen wird, erscheint unabdingbar.

Die Vernachlässigung schwerer psychischer Störungen in der psychologischen, soziologischen, anthropologischen und gesundheitswissenschaftlichen Forschung kann nicht mehr dadurch gerechtfertigt werden, dass vor allem die Medizin für die Behandlung biologisch-psychiatrischer Erkrankungen verantwortlich sei. Alle diese Wissenschaften sollten zunehmend in die Pflicht genommen werden, neben Erklärungsmodellen für psychische

Störungen auch ihren Beitrag zur Verbesserung der Verläufe zu leisten. Das heißt aber eben auch, dass die Psychiatrie offener werden muss gegenüber anderen Wissenschaften, die Rolle des Arztes im Behandlungsteam überdacht und die Ausbildungsthemen neu adjustiert werden müssen.

Zu den wesentlichen Gründen für die Überbewertung medikamentöser Therapie bei psychischen Erkrankungen gehört die in den letzten drei Jahrzehnten in Ausbildung, Forschung und Praxis verankerte, aber letztendlich unbewiesene These, dass eine Besserung der Beschwerden und der Situation der Betroffenen ohne Medikamente nicht oder nur bei einer kleinen Minderheit der Betroffenen möglich sei. Diese weit verbreitete Überzeugung hat dazu geführt, dass eine Behandlung und Versorgung ohne Medikamente tatsächlich scheitern muss: Wer von etwas unverrückbar überzeugt ist (und in diesem Fall war es ein Großteil der Ärzte), gestaltet über die Auswahl der Hypothesen und Beurteilungskriterien seine Wirklichkeit derart, dass sie seinen Überzeugungen recht gibt. Die Gleichsetzung nichtmedikamentöser bzw. bedürfnisangepasster medikamentöser Behandlung mit fehlender oder unzureichender Behandlung kann zur sich selbst erfüllenden Prophezeiung werden, an der das Versorgungssystem eben nicht unbeteiligt ist. »Recovery« ist nur erreichbar, wenn Recovery als möglich erachtet wird – mit oder ohne Medikamente.

Neben diesen Perspektiven erscheinen mir einige praktische und kurzfristig zu realisierende Forderungen für den Umgang mit schweren psychischen Störungen sinnvoll:

1. Forderung: Den psychiatrisch Erkrankten werden *Optionen* angeboten.

Jedem Menschen mit Verhaltens- und Erlebnisweisen, die den Symptomen schwerer psychischer Störungen wie Schizophrenie, bipolar-affektive Störungen oder schwere Depressionen entsprechen, sollte die Option offenstehen, langfristig eine Behandlung ohne oder in individuell angepasster, behutsamer Dosis von Antipsychotika und anderen Psychopharmaka zu erhalten. Dies stellt für alle Betroffenen ein wesentliches Recht und eine Wahlmöglichkeit dar, die nicht mehr mit dem Argument fehlender Krankheitseinsicht oder lebenslangem Bedarf an Erhaltungsmedikation kategorisch ausgeschlossen werden darf.

Die Aufklärung über Nutzen und Risiken von Therapien sollte auch die Möglichkeit nichtmedikamentöser Behandlung beinhalten. Eine medikamentöse Behandlung darf jedoch, auch wenn sie teuer ist, ebenso wenig aus ideologischen wie aus Kostengründen verweigert werden. Bei schwer beeinträchtigten Menschen mit psychischen Problemen und zeitweise eingeschränkter Selbstbestimmungsfähigkeit kann nicht automatisch davon ausgegangen werden, dass eine Langzeitmedikation in ihrem Sinne ist. Ebenso wenig aber kann davon ausgegangen werden, dass Medikamente immer schädlich sind. Derartige Verallgemeinerungen haben vielen Betroffenen in der Vergangenheit geschadet. Das unkritische und rasche Absetzen von Medikamenten ist oft keine sinnvolle Option, denn sie bringt schwere Risiken mit sich. Behutsame Absetzstrategien sollten jedoch, wenn dies der Betroffene wünscht, als möglicher Bestandteil der Behandlung akzeptiert sein – und auch in Leitlinien Einzug halten.

2. Forderung: Die psychiatrische Versorgung muss »integriert« und mit personeller Kontinuität erfolgen.

Die Art der Anwendung von Psychopharmaka und nichtmedikamentöser Therapien hängt in entscheidender Weise vom »Setting«, dem Erfahrungshorizont, der Arbeitsumgebung und den finanziellen und organisatorischen Strukturen ab, in denen Therapeutinnen und Therapeuten arbeiten.

Gegenwärtig ist es in Deutschland immer noch so, dass Verordnungsempfehlungen meist von Ärzten geprägt werden, die in psychiatrischen Kliniken mit *stationären* Patienten arbeiten. Die Ärzte in den Kliniken sehen die Patienten jedoch in der Regel nicht in ihrem gewohnten Lebensumfeld, und die stationäre Episode ist nur eine kurze Momentaufnahme. Der kurzfristige »Symptomblick« ist daher sehr eingeschränkt und umfasst in der Regel nicht die komplexen psychosozialen Bezüge, die mit einer psychischen Beeinträchtigung einhergehen.

Solange der Verordner nicht die Folgen seines Verschreibens sieht und in Behandlungskontinuität auch den ambulanten und komplementärpsychiatrischen Bereich überblickt, besteht die Gefahr eines zu raschen Interventionismus und inadäquater, nicht selten zu hoch dosierter Psychopharmaka-Verschreibungen. Die Ausbildung der Psychiaterinnen und Psychiater sollte nicht mehr nur in Kliniken stattfinden, sondern die zeitweise

Begleitung psychisch Erkrankter auch in ihrer Wohnumgebung umfassen.
Die Entwicklung einer *integrierten Versorgung mit personeller Kontinuität*
und Integration medizinischer und sozialer Belange sowie ein ausdrückli-
cher Einbezug der Familie in die Behandlung mit der Möglichkeit flexibler
Behandlungstreffen sind daher ein wichtiger Schritt in Richtung einer
bedürfnisangepassten und schonenden Psychopharmako-Therapie.

Kein Modell, das lediglich die Fortschreibung bisheriger Behandlungspraxis
unter einem innovativen Etikett und ohne eine neue Herangehensweise mit
multidisziplinärer Teamarbeit darstellt, sollte »integrierte Versorgung« genannt werden dürfen. Eine Integration des ambulanten und des stationären
Sektors mit gemeinsamer Verantwortung ist unumgänglich.

3. Forderung: Die psychiatrische Forschung muss sich den Sozialwissenschaften und dem Studium der Erkenntnismethodik öffnen.

Im psychiatrischen Umfeld Tätige sollten besser in der Methodik der Er-
kenntnisgewinnung unterrichtet werden. Niemand, der sich eine unabhängige Meinung von den in der Psychiatrie vorhandenen und sinnvollen
Therapien machen möchte, kann auf Kenntnisse in kritischer evidenzbasierter Psychiatrie verzichten. Nur dann kann deren einseitige und interessegeleitete Instrumentalisierung durchschaut werden. Gleichzeitig
sollte deutlich werden, dass hochwertige qualitative Forschung ein Teil der
evidenzbasierten Psychiatrie sein muss und quantitativer Forschung nicht
unterlegen ist (PILGRIM/ROGERS 2005).

Soziologie, Anthropologie und andere sozialwissenschaftliche Arbeitswei-
sen und Forschungsansätze sollten Teil der Ausbildung für den Facharzt für
Psychiatrie und Psychotherapie sein. Sozialwissenschaftliche Disziplinen
sollten verstärkt in die psychiatrische Ausbildung integriert werden und der
psychopharmakologischen, klassifikationstheoretischen und psychotherapeutischen Ausbildung gleichrangig sein. Auch die Forschung zu Placebo-
Effekten, Heilungsritualen und symbolischem Heilen in der Medizin und
Psychiatrie sollte Eingang in das Fachgebiet finden.

4. Forderung: Beurteilungskriterien dafür, was »Gesundung« bedeutet,
sind mit den Erkrankten zu erarbeiten.

Recovery und soziale Teilhabe sollten Beurteilungskriterien jeglicher Interventionen in der psychiatrischen Versorgung sein. Dies erfordert ins-

besondere bei schweren psychischen Erkrankungen eine geänderte Rollenverteilung zwischen Hilfesystem und den Betroffenen: Die sozialen Funktionen und Interaktionen normalisieren sich nach einer »Korrektur von Fehlfunktionen« meist nicht wie bei vielen körperlichen Erkrankungen oder leichteren psychischen Problemen. Vielmehr beeinflusst eine psychische Erkrankung im Kern soziale Beziehungen und stellt vielleicht sogar im Wesentlichen eine Veränderung von Beziehungen und Netzwerken dar. Professionelle sind daher immer auf Erfahrungsexperten angewiesen, die deutlich machen, was »Recovery« bedeuten kann. Dieser Nutzereinbezug muss Standard werden. »Leuchtturmprojekte«, in denen diese neue Art der Zusammenarbeit gefördert wird und in ihren Auswirkungen weithin sichtbar ist, können Berührungsängste abbauen helfen (AMERING/ SCHMOLKE 2007).

5. Forderung: Die Forschungsfinanzierung muss unabhängiger werden. Die Therapieforschung ist stark durch finanzielle Interessen beeinflusst. Für innovative psychosoziale Projekte unter Beteiligung von Betroffenen und Angehörigen sollten öffentliche Mittel bereitgestellt werden, die ein echtes Gegengewicht zur industriellen Förderung sein können. Krankenkassen sollte es erlaubt sein, hochwertige Forschung und nicht nur methodisch dürftige Begleitforschung zu finanzieren. Gleichzeitig sollte einem Verkauf von Krankenkassendaten an die Industrie kritisch begegnet werden. Es sollte sich eine Kultur pharmaunabhängiger Fortbildungen etablieren, sodass diese Unabhängigkeit zu einem Qualitätsmerkmal wird (siehe etwa www.mezis. de). Die Argumentationen von Meinungsführern in der Psychiatrie sollten von psychiatrisch Tätigen auch unter dem Aspekt ihrer Interessenkonflikte betrachtet werden. Wer zu stark in das Geschäft mit den Medikamenten involviert ist, kann oft nicht mehr unabhängig argumentieren.

Klare Regeln in der Zusammenarbeit von Industrie und Forschung müssen erarbeitet und verbindlich werden, so wie dies in jüngster Zeit für die Mainzer Psychiatrische Universitätsklinik erfolgte, wo Pharmareferenten keine Assistenzärzte mehr besuchen dürfen. Arztbezogene Auswertungen von Medikationsdaten sollten verboten werden. Außerdem sollte die Datenhoheit in Studien bei unabhängigen Ärzten oder Institutionen liegen. Nur dann sollten Studien publizierbar sein.

6. Forderung: Materialien zur Psychoedukation sollten nicht von den Pharmakonzernen stammen.

Psychoedukations- und Patienteninformationsprogramme in der Psychiatrie sollten von allen, die sie nutzen, genau auf die in ihnen zum Tragen kommende Sicht- und Verständnisweise psychischer Erkrankung geprüft werden. Generell sollten Psychoedukationsmaterialien, die von der oder in Unterstützung der pharmazeutischen Industrie entwickelt wurden, nicht ohne Weiteres zur Anwendung kommen, da der potenzielle Nutzen durch besseres Layout oder ansprechendere Form von den Nachteilen einer subtilen Beeinflussung der Sichtweise psychischer Erkrankung und den möglichen Therapien entgegensteht. Denn welchem anderen (betriebswirtschaftlich sinnvollen) Ziel als demjenigen der Steigerung des Arzneimittelumsatzes sollte diese Art der Unterstützung dienen?

7. Forderung: Entstigmatisierung sollte unabhängig von pharmazeutischen Unternehmen betrieben werden.

Anti-Stigma-Programme sollten daraufhin überprüft werden, wer sie finanziert, welches Bild psychischer Erkrankung sie transportieren und wie die Ansichten derjenigen sind, die die Programme gestalten. Diese Ansichten finden sich vor allem in den Diskussionsteilen der wissenschaftlichen Veröffentlichungen der Programmbetreiber. Die Erfahrungen zeigen, dass Anti-Stigma-Programme, die eine Sichtweise von psychischer Erkrankung als Gehirnerkrankung propagieren, wenig oder manchmal sogar Schädliches zu der Frage beigetragen haben, wie die Gesellschaft mit Normabweichungen und psychischen Beeinträchtigungen und der daraus resultierenden Stigmatisierung umgehen soll.

8. Forderung: Die Häufigkeit der Einnahme und die Dosierung von Psychopharmaka sollten ein Parameter der Qualitätskontrolle sein.

Psychiatrische Einrichtungen sollten regelmäßig zertifiziert und bezüglich bestimmter Qualitätsparameter kontrolliert werden. Das Angebot adäquater nichtmedikamentöser Verfahren und ihre Qualität sollten hierfür wesentlicher Bestandteil sein. Die Zahl und die Dosierung der verschriebenen psychotropen Medikamente sollten auch als Prozessmarker dienen und als Grundlage für den Austausch über die therapeutische Qualität herangezogen werden. Prinzipiell können bei vergleichbarem Schweregrad (Case-Mix) in einer Einrichtung und bei vergleichbaren Behandlungsergebnissen ein geringerer Einsatz, eine gute Überschaubarkeit der Medikation, eine hohe Nutzerbeteiligung in den Entscheidungsprozessen und eine hohe Therapietreue (auch langfristig) als Qualitätsmarker verwendet werden. Da eine schlechte und patientenferne Psychiatrie mit großem Schaden verbunden sein kann, sollten die Verwendung finanzieller Anreize zur Verbesserung der Behandlung und auch eine unabhängige Überprüfung psychiatrischer Einrichtungen möglich sein.

9. Forderung: Die psychiatrische Versorgung und auch die allgemeine Psychotherapie sollten sich stärker den *schweren* psychischen Beeinträchtigungen zuwenden.

Die Vergütung qualifizierter Behandlung *schwerer* psychischer Beeinträchtigungen muss deutlich besser sein als diejenige bei leichten psychischen Problemen. Es sollte eine Konzentration des Ressourceneinsatzes auf schwere psychische Erkrankungen erfolgen. Auch für im Rahmen der vertragspsychotherapeutischen Versorgung tätige Psychologinnen und Psychologen sollten finanzielle Anreize geschaffen werden, weniger leichte psychische Störungen zu behandeln, sondern sich auch auf die schwer beeinträchtigten Klienten zu konzentrieren. Eine weitere Psychiatrisierung leichter psychischer Probleme muss vermieden werden.

Derzeit wird ein großer Anteil des Psychiatriebudgets in Psychotherapieleistungen für eine Minderheit von Patientinnen und Patienten ausgegeben (die sogenannte Richtlinien-Psychotherapie erhalten) und nicht für die psychiatrisch-psychotherapeutische Versorgung der großen Mehrzahl psychisch Kranker (BERGER 2005; MELCHINGER u.a. 2006). In einer Kostenanalyse für die psychiatrische Versorgung zeigten Melchinger und Kollegen, dass es sich unter den gegebenen Budget- und Honorarregelungen für einen niedergelassenen Psychiater nicht mehr lohnt, mehr als zwei Gespräche pro Quartal anzubieten.

Mit dieser niedrigen Frequenz nervenärztlicher Konsultationen in der Behandlung von schwer und chronisch psychisch beeinträchtigten Patienten bleibt die Behandlung oft auf die Pharmakotherapie reduziert. Psychotherapie steht den schwer Erkrankten kaum zur Verfügung, da die Psychotherapeuten trotz bestehender Evidenz für eine gute Wirksamkeit bestimmter Formen der Psychotherapie wie kognitiver Verhaltenstherapie nicht entsprechend ausgebildet sind und auch eine Behandlung bei Menschen mit schweren psychotischen Störungen ablehnen. Je größer der Hilfebedarf eines Betroffenen derzeit ist, desto weniger stehen bedarfsgerechte Hilfen zur Verfügung.

10. Forderung: Der Erhöhung der Fallzahlen in der Psychiatrie ist entgegenzuarbeiten, denn sie führt zur qualitativen Verschlechterung psychiatrischer Hilfen.

Anreizen zur Fallausweitung in der Psychiatrie bei gleichzeitiger Verschlechterung der Qualität der Behandlung sollte entgegengewirkt werden. Politische Entscheidungsträger und an der psychiatrischen Versorgung Beteiligte sollten echte Anreize für eine integrierte Versorgung setzen, und zwar ohne Interessenvertretern nachzugeben, die an einem Status quo oder an einer weiteren »Vermarktung« des Versorgungssystems interessiert sind und daran verdienen. Eine Möglichkeit hierfür ist beispielsweise das Psychiatriebudget, wie es in Itzehoe erforscht wird (ROICK u. a. 2005). Auch politisch Verantwortliche machen sich mitschuldig, wenn sie sich mit der Zersplitterung des Versorgungssystems zufriedengeben. Anreize zur unbegründeten Fallausweitung und zu rein sektoralem Handeln in der Psychiatrie bedeuten eine Vergrößerung der Gefahr der Abhängigkeit vom Versorgungssystem. Ein ungehinderter Wettbewerb in der psychiatrischen Versorgung wird nicht funktionieren.

11. Forderung: Die Klientinnen und Klienten müssen systematisch in die Forschung einbezogen werden.

Betroffene müssen verstärkt in Forschung und therapeutische Entscheidungen einbezogen werden. Qualifizierungsprogramme von und für Betroffene sollten etabliert und Bestandteil der Routine werden. Dies wird mit hoher Wahrscheinlichkeit dazu führen, dass das Behandlungssetting weniger künstlich und ein besserer Transfer des therapeutisch Erreichten in den Alltag möglich wird. Eine genauere Kenntnis des Alltags der Betroffenen und die Identifikation für das Lebensumfeld notwendiger Kompetenzen und Fähigkeiten können nur durch einen adäquaten Einbezug von Betroffenen in die Behandlung *(user involvement)*, durch Nutzerbefragungen oder durch Erkenntnisse aus der Forschung zu psychiatrischen

Einrichtungen gewonnen werden, die von Betroffenen initiiert, geplant, gestaltet und evaluiert werden *(user-run services)*.

Eine moderne Psychiatrie kann nur eine Psychiatrie ohne Zwang zu *technischem* Fortschritt sein. Die Erfahrung zeigt, dass Fortschritt in erster Linie von Therapeutinnen und Therapeuten definiert wurde und häufig an den Bedürfnissen der Betroffenen vorbeiging. Eine moderne Psychiatrie muss sich selbstverständlich der Verantwortung bewusst sein, schwere psychische Erkrankungen nicht ihrem Schicksal zu überlassen. Sie muss persönliches Leid und die Verwirklichung von Suizidimpulsen vermeiden – und sie muss konkrete Interventionen anbieten, die von Therapeuten erlernt und strukturiert angewendet werden können. Sie muss *professionell* sein, aber ein Zeichen von Professionalität ist *in unserer Zeit* die Nutzerorientierung.

Das zentrale Thema der Psychiatrie ist in seinem Kern die Frage nach dem Bindeglied zwischen sozialen Einflüssen und Gesundheit – und zwar fast jeglicher Form von physischer und psychischer Gesundheit. Während die Brücke von sozialer Ungleichheit zur körperlichen Gesundheit schon vor über 100 Jahren geschlagen wurde, ist es eine der zentralen Herausforderungen des 21. Jahrhunderts, die Erforschung des Zusammenhangs zwischen sozialer Ungleichheit und seelischer Gesundheit fortzuführen (siehe die Übersicht von PILGRIM/ROGERS 1999), ohne auf ideologisch gefärbte Ätiologie- und Schuldzuweisungsmechanismen zu verfallen.

Ein Problem des psychiatrischen Gesundheitsmarktes besteht in einer gewissen Hilflosigkeit und Orientierungslosigkeit in Anbetracht ungünstiger Behandlungsverläufe. Probleme im Umgang mit schwierigen Patienten führen zur Intellektualisierung des psychiatrisch-therapeutischen Kontaktes. Damit werden Psychiater zu Experten verschiedenster technischer Hilfsmittel (Medikamente und anderer biologischer Verfahren), besitzen aber oft nicht ausreichend psychosoziale Kompetenz und zudem wenig statistisch-methodische Kenntnisse »Evidenzbasierter Medizin«, um die Verzerrungen in vielen Studien und die Schablonierung des Denkens durch vorgegebene Begrifflichkeiten zu entlarven.

Praktizierende Psychiater und selbst die an den Studien teilnehmenden Ärzte sehen die wissenschaftlichen Originaldaten aus den Wirksamkeitsstudien der Medikamente oft nicht direkt. Allenfalls sind sie an den großen multizentrischen Studien beteiligt und können die von sogenannten *Contract Research Organizations* ausgewerteten Studienergebnisse der randomisierten kontrollierten Studien nicht mit ihren eigenen Beobachtungen rückkoppeln und nachvollziehen. Die Auswertung der multizentrischen Medikamentenstudien leisten mittlerweile oft Privatunternehmen, die nach entsprechender Vergütung die Datenauswertungen in enger Rücksprache mit den Auftraggebern vornehmen.

Da neben den pharmazeutischen Unternehmen noch zu wenige andere Geldgeber für psychiatrische Forschung zur Verfügung stehen, kann ein forschender Psychiater es sich nicht leisten, auf deren Unterstützung zu verzichten. In ärztlichen Qualitätssicherungsprojekten wird zudem häufig nur die Qualität der medikamentösen Therapie zu verbessern versucht. Bestandteile, die die psychosoziale Qualität der Versorgung oder zumindest die Quantität der Humanressourcen betreffen, spielen in der Qualitätssicherung eine geringere Rolle. Behandlungsversagen, Suizide und besondere Vorkommnisse in den Kliniken werden auch der Unerfahrenheit junger Assistenten oder unzureichender medikamentöser Behandlung zugerechnet, ohne dass die Abhängigkeit von den organisatorischen Rahmenbedingungen und von den Vorgängen auf den Stationen bzw. in den Behandlungseinheiten bewusst gemacht wird.

Die Kürzung des Psychiatriebudgets in den meisten Ländern und Kommunen bewirkt kaum neues Interesse an einer innovativen gemeindeorientierten Versorgung, sondern lässt die Dominanz derjenigen Psychiaterinnen und Psychiater wachsen, die der Illusion eines baldigen Durchbruchs zum Beispiel in der biologischen Schizophreniebehandlung nichts entgegensetzen. Unbedacht bleibt dabei, dass vergeudete öffentliche Forschungsgelder und der Fokus auf teilweise überteuerte medikamentöse Schein-Innovationen Schuld daran tragen, dass für eine hochwertige psychiatrisch-psychosoziale Versorgung zunehmend weniger Ressourcen verfügbar sind. Dieser Trend ist auch in anderen Ländern sichtbar, deren Versorgungssysteme für schwer psychisch Kranke gegenüber dem unsrigen bedeutende Vorteile aufweisen (GOLDBERG 1999):

>»In England werden Fehler nun gewöhnlich nach unten weitergegeben, sodass die Planer sowohl auf der nationalen als auch der re-

gionalen Ebene selten für individuelle Unglücksfälle verantwortlich gemacht werden, auch nicht, wenn ihre Entscheidungen zu Situationen geführt haben, die in Anbetracht der verfügbaren Ressourcen auf der Patientenebene nicht zu bewältigen sind. Diese Dezentralisierung der Schuld macht das Leben an der Spitze einfach, aber sie geht zu Lasten von demoralisierten und ausgebrannten Teams, die in sozial benachteiligten innerstädtischen Gebieten nicht genügend Personal anziehen können. Gerichtsprozesse bei Tötungsdelikten durch Patienten nehmen oft nur die ›Patientenebene‹ des Systems ins Visier – und nie die Entscheidungen auf der nationalen oder regionalen Ebene, die die Arbeit mit den Patienten so schwierig machen.« (Eigene Übersetzung)

Wenn die Psychiatrie nicht gemeinde- und psychosozial orientiert ist und im Grunde das Ziel der Abschaffung von großen »psychiatrischen Institutionen« zugunsten von unterstützenden Netzwerken unter Beteiligung verschiedener Fachdisziplinen anstrebt, dann trägt die Psychiatrie zur Verschlechterung der Situation vieler Patientinnen und Patienten bei und kann den Notlagen und Bedürfnissen nicht mehr gerecht werden.

Alle Beteiligten sind sich über die Notwendigkeit einer Integrierten Versorgung in der Psychiatrie einig. Sie kann aber nur gelingen, wenn die Angebote bedürfnisorientiert sind und die sozialen Bezüge der Betroffenen ausdrücklich berücksichtigt werden. Ein standardisiertes Hilfeangebot mit festen Algorithmen und »Behandlungspfaden«, denen sich die Patienten anzupassen haben und die es abzuarbeiten gilt, kann weder entstigmatisierend sein noch langfristig Recovery fördern. Eine Privatisierung der Integrierten Versorgung wie in den USA scheint nicht die Lösung zu sein (GOLDBERG 1999):

»Bessere Versorgung kann weniger kostspielig sein, wenn unwirksame teure Verfahren und episodische Interventionen durch integrierte Dienste ersetzt werden, aber das Ziel muss es sein, Hilfen anzubieten, die den Patientinnen und Patienten nutzen und nicht Investoren oder Managern (oder den Therapeuten).« (Eigene Übersetzung)

Psychiatrie und Gesellschaft

Es war Rudolf Virchow, der 1848 vier Prinzipien zur Reform der Medizin formulierte, die auch für eine moderne Psychiatrie Geltung erlangen sollten:

- Gesundheit ist im Zentrum direkten sozialen Bezuges.
- Der Einfluss sozialer und ökonomischer Bedingungen auf die Gesundheit muss berücksichtigt und wissenschaftlich erforscht werden.
- Die Mittel zur Gesundheitsförderung und Krankheitseindämmung müssen sowohl sozial als auch medizinisch sein.
- Die medizinische Statistik wird der Standard der Messung sein.

Seelische oder psychische Erkrankung ist Ursache von Leid und Beeinträchtigung, stellt aber immer ein soziales Konstrukt dar. Bei vielen psychischen Erkrankungen sind psychosoziale Faktoren von ähnlich großer Bedeutung wie biologische. Psychosozialer Stress erhöht die Empfänglichkeit für psychische, aber auch körperliche Erkrankung. Ein bemerkenswert ähnliches Muster sozialer Umstände findet sich bei Personen, die Tuberkulose oder eine psychotische Erkrankung bekommen, eine Alkoholabhängigkeit entwickeln oder Opfer von Verkehrsunfällen oder Suiziden werden. Oft ist es die Position am Rande der Gesellschaft, die mit geringeren Ressourcen an Wissen, Geld oder Macht und/oder mit schwächeren sozialen Netzen verbunden ist. Dies führt zu einer geringeren Fähigkeit, Risiken vermeiden und negative Konsequenzen von Krankheitssymptomen vermindern zu können.

Ein zu enger Fokus auf der biologischen Vulnerabilität und deren therapeutischer Beeinflussung wurde und wird diesen komplexen Mechanismen nicht gerecht. Die Anti-Stigma- und Recovery-Forschung zeigt, dass therapeutische Maßnahmen nicht selten sogar eine Chronifizierung seelischen Leidens bewirken können: Wenn die Botschaft dominiert, es handle sich um Gehirnerkrankungen, die lebenslanger Kompensation bedürfen, und damit eine Abhängigkeit von medizinischer Hilfe verbunden wird, dann kann eine Genesung mit zunehmender Selbstverantwortung sogar unwahrscheinlich werden.

Nur eine Public-Health-Strategie, die in der Berufsgruppe von Psychiatern verankert ist, die auch eine gesellschaftliche Aufgabe erfüllen, kann dazu führen, dass psychische Erkrankungen wieder als Teil eines in einer Ge-

sellschaft gemeinsam zu lösenden Problems betrachtet werden. G. ROSE
(1992) schreibt:

>»Die Public-Health-Herangehensweise bietet einen weiteren beson-
deren Vorteil, da sie ausdrücklich die Prävention von Störungen und
nicht nur ihre Behandlung mit einschließt.« (Eigene Übersetzung)
Über Prävention wurde viel geredet und geschrieben. Ob sie sich lohnt,
hängt von der Perspektive ab. Als Psychiaterinnen und Psychiater benötigen
wir noch andere als klinische Kenntnisse, um wirksam eine Prävention
schwerer psychischer Erkrankungen betreiben zu können. Die Streitigkei-
ten über das deutsche Präventionsgesetz und die Frage, wer für Prävention
zuständig sei und diese finanzieren solle, lange bevor über Konzepte und
Inhalte ernsthaft geredet wurde, zeigt eines: Im Zweifelsfall fühlt sich wenigstens eine Gruppe oder Organisation entweder nicht zuständig oder
übergangen, wenn in einem zersplitterten System mit vielfältigen privaten
und betriebswirtschaftlichen Interessen ein Systemwandel erfolgen soll, der
ein Zusammenwirken aller Beteiligter erfordert. Langfristig kann niemand
gegen seine eigenen Interessen arbeiten.

Ernsthafte Prävention erfordert daher eine *öffentliche* Anstrengung und
einen *öffentlichen* Diskurs. Dies führen uns nationalstaatliche Gesund-
heitssysteme wie die skandinavischen oder das britische mit ihrer Public-
Health-Kultur eindrücklich vor Augen. Ansätze für Prävention sind zum
Beispiel die Verbesserung der Schwangerenbetreuung von sozial schwachen
Müttern, die Verbesserung der Problemlösekompetenz und der Kommunikation in den Familien, die Verhinderung und frühere Entdeckung von
Missbrauch jeglicher Form in Familien, die Aufklärung über das Risiko
von Drogen, psychische Erkrankungen zu fördern, die Stärkung sozialer
Netze bei Heranwachsenden und die Verbesserung des Zugangs zum Ar-
beitsmarkt für Menschen mit psychischen Problemen.

Da die Ursachen und Verlaufsdeterminanten für viele bedeutende somatische und insbesondere auch psychische Erkrankungen im Bereich des
Sozialen und Ökonomischen liegen, erfordern sie Maßnahmen, die den
Schwächsten der Gesellschaft echte Unterstützung bieten. Der Begriff »Social Suffering« negiert nicht die biologischen Vulnerabilitäten, sondern ist
sich bewusst, dass diese in der Regel nicht direkt beeinflussbar sind.

Damit sich die Prophezeiung einer zunehmenden und von medikamentösen Behandlungen und vom Versorgungssystem abhängigen Defizit-Population – die den Leistungsträgern der Gesellschaft gegenübersteht – nicht weiter selbst erfüllt, müssen wir die Grundlagen unseres Zusammenlebens im Hinblick auf die psychosoziale Gesundheit überdenken. Die Organisation des Gesundheits- und Sozialsystems bestimmt hier auch das Ausmaß an Öffentlichkeit, das in der Diskussion zu geeigneten Therapie- und Versorgungsansätzen gewagt wird. Eine weitere Privatisierung der psychiatrischen Institutionen scheint für die öffentliche Diskussion nicht hilfreich zu sein, da von privaten Unternehmen gar nicht erwartet werden *kann*, dass sie an der Situation der schwächsten Mitglieder einer Gesellschaft auch dann interessiert bleiben, wenn diese keine profitablen Kunden sind.

Wenn wir die Individualisierung und Privatisierung psychischer Probleme fördern oder hinnehmen, verlieren wir den Blick für die soziale Dimension des Leidens und dessen gemeinsame soziale und medizinische Bewältigung – und halten uns schadlos, indem wir auf der Symbolik der Gehirnerkrankungen beharren.

Literatur

ADERHOLD, V. (2007): Mortalität durch Neuroleptika. In: *Soziale Psychiatrie*, 4, S. 5–10.

ADERDOLD, V.; ALANEN, Y.O.; HESS, G. u.a. (Hg.) (2003): Psychotherapie der Psychosen. Integrative Behandlungsansätze aus Skandinavien. Gießen.

ADERHOLD, V.; GREVE, N. (2004): Was ist »Need-adapted Treatment«? In: *Soziale Psychiatrie*, 1, S. 4–8.

ADLER, D.; DRAKE, R.; TEAGUE G. (1990): Clinician's practices in personality assessment. In: *Comprehensive Psychiatry*, 31, S. 125–133.

ADLER, H.M.; HAMMETT, V.O. (1973): The doctor-patient relationship revisited: An analysis of the placebo effect. In: *Annals of Internal Medicine*, 78, S. 595–98.

ALANEN, Y.O. (2000): Schizophrenie und Psychotherapie. Die Behandlung schizophrener Störungen mit einer Kombination aus systemischer und psychoanalytisch orientierter Psychotherapie. In: *Psychotherapeut*, 45, S. 214–222.

ALANEN, Y.O. (2001): Schizophrenie. Entstehung, Erscheinungsformen und die bedürfnisangepasste Behandlung. Stuttgart.

ALANEN, Y.O.; LEHTINEN, K.; RAKKOLAINEN, V. u.a. (1991): Need-adapted treatment of new schizophrenic patients: experiences and results of the Turku Project. In: *Acta Psychiatrica Scandinavica*, 83, S. 363–372.

ALLARDYCE, J.; GAEBEL, W.; ZIELASEK, J. u.a. (2007): Deconstructing Psychosis conference February 2006: the validity of schizophrenia and alternative approaches to the classification of psychosis. In: *Schizophrenia Bulletin*, 33, S. 863–867.

ALLEN, J.S. (1997): At issue: Are traditional societies schizophrenogenic? In: *Schizophrenia Bulletin*, 23, S. 357–364.

AMADOR, X.F.; FLAUM, M.; ANDREASEN, N.C. u.a. (1994): Awareness of illness in schizophrenia and schizoaffective and mood disorders. In: *Archives of General Psychiatry*, 51, S. 826–836.

AMERING, M. (2008): Recovery – warum nicht? In: *Psychiatrische Praxis*, 35, S. e9–e11.

AMERING, M.; SCHMOLKE, M. (2007): Recovery. Das Ende der Unheilbarkeit. Bonn.

ANTONOWSKY, A. (1997): Salutogenese: zur Entmystifizierung der Gesundheit. Tübingen.

ASTBURY, J.; CABRAL, M. (2000): Women's mental health: an evidence based review. Genf.

AWAD, A. G. (1992): Quality of Life of Schizophrenic Patients on Medications and Implications for New Drug Trials. In: *Hospital and Community Psychiatry*, 43, S. 262.

AWAD, A. G. (2002): Neuropsychiatry recruitment in psychiatry and Québec's virage ambulatory. In: *Bulletin of the Canadian Psychiatric Association*, 34, S. 1–2.

BAGBY, R. M.; RYDER, A. G.; SCHULLER, D. R. u. a. (2004): The Hamilton Depression Rating Scale: has the gold standard become a lead weight? In: *American Journal of Psychiatry*, 161, S. 2163–2177.

BAK, M.; KRABBENDAM, L.; JANSSEN, I. u. a. (2005): Early trauma may increase the risk for psychotic experiences by impacting on emotional response and perception of control. In: *Acta Psychiatrica Scandinavica*, 112, S. 360–366.

BALDESSARINI, R. J.; VIGUERA, A. C. (1995): Neuroleptic Withdrawal in Schizophrenic Patients. In: *Archives of General Psychiatry*, 52, S. 189–191.

BARBUI, C.; CIPRIANI, A.; BRAMBILLA, P. u. a. (2004): »Wish bias« in Antidepressant Drug Trias? In: *Journal of Clinical Psychopharmacology*, 24, 2, S. 126–130.

BARNES, T. R. E.; HUTTON, S. B.; CHAPMAN, M. J. u. a. (2000): West London first-episode study of schizophrenia: clinical correlates of duration of untreated psychosis. In: *British Journal of Psychiatry*, 177, S. 207–211.

BEBBINGTON, P.; KATZ, R.; McGUFFIN, P. u. a. (1989): The risk of minor depression before age 65: results from a community survey. In: *Psychological Medicine*, 19, 2, S. 393–400.

BECKER, T.; HOFFMANN, H.; PUSCHNER, B. u. a. (2008): Modelle psychiatrischer Versorgung. Stuttgart.

BENTALL, R. P. (2003): Madness Explained – Psychosis and Human Nature. London.

BENTALL, R. P.; KINDERMANN, P.; BOWEN-JONES, K. (1999): Response latencies for the causal attributions of depressed, paranoid and normal individuals: availability of self-representations. In: *Cognitive Neuropsychiatry*, 4, S. 107–118.

BERGER, M. (2005): Die Versorgung psychisch Kranker in Deutschland – Unter besonderer Berücksichtigung des Faches Psychiatrie und Psychotherapie. In: BERGER, M., FRITZE, J., ROTH-SACKENHEIM, C. u. a. (Hg): Die Versorgung psychischer Erkrankungen in Deutschland – Aktuelle Stellungnahmen der DGPPN. Heidelberg, S. 3–18.

BHUGRA, D.; LEFF, J.; MALLET, R. u. a. (1997): Incidence and outcome of schizophrenia in Whites, African-Carribeans and Asians in London. In: *Psychological Medicine*, 27, S. 791–798.

BHUGRA, D.; LEFF, J.; MALLET, R. u. a. (1999): First-contact incidence rate of schizophrenia on Barbados. In: *British Journal of Psychiatry*, 175, S. 28–33.

BLEULER, E. (1921): Das autistisch-undisziplinierte Denken in der Medizin und seine Überwindung. Berlin u. a.

BLOCH, S.; CHODOFF, P.; GREEN, S. A. (1999): Psychiatric Ethics. Oxford.

BOCK, T. (1997): Lichtjahre. Krankheitsverständnis und Lebensentwürfe von Menschen mit unbehandelten Psychosen. Bonn.

BOLA, J. R. (2006): Medication-free research in early episode schizophrenia: evidence of long-term harm? In: *Schizophrenia Bulletin*, 32, S. 88–296.

BOLA, J. R.; MOSHER, L. R. (2003): Treatment of Acute Psychosis Without Neuroleptics: Two-Year Outcomes From the Soteria Project. In: *The Journal of Nervous and Mental Diseases*, 191, 4, S. 219–229.

BRACKEN, P.; THOMAS, P. (2001): Postpsychiatry: a new direction for mental health. In: *British Medical Journal*, 322, S. 724–727.

BRALET, M. C.; YON, V.; LOAS, G. u. a. (2000): Causes de la mortalité chez les schizophrènes: étude prospective sur 8 ans d'une cohorte de 150 schizophrènes chroniques [Cause of mortality in schizophrenic patients: prospective study of 8 years of a cohort of 150 chronic schizophrenic patients]. In: *Encephale*, 26, S. 32–41.

BROWN, G. W.; BIRLEY, J. L.; and WING, J. K. (1972): Influence of family life on the course of schizophrenic disorders: a replication. In: *British Journal of Psychiatry*, 121, 562, S. 241–258.

Brown, S.; Inskip, H.; Barraclough, B. (2000): Causes of the excess mortality of schizophrenia. In: *British Journal of Psychiatry*, Sep., 177, S. 212–217.

Bruce, S.; Paxton, R. (2002): Ethical principals for evaluating mental health services: a critical examination. In: *Journal of Mental Health*, 11, S. 267–279.

Burgmer, M.; Driesch, G.; Heuft, G. (2003): Das »Sisi-Syndrom« – eine neue Depression? In: *Nervenarzt*, 47, 5, S. 440–444.

Burns, J.; Dudley, M.; Hazell, P., Patton, G. (2005): Clinical management of deliberate self-harm in young people: the need for evidence-based approaches to reduce repetition. In: *Australian and New Zealand Journal of Psychiatry*, 39, S. 121–12.

Campbell, E. G. (2007): Doctors and Drug Companies – Scrutinizing Influential Relationships. In: *New England Journal of Medicine*, 357, S. 1796–1797.

Cantor-Graae, E. (2007): The contribution of social factors to the development of schizophrenia: a review of recent findings. In: *Canadian Journal of Psychiatry*, 52, S. 277–286.

Carpenter, W. T. Jr.; Heinrichs, D. W.; Hanlon, T. E. (1981): Methodologic standards for treatment outcome research in schizophrenia. In: *American Journal of Psychiatry*, 138, 4, S. 465–471.

Carpenter, W. T.; Buchanan, R. W. (2002): Commentary on the Soteria Project: Misguided Therapeutics. In: *Schizophrenia Bulletin*, 28, 4, S. 577–581.

Carpenter, W. T.; McGlashan, T. H.; Strauss, J. S. (1977): The treatment of acute schizophrenia without drugs: An investigation of some current assumptions. In: *American Journal of Psychiatry*, 134, S. 14–20.

Carpenter, W. T.; Tamminga, C. A. (1995): Why Neuroleptic Withdrawal in Schizophrenia? In: *Archives of General Psychiatry*, 52, S. 192–195.

Castillo, R. (1997): Culture and Mental Illness. Pacific Grove, California.

Centorrino, F.; Eakin, M.; Bahk, W. M. u. a. (2002): Inpatient antipsychotic drug use in 1998, 1993, and 1989. In: *American Journal of Psychiatry*, 159, S. 1932–1935.

CHAKOS, M.; LIEBERMAN, J.; HOFFMAN, E. u.a. (2001): Effectiveness of second-generation antipsychotics in patients with treatment-resistant schizophrenia: a review and meta-analysis of randomized trials. In: *American Journal of Psychiatry*, 158, 4, S. 518–526.

CHINMAN, M.J.; WEINGARTEN, R.; STAYNER, D. u.a. (2001): Chronicity reconsidered: improving person-environment fit through a consumer-run service. In: *Community Mental Health Journal*, 37, S. 215–29.

CIOMPI, L.; DAUWALDER, H.P.; MAIER, C. u.a. (1992): The pilot project »Soteria Berne«: Clinical experiences and results. In: *British Journal of Psychiatry*, 161, S. 145–153.

CIOMPI, L. (Hg.) (1994): Sozialpsychiatrische Lernfälle. Bonn.

CLARK, D. (1974): Social Therapy in Psychiatry. London.

CLARK, R.E.; BARTELS, S.J.; MELLMANN, T.A. u.a. (2002): Recent Trends in Antipsychotic Combination Therapy of Schizophrenia and Schizoaffective Disorder. Implications for State Mental Health Policy. In: *Schizophrenia Bulletin*, 28, S. 75–84.

COHEN, A.; PATEL, V.; THARA, R. u.a. (2008): Questioning an axiom: better prognosis for schizophrenia in the developing world? In: *Schizophrenia Bulletin*, 34, S. 229–244.

COLE, J.O. (1964): Therapeutic efficacy of antidepressant drugs. A review. In: *The Journal of the American Medical Association*, 190, 5, S. 124–131.

COLLOMB, H. (1966): Bouffées délirantes en psychiatrie Africaine. In: *Transcultural Psychiatric Research*, 3, S. 29–34.

CRAWFORD, J.M.; ALDRIDGE, T.; BHUI, K. u.a. (2003): User involvement in the planning and delivery of mental health services: a cross-sectional survey of service users and providers. In: *Acta Psychiatrica Scandinavica*, 107, S. 410–414.

CRICHTON, J. (Hg.) (1995): Psychiatric Patient Violence: Risks and Responses. London.

Cross National Collaborative Group (1992): The changing rate of major depression. Cross national comparisons, In: *The Journal of the American Medical Association*, 268, S. 3098–3105.

CROW, T.J. (2007): How and why genetic linkage has not solved the problem of psychosis: review and hypothesis. In: *American Journal of Psychiatry*, 164, S. 13–21.

CULLBERG, J. (2003): Das dreidimensionale Entstehungsmodell der psychotischen Vulnerabilität – Konsequenzen für die Behandlung. In: ADERHOLD, V.; ALANEN, Y. O.; HESS, G. u. a. (2003): Psychotherapie der Psychosen. Integrative Behandlungsansätze aus Skandinavien. Gießen.

CUNNINGHAM OWENS, D. G.; CARROLL, A.; FATTAH, S. (2001): A randomized, controlled trial of a brief interventional package for schizophrenic outpatients. In: *Acta Psychiatrica Scandinavica*, 103, S. 362–369.

DALMAU, A.; BERGMAN, B.; BRISMAR, B. (1997): Somatic morbidity in schizophrenia – a case control study. In: *Public Health*, 111, S. 393–397.

DAVIDSON, L.; LAWLESS, M. S.; LEARY, F. (2005): Concepts of Recovery: Competing or Complementary? In: *Current. Opinion in Psychiatry*, 18, S. 664–667.

DAVIES, L. M.; LEWIS, S.; JONES, P. B. u. a. (2007): Cost-effectiveness of first-v. second-generation antipsychotic drugs: results from a randomised controlled trial in schizophrenia responding poorly to previous therapy. In: *British Journal of Psychiatry*, 191, S. 14–22.

DAVISON, G.; NEALE, J. (1994): Abnormal Psychology. New York.

DEEGAN, P. (2005): The importance of personal medicine: a qualitative study of resilience in people with psychiatric disabilities. In: *Scandinavian Journal of Public Health*, 33, Suppl. 66, S. 29–35.

DEGKWITZ, R.; SIEDOW, H. (Hg.) (1981): Zum umstrittenen psychiatrischen Krankheitsbegriff. Band 2 der »Standorte der Psychiatrie«. München.

DEMYTTENAERE, K.; DE FRUYT, J. (2003): Getting What You Ask For: On the Selectivity of Depression Rating Scales. In: *Psychotherapy and Psychosomatics*, 72, S. 61–70.

DERUBEIS, R. J.; GELFAND, L. A.; TANG, T. Z. u. a. (1999): Medications versus cognitive behavior therapy for severely depressed outpatients: megaanalysis of four randomized comparisons. In: *American Journal of Psychiatry*, 156, S. 1007–1013.

Deutsche Gesellschaft für Psychiatrie, Psychotherapie und Nervenheilkunde (Hg.) (1998): Behandlungsleitlinie Schizophrenie. Darmstadt.

Deutsche Gesellschaft für Psychiatrie, Psychotherapie und Nervenheilkunde (Hg.) (2006): *Behandlungsleitlinie Schizophrenie.* Reihe: S3 Praxisleitlinien in Psychiatrie und Psychotherapie, Band 1. Darmstadt.

DONOVAN, S.; CLAYTON, A.; BEEHARRY, M. u. a. (2000): Deliberate self-harm and antidepressant drugs. Investigation of a possible link. In: *British Journal of Psychiatry*, 177, S. 551–556.

DOUBLE, D. B. (2001): Integrating critical psychiatry into psychiatric training. In: NEWNESS, C.; HOLMES, G.; DUNN, C. (Hg.): This is madness too. Ross-on-Wye.

DRESSING, H. ; SALIZE, H. J. (2004): Zwangsunterbringung und Zwangsbehandlung psychisch Kranker. Gesetzgebung und Praxis in den Mitgliedsländern der Europäischen Union. Bonn.

EDGERTON, R. B.; COHEN, A. (1994): Culture and Schizophrenia: the DOSMED Challenge. In: *British Journal of Psychiatry*, 164, S. 222–231.

EDWARDS, J.; McGORRY, P. D. (2002): Implementing Early Intervention in Psychosis. London.

EHRENBERG, A. (2004): Das erschöpfte Selbst. Depression und Gesellschaft in der Gegenwart. Frankfurt u. a.

EISENBERG, L.; KLEINMAN, A. (1981): The Relevance of Social Science for Medicine. Dordrecht.

ELGER, C. E.; FRIEDERICI, A. D.; KOCH, C. u. a. (2004): Das Manifest. Elf führende Neurowissenschaftler über Gegenwart und Zukunft der Hirnforschung. In: *Gehirn & Geist*, 6, S. 30–37.

ENGELHARDT, D. M., ROSEN, B., FELDMAN, J. u. a. (1982): A 15-year follow-up of 646 schizophrenic outpatients. In: *Schizophrenia Bulletin*, 8, 3, S. 493–503.

ENGELHARDT, D. M.; ROSEN, B. (1976): Implications of drug treatment for the social rehabilitation of schizophrenic patients. In: *Schizophrenia Bulletin*, 2, 3, S. 454–462.

ENGER, C.; WEATHERBY, L.; REYNOLDS, R. F. u. a. (2004): Serious cardiovascular events and mortality among patients with schizophrenia. In: *Journal of Nervous and Mental Diseases*, 192, S. 19–27.

ERINOSHO, O.; AYONRINDE, A. (1981): Educational background and attitudes to mental illness among the Yoruba in Nigeria. In: *Human Relations*, 34, S. 1–12.

European Commission (2005): Green Paper: Improving the mental health of the population: Towards a strategy on mental health for the European Union. Brüssel.

FABREGA, H. (1993): A cultural analysis of human behavioural breakdowns: an approach to the odontology and epistemology of psychiatric phenomenon. In: *Culture, Medicine and Psychiatry*, 17, S. 99–132.

FAULKNER, A.; MORRIS, B. (2003): Expert Paper on User Involvement in Forensic Mental Health Research and Development. National Programme on Forensic Mental Health Research and Development. http://www. nfmhp.org.uk/pdf/UserInvolvement.pdf., Zugriff am 15.6.2008.

FAVA, G. A. (2003): Can long-term treatment with antidepressant drugs worsen the corse of depression? In: *Journal of Clinical Psychiatry*, 64, 2, S. 123–133.

FAVA, G. A. (2006): The Intellectual Crisis of Psychiatric Research. In: *Psychotherapy and Psychosomatics*, 75, S. 202–208.

FEINSTEIN, A. R. (1987): The intellectual crisis in clinical science. In: *Perspectives in Biological Medicine*, zitiert in: FAVA, G. A. (2006): The Intellectual Crisis in Psychiatry. In: *Psychotherapy and Psychosomatics*, 75, S. 202–208.

FELTON, C. J.; STASTNY, P.; SHERN, D. L. u. a. (1995): Consumers as peer specialists on intensive case management teams: impact on client outcomes. In: *Psychiatric Services*, 46, S. 1037–1044.

FINZEN, A. (1998): Das Pinelsche Pendel. Zur Dimension des Sozialen im Zeitalter der biologischen Psychiatrie. Bonn.

FISHER, S. R.; GREENBERG, R. P. (1989): The Limits of Biological Treatments for Psychological Distress. Comparison with Psychotherapy and Placebo. London.

FLASKERUD, J. (2000): Ethnicity, culture and neuropsychiatry. In: *Issues in Mental Health Nursing*, 21, S. .

FONTAINE, K. R.; HEO, M.; HARRIGAN, E. P. u. a. (2001): Estimating the consequences of anti-psychotic induced weight gain on health and mortality rate. In: *Psychiatry Research*, 101, 3, S. 277–288.

Food and Drug Administration (FDA): FDA Public Health Advisory – Deaths with Antipsychotics in Elderly Patients with Behavioral Disturbances. http://www.fda.gov/cder/drug/advisory/antipsychotics.htm, Zugriff am 9.3.2008.

FRANK, J. D.; FRANK, J. B. (1991): Die Heiler. Wirkungsweisen psychotherapeutischer Beeinflussung. Vom Schamanismus bis zu den modernen Therapien. Stuttgart.

FRITZE, J.; ALDENHOFF, J.; BERGMANN, F. u. a. (2005): Antipsychotika bei Demenz. Stellungnahme der Deutschen Gesellschaft für Psychiatrie, Psychotherapie und Nervenheilkunde DGPPN 2005. http://media.dgppn. de/mediadb/media/dgppn/pdf/stellungnahmen/2005/stn-dgppn-05-08-antipsychotika-demenz-stellungnahme-dgppn-fritze.pdf, Zugriff am 9.3.2008.

FRYE, M. A.; KETTER, T. A.; LEVERICH, G. S. u. a. (2000): Increasing use of polypharmacy for refractory mood disorders: 22 years of study. In: *Journal of Clinical Psychiatry*, 61, S. 9–15.

FULFORD, K. W. M. (2002): Values in psychiatric diagnosis: executive summary of a report to the chair of the ICD-12/DSM-IV coordination taskforce (dateline 2010). In: *Psychopathology*, 35, S. 132–138.

FULFORD, K. W. M. (2004) Neuro-ethics or neuro-values? Delusions and religious experience as a case study in values-based medicine. In: *Poiesis & Praxis*, 2, S. 297–313.

FURNHAM, A.; MALIK, R. (1994): Cross-cultural beliefs about depression. In: *International Journal of Social Psychiatry*, 40, S. 106–123.

GALINOWSKI, A., LEHERT, P. (1995): Structural validity of MADRS during antidepressant treatment. In: *Clinical Psychopharmacology*, 10, S. 157–161.

GARDOS, G.; COLE, J. O. (1976): Maintenance Antipsychotic Treatment: Is the Cure Worse than the Disease. In: *American Journal of Psychiatry*, 133, S. 1.

GARNETT, L. R. (2000): Prozac revisited. In: *The Boston Globe* vom 5. Juli 2000.

GELFAND, M. (1964): Psychiatric disorders as recognized by the Shona. In: KIEV, A. (Hg.): Magic, Faith and Healing. New York.

GELMAN, S. (1999): Medicating Schizophrenia. New Brunswick.

GERGEN, K.J. (1994): Realities and Relationships. Cambridge, Mass.

GERGEN, K.J. (2002): Konstruierte Wirklichkeiten. Eine Hinführung zum sozialen Konstruktionismus. Stuttgart.

GILBERT, P.L.; JESTE, D.V. (1995): Neuroleptic Withdrawal in Schizophrenic Patients: A Review of the Literature. In: *Archives of General Psychiatry*, 52, S. 173–182.

GITLIN, M.; NUECHTERLEIN, K.; SUBOTNIK, K.L. u.a. (2001): Clinical Outcome Following Neuroleptic Discontinuation in Patients With remitted Recent-Onset Schizophrenia. In: *American Journal of Psychiatry*, 158, S. 1835–1842.

GOFF, D.C.; SULLIVAN, L.M.; McEVOY, J.P. u.a. (2005): A comparison of ten-year cardiac risk estimates in schizophrenia patients from the CATIE study and matched controls. In: *Schizophenia. Research*, 80, S. 45–53.

GOLDBERG, D. (1999): Foreword. In: THORNICROFT, G. und TANSELLA, M. (1999): The Mental Health Matrix. Cambridge, UK, S. XIV.

GOLDING, J.M. (1999): Intimate partner violence as a risk factor for mental disorders: A meta-analysis. In: *Journal of family violence*, 14, 2, S. 99–132.

GOLDSTEIN, M.J. (1970): Premorbid adjustment, paranoid status, and patterns of response to phenothiazine in acute schizophrenia. In: *Schizophrenia Bulletin*, 1, S. 24–37.

GREDEN, J.F.; TANDON, R. (1995): Long-term Treatment of Life-Time Disorders. In: *Archives of General Psychiatry*, 52, S. 196–197.

GREEN, M.F.; MARDER, S.R.; GLYNN, S.M. u.a. (2002): The neurocognitive effects of low-dose haloperidol: a two-year comparison with risperidone. In: *Biological Psychiatry*, 51, S. 972–978.

GREIG, D. (1997): Shifting the boundary between psychiatry and law. In: *Liberty: Journal of the Victorian Council of Civil Liberties*. February 1997.

GREVE, N.; KELLER, T. (2002): Systemische Praxis in der Psychiatrie. Heidelberg.

GROHMANN, R.; ENGEL, R.R.; GEISSLER, K.H. u.a. (2004): Psychotropic drug use in psychiatric inpatients: recent trends and changes over time-data from the AMSP study. In: *Pharmacopsychiatry*, 37, Suppl. 1, S. 27–38.

GROSS, M. (1960): The impact of ataractic drugs on a mental hospital outpatient clinic. In: *American Journal of Psychiatry*, 117, S. 444–447.

HABERMAS, J. (1999): Erkenntnis und Interesse. Frankfurt a.M.

HÄFNER, H. (2002): Changes in Health Care Systems and Their Impact on Mental Health Care. In: SARTORIUS, N.; GAEBEL, W.; LÓPEZ-IBOR, J.J. (Hg.): Psychiatry in Society. West Sussex.

HALGIN, R.P.; WHITBOURNE, S.K. (1993): Abnormal Psychology: The Human Experience of Psychological Disorders. New York.

HARRISON, G.; OWENS, D.; HOLTON, A. u.a. (1988): A prospective study of severe mental disorder in Afro-Carribean patients. In: *Psychological Medicine*, 18, S. 643–657.

HARRISON, G.; HOPPER, K.; CRAIG, T. (2001): Recovery from psychotic illness: a 15- and 25-year international follow-up study. In: *British Journal of Psychiatry*, 178, S. 506–517.

HARROW, M., JOBE, T.H. (2007). Factors involved in outcome and recovery in schizophrenia patients not on antipsychotic medications: a 15-year multifollow-up study. In: *The Journal of Nervous and Mental Disease*, 195, S. 406–414.

HEALY, D. (1997): The antidepressant era. Cambridge.

HEALY, D. (2002): Psychiatric Drugs Explained. Edinburgh u.a.

HEALY, D. (2003): Lines of evidence on the risks of suicide with selective serotonin reuptake inhibitors. In: *Psychotherapy and Psychosomatics*, 72, S. 71–79.

HEGARTY, J.D.; BALDESSARINI, R.J.; TOHEN, M. u.a. (1994): One hundred years of schizophrenia: a meta-analysis of the outcome literature. In: *American Journal of Psychiatry*, 151, S. 1409–1416.

HEGARTY, K.; GUNN, J.; CHONDROS, P. u.a. (2004): Association between depression and abuse by partners of women attending general practice: descriptive, cross sectional survey. In: *British Medical Journal*, 328, S. 621–4.

HELMAN, C.G. (2000): Culture, Health and Illness. Hodder Arnold, UK.

HELMCHEN, H. (2002): Evidenz der Evidenz-basierten Medizin. In: *Nervenarzt*, 73, 1, S. 1–2.

HELMCHEN, H. (2003): Psychiater und pharmazeutische Industrie. In: *Nervenarzt*, 74, 11, S. 953–964.

HENDERSON, D. C.; NGUYEN, D. D.; COPELAND, P. M. u. a. (2005): Clozapine, diabetes mellitus, hyperlipidemia, and cardiovascular risks and mortality: results of a 10-year naturalistic study. In: *Journal of Clinical Psychiatry*, 66, S. 1116–1121.

HENDERSON, S. A. (1996): The present state of psychiatric epidemiology. In: *Australian and New Zealand Journal of Psychiatry*, 30, S. 9–19.

HENNEKENS, C. H.; HENNEKENS, A. R.; HOLLAR, D. u. a. (2005): Schizophrenia and increased risks of cardiovascular disease. In: *American Heart Journal*, 150, S. 1115–1121.

HENNESSY, S.; BILKER, W. B.; KNAUSS, J. S. u. a. (2002): Cardiac arrest and ventricular arrhythmia in patients taking antipsychotic drugs: cohort study using administrative data. In: *British Medical Journal*, 325, S. 1070.

HICKLING, F. W.; MCKENZIE, K.; MULLEN, R. u. a. (1999): A Jamaican psychiatrist evaluates diagnoses at a London psychiatric hospital. In: *British Journal of Psychiatry*, 175, S. 283–285

HOGARTY, G. E.; GOLDBERG, S. C.; SCHOOLER, N. R. (1974): Drug and sociotherapy in the aftercare of schizophrenic patients. III. Adjustment of nonrelapsed patients. In: *Archives of General Psychiatry*, 31, S. 609–618.

HOGARTY, G. E.; GOLDBERG, S. C.; SCHOOLER, N. R. u. a. (1974): Drug and sociotherapy in the aftercare of schizophrenic patients. II. Two-year relapse rates. In: *Archives of General Psychiatry*, 31, S. 603–608.

HOLOWKA, D. W.; KING, S.; SAHEB, D. u. a. (2003): Childhood abuse and dissociative symptoms in adult schizophrenia. In: *Schizophrenia Research*, 60, S. 87–90.

HOPPER, K.; HARRISON, G.; JANCA, A. u. a. (Hg.) (2007): *Recovery from Schizophrenia: An International Perspective*. Oxford.

HUBBLE, M. A.; DUNCAN, B. C.; MILLER, S. D. (Hg.) (2001): So wirkt Psychotherapie. Empirische Grundlagen und praktische Folgerungen. Dortmund.

HUGHES, H.; DELESPAUL, P.; VAN OS, J. (2003): Jaspers was right after all – delusions are distinct from normal beliefs. In: *British Journal of Psychiatry*, 183, S. 285–286.

HUTCHINSON, G.; TAKEI, N.; FAHY, T. A. u. a. (1996): Morbidity risk of schizophrenia in first-degree relatives of white and Afro-Carribean patients with psychosis. In: *British Journal of Psychiatry*, 171, S. 776–780.

Institute of Medicine (1994): Reducing Risks for Mental Disorders. Frontiers for Preventive Intervention Research. Washington DC.

IOANNIDIS, J. P. A. (2005): Why Most Published Research Findings Are False. In: *Public Library of Science Medicine*, 2, 8, S. 0696–0701.

Isar-Amper-Klinikum (2008): Fünf Jahre Soteria. http://www.bkh-haar. de/index.html?/fachbereiche/allgemein/west/stationen/Station_14/ POS101_Station_14_B__BR_.asp, Zugriff am 30.6.2008.

JABLENSKY, A.; SARTORIUS, N.; ERNBERG, G.; ANKER, M.; KORTEN, A.; COOPER, J. E.; DAY, R.; BERTELSEN, A. (1992): Schizophrenia: manifestations, incidence and course in different cultures. In: *Psychological Medicine*, Suppl. 20, S. 1–97.

JACOBI, F.; WITTCHEN, H. U.; HOLTING, C. u. a. (2004): Prevalence, comorbidity and correlates of mental disorders in the general population: results from the German Health Interview and Examination Survey (GHS). In: *Psychological Medicine*, 34, S. 597–611.

JÄGER, M.; FRASCH, K.; BECKER, T. (2008): Die Krise der operationalen Diagnostik. In: *Nervenarzt*, 79, S. 288–294.

JANSSEN, B.; WEINMANN, S.; BERGER, M. u. a. (2004): Validation of polypharmacy process measures in inpatient schizophrenia care. In: *Schizophrenia Bulletin*, 30, S. 1023–1033.

JANSSEN, B.; WEINMANN, S.; BERGER, M. u. a. (2005): Leitlinienkonformität und Behandlungsergebnisse in der stationären Schizophrenie-Behandlung. Ein Klinikvergleich. In: *Nervenarzt*, 76, S. 15–26.

JASPERS, K. (1973): Allgemeine Psychopathologie. Heidelberg u. a.

JASPERS, K. (1991). Von der Wahrheit. München/Zürich.

JENKINS, J. H.; CARPENTER-SONG, E. (2005): The new paradigm of recovery from schizophrenia: cultural conundrums of improvement without cure. In: *Culture, Medicine and Psychiatry*, 29, S. 379–413.

JENKINS, J. H.; STRAUSS, M. E.; CARPENTER, E. A. u. a. (2005): Subjective Experience of Recovery from Schizophrenia-related Disorders and Atypical Antipsychotics. In: *The International Journal of Social Psychiatry*, 51, S. 211–227.

JESTE, D. V.; GILBERT, P. L. (1995): Considering Neuroleptic Maintenance and Taper on a Continuum: Need for Individual Rather Than Dogmatic Approach. In: *Archives of General Psychiatry*, 52, S. 209–210.

JONES, P. B.; BARNES, T. R.; DAVIES, L. u. a. (2006): Randomized controlled trial of the effect on Quality of Life of second- vs. first-generation antipsychotic drugs in schizophrenia: Cost Utility of the Latest Antipsychotic Drugs in Schizophrenia Study (CUtLASS 1). In: *Archives of General Psychiatry*, 63, S. 1079–1087.

JOSEPH, J. (2004): Schizophrenia and heredity. In: READ, J.; MOSHER L.; BENTALL, R. (Hg.): Models of Madness. New York.

JOSEPH, K. S.; BLAIS, L.; ERNST, P. u. a. (1996): Increased morbidity and mortality related to asthma among asthmatic patients who use major tranquillizers. In: *British Medical Journal*, 312, S. 79–82.

JOUKAMAA, M.; HELIOVAARA, M.; KNEKT, P. u. a. (2006): Schizophrenia, neuroleptic medication and mortality. In: *British Journal of Psychiatry*, 188, S. 122–127.

JUDD, L. L. (1997): The clinical course of unipolar major depressive disorders. In: *Archives of General Psychiatry*, 54, S. 989–991.

JÜPTNER, M., GASTPAR, M. (2004): Todesfälle unter Risperidon und Olanzapin – was nun? Behandlung psychotischer Symptome bei Demenzpatienten. In: *psychoneuro*, 30, S. 314–316.

JUURLINK, D. N.; MAMDANI, M. M.; KOPP, A. u. a. (2006): The risk of suicide with selective serotonin reuptake inhibitors in the elderly. In: *American Journal of Psychiatry*, 163, S. 813–821.

KELLER, M. B.; MCCULLOUGH, J. P.; KLEIN, D. N. u. a. (2000): A comparison of nefazodone, the cognitive behavioral-analysis system of psychotherapy, and their combination for the treatment of chronic depression. In: *New England Journal of Medicine*, 342, S. 1462–1470.

KENDELL, R. (1975): The Role of Diagnosis in Psychiatry. Oxford.

KESSLER, R. C.; BERGLUND, P.; BORGES, G. u. a. (2005a): Trends in suicide ideation, plans, gestures, and attempts in the United States, 1990–1992 to 2001–2003. In: *The Journal of the American Medical Association*, 293, S. 2487–2495.

KESSLER, R. C.; DEMLER, O.; FRANK, R. G. u. a. (2005b): Prevalence and treatment of mental disorders, 1990 to 2003. In: *New England Journal of Medicine*, 352, S. 2515–2523.

KEUPP, H. (1982): Psychische Störungen als abweichendes Verhalten. Zur Soziogenese psychischer Störungen. München.

KHAN, A.; KHAN, S. R.; LEVENTHAL, R. M. u. a. (2001): Symptom reduction and suicide risk among patients treated with placebo in antipsychotic clinical trials: an analysis of the food and drug administration database. In: *American Journal of Psychiatry*, 158, S. 1449–1454.

KHAN, M. M. (2006): Murky waters: the pharmaceutical industry and psychiatrists in developing countries. In: *Psychiatric Bulletin*, 30, S. 85–88.

KILCOMMONS, A. M.; MORRISON, A. P. (2005): Relationships between trauma and psychosis: an exploration of cognitive and dissociative factors. In: *Acta Psychiatrica Scandinavica*, 112, S. 351–359.

KINGDON, D.; TURKINGTON, D. (1994): Cognitive Behavioural Therapy of Schizophrenia. Hove.

KIRMAYER, L.; MINAS, H. (2000): The future of cultural psychiatry: An international perspective. In: *Canadian Journal of Psychiatry*, 45, S. 438–336.

KIRSCH, I.; DEACON, B. J.; HUEDO-MEDINA, T. B. u. a. (2008): Initial Severity and Antidepressant Benefits: A Meta-Analysis of Data Submitted to the Food and Drug Administration. In: *Public Library of Science*, 2, e45, S. 0260–0268.

KIRSCH, I.; MOORE, T. J. (2002): The Emperor's New Drugs: An Analysis of Antidepressant Medication Data Submitted to the U. S. Food and Drug Administration. In: *Prevention & Treatment*, 5, Article 23.

KLEINMAN, A. (1980): Patients and Healers in the Context of Culture. Berkeley.

KLEINMAN, A. (1987): Anthropology and psychiatry: the role of culture in cross-cultural research on illness. In: *British Journal of Psychiatry*, 151, S. 447–454.

KLEINMAN, A. (1988): Rethinking Psychiatry. From Cultural Category to Personal Experience. New York.

KLEINMAN, A. (1997): Writing at the Margin: Discourse between Anthropology and Medicine. Berkeley.

KLEINMAN, A. (2006): What Really Matters. Living a Moral Life Amidst Uncertainty and Danger Oxford.

KLERMAN, J. (1978): The evolution of a scientific nosology. In: SHERSHOW, J. C. (Hg.): Schizophrenia: science and practice. Cambridge, Mass.

KLINE, N. S. (1964): The practical management of depression. In: *The Journal of the American Medical Association*, 190, 8, S. 732–740.

KORO, C. E.; FEDDER, D. O.; L'ITALIEN, G. J. u. a. (2002): Assessment of independent effect of olanzapine and risperidone on risk of diabetes among patients with schizophrenia: population based nested case-control study. In: *British Medical Journal*, 325, 7358, S. 243.

KRAMER, T. A. M. (2004): Talking Points About Antidepressants and Suicide. In: *Medscape General Medicine*, 6, 2, 14. April 2004.

KRÖBER, H. L. (2005): Forensische Psychiatrie. Ihre Beziehungen zur klinischen Psychiatrie und zur Kriminologie. In: *Nervenarzt*, 76, S. 1376–1381.

KRUMM, S.; BECKER, T. (2006): Der Einbezug von Nutzern psychiatrischer Angebote in die psychiatrische Versorgungsforschung. In: *Psychiatrische Praxis*, 33, S. 59–66.

KUPFER, D. J. (1991): Long-term treatment of depression. In: *Journal of Clinical Psychiatry*, 52, Suppl, S. 28–34.

LACKNER, K.; KÜHL, K. (2004): Strafgesetzbuch. Kommentar. München.

LAING, R. D. (1960): The Divided Self: An Existential Study in Sanity and Madness. Harmondsworth.

LEFF, J. P.; WING, J. K. (1973): Trial of maintenance therapy in schizophrenia. In: *British Medical Journal*, 3, S. 559–604.

LEHMAN, A. F.; LIEBERMAN, J. A.; DIXON, L. B. u. a. (2004): Practice Guideline for the Treatment of Patients with Schizophrenia, Second Edition. In: *American Journal of Psychiatry*, 161, Suppl. 2.

LEHTINEN, K. (1993): Need-adapted treatment of schizophrenia: a five-year follow-up study from the Turku project. In: *Acta Psychiatrica Scandinavica*, 87, S. 96–101.

LEHTINEN, V.; AALTONEN, J.; KOFFEWERT, T. u. a. (2000): Two-year outcome in first-episode psychosis treated according to an integrated model. Is immediate neuroleptisation always needed? In: *European Psychiatry*, 15, S. 312–320.

LEON, A. C.; SHEAR, M. K.; PORTERA, L. u. a. (1993): Effect size as measure of symptom-specific drug change in clinical trials. In: *Psychopharmacological Bulletin*, 29, S. 163–167.

LEWIS, A. (1959). The impact of psychotropic drugs on the structure, function and future of psychiatric services in hospitals. In: BRADLEY, P.; DENIKER, P.; RADONCO-THOMAS, C. (Hg.): Neuropharmacology. Amsterdam, S. 207.

LIEBERMAN, J. A.; STROUP, T. S.; MCEVOY, J. P. u. a. (2005 a): Effectiveness of antipsychotic drugs in patients with chronic schizophrenia. In: *New England Journal of Medicine*, 353, S. 1209–1223.

LIEBERMAN, J. A.; TOLLEFSON, G. D.; CHARLES, C. u. a. (HGDH Study Group) (2005 b): Antipsychotic drug effects on brain morphology in first-episode psychosis. In: *Archives of General Psychiatry*, 62, S. 361–370.

LIN, E.; PARIKH, S. V. (1999): Sociodemographic, clinical, and attitudinal characteristics of the untreated depressed in Ontario. In: *Journal of Affective Disorders*, 53, S. 153–162.

LINDEN, M.; BORCHELT, M.; BARNOW, S. (1995): The impact of somatic morbidity on the Hamilton Depression Rating Sale in the very old. In: *Acta Psychiatrica Scandinavica*, 92, S. 150–154.

LINEHAN, M. M.; ARMSTRONG, H. E.; SUAREZ, A. u. a. (1991): Cognitive-behavioral treatment of chronically parasuicidal borderline patients. In: *Archives of General Psychiatry*, 48, S. 1060–1064.

LORANT, V.; CROUX, C.; WEICH, S. u. a. (2007): Depression and socio-economic risk factors: 7-year longitudinal population study. In: *British Journal of Psychiatry*, 190, S. 293–238.

LORANT, V.; DELIÈGE, D.; EATON, W. u. a. (2003): Socioeconomic inequalities in depression: a meta-analysis. In: *American Journal of Epidemiology*, 157, S. 98–112.

LUDEWIG, K. (2002): Leitmotive systemischer Therapie. Stuttgart.

LYSAKER, P. H.; MEYER, P. S.; EVANS, J. D. u. a. (2001): Childhood sexual trauma and psychosocial functioning in adults with schizophrenia. In: *Psychiatric Services*, 52, S. 1485–1488.

MACNEIL, C.; ABBOTT, K. (2000): An Evaluation of the Peer Specialist Initiative: The Bureau of Recipient Affairs at the New York State Office of Mental Health.

MAIER, W. (2007): Durchbruch in der Ursachenforschung bei der Schizophrenie – Gene und ihre Bedeutung für die Pathophysiologie. In: *Nervenheilkunde*, 5, S. 377–380.

MARSELLA, A. (1980): Depressive Experience and Disorder across Cultures. In: TRIANDIS, U.; DRAGUNS, J. (Hg.): Handbook of Cross-Cultural Psychopathology, Band 6. Boston, S. 237–289.

MATTHEWS, S. M.; ROPER, M. T.; MOSHER, L. R. u. a. (1979): A non-neuroleptic treatment for schizophrenia: Analysis of two-year postdischarge risk of relapse. In: *Schizophrenia Bulletin*, 5, 2, S. 322–333.

MCALLISTER, M.; WALSH, K. (2004): Different voices: reviewing and revising the politics of working with consumers in mental health. In: *International Journal of Mental Health Nursing*, 13, S. 22–32.

MCGLASHAN, T. J. (2006): Is active psychosis neurotoxic? In: *Schizophrenia Bulletin*, 32, S. 609–613.

MCGRATH, J. (2000): Universal interventions for the primary prevention of schizophrenia. In: *Australian and New Zealand Journal of Psychiatry*, 34, Suppl, 58-64.

MCGRATH, J.; SAHA, S.; WELHAM, J. u. a. (2004): A systematic review of the incidence of schizophrenia: the distribution of rates and the influence of sex, urbanicity, migrant status and methodology. In: *BioMed Central*, Apr 28, 2, S. 13.

MELANDER, H.; AHLQVIST-RASTAD, J.; MEIJER, G. u. a. (2003): Evidence b(i)ased medicine – elective reporting from studies sponsored by pharmaceutical industry: review of studies in new drug applications. In: *British Medical Journal*, 326, S. 1171–1173.

MELCHINGER, H.; RÖSSLER, W.; MACHLEIDT, W. (2006): Ausgaben in der psychiatrischen Versorgung: Ist die Verteilung der Ressourcen am Bedarf orientiert? In: *Nervenarzt*, 1, S. 73–80.

MELTZER, H. Y.; ALPHS, L.; GREEN, A. I. u. a. (2003): Clozapine treatment for suicidality in schizophrenia: International Suicide Prevention Trial (InterSePT). In: *Archives of General Psychiatry*, 60, S. 82–91.

MENNINGER, K. (1963): The Vital Balance. The Life Process in Mental Health and Illness. New York.

MEZZICH, J. E.; BERGANZA, C. A.; CRANACH, M. u. a. (2003): Essentials of the World Psychiatric Association's International Guidelines for Diagnostic Assessment (IGDA): In: *British Journal of Psychiatry*, 182, Suppl 45, S. 37–s66.

MEZZICH, J. E.; FABREGA, H. Jr.; COFFMAN, G. A. u. a. (1989): DSM disorders in a large sample of psychiatric patients. In: *American Journal of Psychiatry*, 146, 2, S. 212–219.

MÖLLER, H. J. (2000): Rating depressed patients: Observer- vs. self-assessment. In: *European Psychiatry*, 15, S. 160–172.

MONCRIEFF, J. (2001): Are antidepressants overrated? A review of methodological problems in antidepressant trials. In: *Journal of Mental Diseases*, 189, 5, S. 288–295.

MONCRIEFF, J. (2002): The antidepressant debate. In: *British Medical Journal*, 180, S. 193–194.

MONCRIEFF, J. (2006): Does antipsychotic withdrawal provoke psychosis? Review of the literature on rapid onset psychosis (supersensitivity psychosis): and withdrawal-related relapse. In: *Acta Psychiatrica Scandinavica*, 114, S. 3–13.

MONCRIEFF, J.; KIRSCH, I. (2005): Efficacy of antidepressants in adults. In: *British Medial Journal*, 331, S. 155–159.

MONTGOMERY, S.; ASBERG, M. (1979): A new depression rating scale designed to be sensitive to change. In: *British Journal of Psychiatry*, 134, S. 382–389.

MONTOUT, C.; CASADEBAIG, F.; LAGNAOUI, R. u. a. (2002): Neuroleptics and mortality in schizophrenia: prospective analysis of deaths in a French cohort of schizophrenic patients. In: *Schizophrenia Research*, 57, S. 147–156.

MOORE, M. S. (1984): Law and Psychiatry: Rethinking the Relationship. New York.

MORGAN, M. G.; SCULLY, P. J.; YOUSSEF, H. A. u. a. (2003): Prospective analysis of premature mortality in schizophrenia in relation to health service engagement: a 7.5-year study within an epidemiologically complete, homogeneous population in rural Ireland. In: *Psychiatry Research*, 117, S. 127–35.

MORTENSEN, P. B.; JUEL, K. (1993): Mortality and causes of death in first admitted schizophrenic patients. In: *British Journal of Psychiatry*, 163, S. 183–189.

MOSHER, L. R. (1972): A research design for evaluating psychosocial treatment for schizophrenia. In: *Hospital and Community Psychiatry*, 23, 8, S. 229–234.

MOSHER, L. R., HENDRIX, V., FORT, D. (1994): Dabeisein. Das Manual zur Praxis der Soteria. Bonn.

MOSHER, L. R., MENN, A. Z. (1978): Community residential treatment for schizophrenia: Two-year follow-up. In: *Hospital and Community Psychiatry*, 29 , 11, S. 715–723.

MOSHER, L. R., POLLIN, W., STABENAU, J. R. (1971): Families with identical twins discordant for schizophrenia: some relationships between identification, thinking styles, psychopathology and dominance-submissiveness. In: *British Journal of Psychiatry*, 118, 542, S. 29–42.

MOYNIHAN, R. (2008): Key opinion leaders. Independent experts or drug representatives in disguise? In: *British Medical Journal,* 336, S. 1402–1404.

MÜLLER, M. J., ROSSBACH, W., DANNIGKEIT, P. u. a. (1998): Evaluation of standardized rater training for the Positive and Negative Syndrome Scale (PANSS). In: Schizophrenia Research, 32, S. 151–160.

MÜLLER, P., GAEBEL, W., BANDELOW, B. u. a. (1998): Der soziale Status schizophrener Patienten. In: *Nervenarzt*, 69, S. 204–209.

MÜLLER-OERLINGHAUSEN, B. (2005): Leserbrief im *arznei-telegramm*, 36, 8, S. 72–73.

MURTHY, R. S.; KISHORE KUMAR, K. V. u. a. (2005): Community outreach for untreated schizophrenia in rural India: a follow-up study of symptoms, disability, family burden and costs. In: *Psychological Medicine*, 35, S. 341–351.

National Institute for Clinical Excellence (2004): Depression. Management of depression in primary and secondary care. Full Clinical Practice Guideline. Verfügbar unter www.nice.uk.gov. Zugriff am 30.12.2004.

National Institute for Clinical Excellence (NICE) (2002): Schizophrenia: Core interventions in the treatment and management of schizophrenia in primary and secondary care. www.nice.org.uk, Zugriff am 1.3.2007.

NOORDSY, D. L., TORREY, W. C., MEAD, S. u. a. (2000): Recovery-oriented psychopharmacology: redefining the goals of antipsychotic treatment. in: Journal of Clinical Psychiatry 61 (Suppl 3), S. 22–29.

NUECHTERLEIN, K. H.; DAWSON, M. E. (1984): A heuristic vulnerability/ stress model of schizophrenic episodes. In: *Schizophrenia Bulletin*, 10, S. 300–312.

NUTT, D. J.; SHARPE, M. (2008): Uncritical positive regard? Issues in the efficacy and safety of psychotherapy. In: *Journal of Psychopharmacology*, 22, S. 3–6.

OS, J. van; MCGUFFIN, P. (2003): Can the social environment cause schizophrenia? In : British Journal of Psychiatry, 182, S. 291–292.

OS, J. van; BURNS, T.; CAVALLAIO, R. u. a. (2006): Standardized remission criteria in schizophrenia. In: *Acta Psychiatrica Scandinavica*, 113, S. 91–95.

OSBY, U.; CORREIA, N.; BRANDT, L. u. a. (2000): Mortality and causes of death in schizophrenia in Stockholm county, Sweden. In: *Schizophrenia Research*, 45, S. 21–28.

PASAMANICK, B.; SCARPITTI, F. R.; LEFTON, M. u. a. (1964): Home versus hospital care for schizophrenics. In: *The Journal of the American Medical Association*, 187, S. 177–181.

PECK, E.; GULLIVER, P.; TOWEL, D. (2002): Information, consultation or control: User involvement in mental health services in England at the turn of the century. In: *Journal of Mental Health*, 11, S. 441–451.

PHILO, G. (1996): Media and Mental Distress. London.

PILGRIM, D.; ROGERS, A. (1999): Sociology of Mental Health and Illness. Oxford.

PILGRIM, D.; ROGERS, A. (2005): The troubled relationship between psychiatry and sociology. In: *Journal of Social Psychiatry*, 51, S. 228–241.

PITSCHEL-WALZ, G.; LEUCHT, S. u. a. (2001): The effect of family interventions on relapse and rehospitalization in schizophrenia – a meta-analysis. In: *Schizophrenia Bulletin*, 27, S. 73–92.

POPE, H.; OLIVA, P.; HUDSON, J. u. a. (1999): Attitudes toward DSM IV diagnoses among board-certified American psychiatrists. In: *American Journal of Psychiatry*, 156 , 2, S. 321–323.

PRIEBE, S.; BADESCONYI, A.; FIORITTI, A. u. a. (2005): Reinstitutionalisation in mental health care: comparison of data on service provision from six European countries. In: *British Medical Journal*, 330, S. 123–126.

RAPPAPORT, M.; HOPKINS, H. K.; HALL, K. u. a. (1978): Are there schizophrenics for whom drugs may be unnecessary or contraindicated? In: *International Pharmacopsychiatry*, 13, 2, S. 100–111.

RAY, W. A.; MEREDITH, S.; THAPA, P. B. u. a. (2001): Antipsychotics and the risk of sudden cardiac death. In: *Archives of General Psychiatry*, 58, S. 1161–1167.

READ, J.; AGAR, K.; ARGYLE, N., u. a. (2003): Sexual and physical abuse during childhood and adulthood as predictors of hallucinations, delusions and thought disorder. In: *Psychology and Psychotherapy*, 76, S. 1–22.

READ, J.; ARGYLE, N. (1999): Hallucinations, delusions, and thought disorder among adult psychiatric inpatients with a history of child abuse. In: *Psychiatric Services*, 50, S. 1467–1472.

READ, J.; OS, J. v.; MORRISON, A. P. u. a. (2005): Childhood trauma, psychosis and schizophrenia: a literature review with theoretical and clinical implications. In: *Acta Psychiatrica Scandinavica*, 112, S. 330–350.

READ, J.; PERRY, B. D.; MOSKOWITZ, A., u. a. (2001): The contribution of early traumatic events to schizophrenia in some patients: a traumagenic neurodevelopmental model. In: *Psychiatry*, 64, S. 319–345.

RESNICK, S. G.; FONTANA, A.; LEHMAN, A. F. u. a. (2005): An empirical conceptualization of the recovery orientation. In: *Schizophrenia Research*, 75, 1, S. 119–128.

RICHTER, D.; REKER, T. (2003): Unterbringungen nach dem PsychKG-NW in ein psychiatrisches Krankenhaus – Entwicklungen über 19 Jahre. In: *Krankenhauspsychiatrie*, 14, S. 8–13.

ROBINS, E.; GUZE, S. B. (1970): Establishment of diagnostic validity in psychiatric illness: its application to schizophrenia. In: *American Journal of Psychiatry*, 126, S. 983–987.

ROGERS, A.; DAY, J. C.; WILIAMS, B. u. a. (1998): The meaning and management of neuroleptic medication: a study of patients with a diagnosis of schizophrenia. In: *Social Science and Medicine*, 47, S. 1313–1323.

ROICK, C.; DEISTER, A.; ZEICHNER, D. u. a. (2005): Das Regionale Psychi-atriebudget: Ein neuer Ansatz zur effizienten Verknüpfung stationärer und ambulanter Versorgungsleistungen. In: *Psychiatrische Praxis*, 32, S. 177–184.

ROSE, G. (1992): The Strategy of Preventive Medicine. Oxford.

ROSE, G. (1993): Mental disorders and the strategies of prevention. In: *Psychological Medicine*, 23, S. 553–555.

ROSE, N. (1998): Governing risky individuals: the role of psychiatry in new regimens of control. In: *Psychiatry, Psychology and Law*, 5, S. 177–195.

ROSE, N. (2001). Historical changes in mental health practice. In: THORNI-CROFT, T.; SZMUKLER, G. (Hg.): Textbook of Community Psychiatry, S. 13–27.

ROSENHAN, D. (1973): On Being Sane in Insane places. In: *Science*, 179, S. 250.

ROSENHAN, D.; SELIGMAN, M. (1984): Abnormal Psychology. New York, W. W.

ROSENHECK, R.; PERLICK, D.; BINGHAM, S. u. a. (2003): Effectiveness and cost of olanzapine and haloperidol in the treatment of schizophrenia: a randomized controlled trial. In: *Journal of the American Medical Association*, 290, S. 2693–2702.

ROSS, C. A.; JOSHI, S. (1992): Schneiderian symptoms and childhood trauma in the general population. In: *Comprehensive Psychiatry*, 33, S. 269–273.

RUTTER, D.; MANLEY, C.; WEAVER, T. u. a. (2004): Patients or partners? Case studies of user involvement in the planning and delivery of adult mental health services in London. In: *Social Science and Medicine*, 58, S. 1973–1984.

SACKS, O. (1995): Scotoma: Forgetting and Neglect in Science. In: SILVERS, R. B. (Hg.): Hidden Histories of Science. New York 1995, S. 141–159.

SAHA, S.; WELHAM, J.; CHANT, D. u. a. (2006): Incidence of schizophrenia does not vary with economic status of the country: evidence from a systematic review. In: *Social Psychiatry and Psychiatric Epidemiology*, 41, S. 338–340.

SANDERS, A. R.; DUAN, J.; LEVINSON, D. F. u. a. (2008): No significant as-sociation of 14 candidate genes with schizophrenia in a large European ancestry sample: implications for psychiatric genetics. In: *American Journal of Psychiatry*, 165, S. 497–506.

SARTORIUS, N. (1978): Depressive disorders – a major public health problem. In: AYD, F. (Hg.): Mood disorders – the worlds major public health problem. Baltimore, USA.

SCHEFF, T. (1966): Being Mentally Ill. A Sociological Theory. London.

SCHULTZ, S. K.; ANDREASEN, N. C. (1999): Schizophrenia. In: *Lancet*, 353, 9162, S. 1425–1430.

SCHWABE, U.; PAFFRATH, D. (Hg.) (2007): Arzneiverordnungs-Report 2006. Heidelberg u. a.

SCHWARTZ, F. u. a. (1992): Letter: Long-Term Outcome in Schizophrenia. In: *Archives of General Psychiatry*, 49, S. 502.

SEDGWICK, P. (1982): Psychopolitics. London.

SEIKKULA, J.; AALTONEN, J.; ALAKARE, B., u. a. (2006): Five-years experiences of first-episode nonaffective psychosis in open-dialogue approach: Treatment principles, follow-up outcomes, and two case studies. In: *Psychotherapy and Research*, 16, S. 214–228.

SELTEN, J. P.; CANTOR-GRAAE, E. (2007): Hypothesis: social defeat is a risk factor for schizophrenia? In: *British Journal of Psychiatry Suppl.*, 51, S. s9–12.

SELTEN, P.; CANTOR-GRAAE, E. (2005): Social defeat: risk factor for schizophrenia? In: *British Journal of Psychiatry*, 187, S. 101–102.

SILVERS, R. B. (1995) (Hg.): Hidden Histories of Science. New York.

SIMON, J. (1997): Governing through crime. In: FRIEDMAN, L.; FRIEDMAN, G. (Hg.): The Crime Conundrum: Essays on Criminal Justice. Boulder, Co.

SIMPSON, E.; HOUSE, A. (2002): Involving users in the delivery and evaluation of mental health services: systematic review. In: *B.M.J.*, 325, S. 1265–1268.

SLADE, M.; HAYWARD, M. (2007): Recovery, psychosis and psychiatry: research is better than rhetoric. In: *Acta Psychiatrica Scandinavica*, 116, S. 81–83.

SMITH, D.; DEMPSTER, C.; GLANVILLE, J. u. a. (2002): Efficacy and tolerability of venlafaxine compared with selective serotonin reuptake inhibitors and other antidepressants: a meta-analysis. In: *British Journal of Psychiatry*, 180, S. 396–404.

SMITZ, R. (1999): Opening up BMJ peer review. In: *British Medical Journal*, 318, 7175, S. 4–5.

SNAITH, P. (1993): What do depression rating scales measure? In: *British Journal of Psychiatry*, 163, S. 293–298.

SPANOS, N. (1978): Witchcraft in histories of psychiatry: A critical appraisal and an alternative conceptualisation. In: *Psychological Bulletin*, 35, S. 417–439.

SPITZER, R.; WILIAMS, J.; KASS, F. u. a. (1989): National field trial of the DSM III diagnostic criteria for self-defeating personality disorder. In: *American Journal of Psychiatry*, 146, S. 1561–1567.

STASSEN, H. H.; DELINI-STULA, A.; ANGST, J. (1993): Time course of improvement under antidepressant treatment: a survival-analytical approach. In: *European Neuropsychopharmacology*, 3, S. 127–135.

STEINERT, T.; NAUMANN, A. (2003): Evidence-based-Medicine im psychiatrischen Alltag: Wunsch und Wirklichkeit. In: *Krankenhauspsychiatrie*, 14, S. 56–60.

STRAUS, S. M.; BLEUMINK, G. S.; DIELEMAN, J. P. u. a. (2004): Antipsychotics and the risk of sudden cardiac death. In: *Archives of Internal Medicine*, 164, S. 1293–1297.

STREEK, U. (2000): Die generalisierte Heiterkeitsstörung. In: *Forum der Psychoanalyse*, 16, S. 116–122.

SWAZEY J. P. (1974): Chlorpromazine in Psychiatry. Cambridge, Mass.

SZASZ, T. (1988): Schizophrenia. The Sacred Symbol of Psychiatry. New York.

SZASZ, T. (1997): Insanity. The Idea and Its Consequences. New York.

TELFORD, R.; FAULKNER, A. (2004): Learning about service user involvement in mental health. In: *Journal of Mental Health*, 13, S. 549–559.

THORNICROFT, G.; TANSELLA, M. (1999): The Mental Health Matrix – A Manual to Improve Services. Cambridge.

TIENARI, P.; SORRI, A.; LAHTI, I. (1987): Genetic and psychosocial factors in schizophrenia: the Finish adoptive family study. In: *Schizophrenia Bulletin*, 3, S. 477–484.

TORREY, E. F. (1987): Prevalence studies in schizophrenia. In: *British Journal of Psychiatry*, 150, S. 598–608.

TOTH, P.; FRANKENBURG, F. R. (1994): Clozapine and seizures: a review. In: *Canadian Journal of Psychiatry*, 39, S. 236–238.

TURKINGTON, D.; MCKENNA, P. (2003): Is cognitive-behavioural therapy a worthwhile treatment for psychosis? In: *British Journal of Psychiatry*, 182, S. 477–479.

TURNER, E. H.; MATTHEWS, A. M.; EFTIHIA u. a. (2008): Selective Publication of Antidepressant Trials and Its Influence on Apparent Efficacy. In: *New England Journal of Medicine*, 358, S. 252–260.

TURNER, E. H.; ROSENTHAL, R. (2008): Efficacy of antidepressants. In: *British Medical Journal*, 336, S. 516–517.

UK Mental Health Research Network Service User Research Group England (2005): Service User Involvement in the UK Mental Health Research Network. Guidance for Good Practice. http://www.mhrn.info/ dnn/Portals/1/Documents/surge/SURGE/20Guidance/20for/20Good/ 20Practice/2006.pdf, Zugriff am 30. 6. 2008.

VAUGHN, C. E.; LEFF, J. P. (1976): The influence of family and social factors on the course of psychiatric illness: A comparison of schizophrenic and depressed neurotic patients. In: *British Journal of Psychiatry*, 129, S. 125–137.

WABER, R. L.; CARMON, Z.; ARIELY, D. (2008): Commercial Features and Therapeutic Efficacy. In: *New England Journal of Medicine*, 299, S. 1016–1017.

WADDINGTON, J. L.; BUCKLEY, P. F.; SCULLY, P. J. u. a. (1998): Course of psychopathology, cognition and neurobiological abnormality in schizophrenia: developmental origins and amelioration by antipsychotics. In: *Journal of Psychiatric Research*, 32, S. 179–189.

WAHLBERG, K. E.; WYNNE, L. C.; HAKKO u. a. (2004): Interaction of genetic risk and adoptive parent communication deviance: longitudinal prediction of adoptee psychiatric disorders. In: *Psychological Medicine*, 34, S. 1531–1541.

WALKER, A. M., LANZA, L. L., ARELLANO, F. u. a. (1997): Mortality in current and former users of clozapine. In: *Epidemiology*, 8, S. 671–677.

WARNER, R. (2004): Recovery from Schizophrenia. Psychiatry and Political Economy. Hove/New York.

WAXLER, N. E. (1974): Culture and mental illness. A social labelling perspective. In: *Journal of Nervous and Mental Disease*, 159, S. 379–395.

WEIDEN, P. J.; PRESKORN, S. H. u. a. (2007): The Roadmap for Antipsychotic Psychopharmacology: An Overview. In: *Journal of Clinical Psychiatry*, 68, S. 1799–1806.

WEILER, M. A.; FLEISCHER, M. H.; McARTHUR-CAMPBELL, D. (2000): Insight and symptom change in schizophrenia. In: *Schizophrenia Research*, 45, S. 29–36.

WEINMANN, S. (2007): Evidenzbasierte Psychiatrie: Methoden und Anwendung. Stuttgart.

WEINMANN, S.; BECKER, T.; KOESTERS, M. (2008): Re-evaluation of the efficacy and tolerability of venlafaxine vs SSRI: meta-analysis. In: *Psychopharmacology*, 196, S. 511–520.

WEINSTEIN, J. (2006): Mental health service users in quality assurance. In: *Health Expectations*, 9, S. 98–109.

WEISSMAN, M. M.; BLAND, R.; JOYCE, P. R. u. a. (1993): Sex differences in rates of depression: cross-national perspectives. In: *Journal of Affective Disorders*, S. 29: 77–84.

WEISSMAN, M. M.; BLAND, R. C.; CANINO, G. J. u. a. (1996): Cross-national epidemiology of major depression and bipolar disorder. In: *The Journal of the American Medical Association*, 276, S. 293–299.

WITTCHEN, H. U.; MÜLLER, N.; SCHMIDTKUNZ, B. u. a. (2000): Erscheinungsformen, Häufigkeiten und Versorgung von Depressionen. In: *Fortschritte der Medizin*, 118, Suppl I, S. 4–10.

WOOD, J. (1995): The challenge of individual rights. In: *British Journal of Psychiatry*, 166, S. 417–420.

World Health Organization (1973): International Pilot Study of Schizophrenia (IPSS). Genf.

World Health Organization (1977): Apartheit and Mental Health Care. Genf.

World Health Organization.(1979): Schizophrenia. An International Follow-up Study. New York.

World Health Organization (2005): Mental Health Declaration for Europe. Genf.

WUNDERINK, L.; NIENHUIS, F. J.; SYTEMA, S. u. a. (2007): Guided discontinuation versus maintenance treatment in remitted first-episode psychosis: relapse rates and functional outcome. In: *Journal of Clinical Psychiatry*, 68, S. 654–661.

YUDOFSKY, S. C.; HALES, R. E. (2002): Neuropsychiatry and the Future of Psychiatry and Neurology (Editorial). In: *American Journal of Psychiatry*, 159, S. 8.

ZUBIN, B. J.; SPRING, B. (1977): Vulnerability – a new view of schizophrenia. In: *Journal of Abnormal Psychology*, 86, S. 103–126.

Der Autor

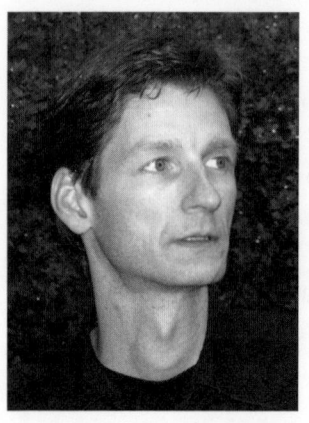 Stefan Weinmann, Jahrgang 1971, Dr. med., Facharzt für Psychiatrie und Psychotherapie und Gesundheitswissenschaftler, arbeitet in der Sozialmedizin und Epidemiologie an der Charité Berlin im Bereich der psychiatrischen Versorgungsforschung.
Seine psychiatrische Ausbildung absolvierte er in Mannheim und später in Düsseldorf und Günzburg bei Ulm.
Die unterschiedlichen Interessen und Perspektiven der psychiatrischen Versorgung konnte er während der klinischen Arbeit, in wissenschaftlichen Projekten, in der Entwicklung von Behandlungsleitlinien, aber auch in Entscheidungsgremien der Krankenkassen und Ärzte studieren.

Viele Personen trugen durch Anregungen und Rückmeldungen zum vorliegenden Buch bei. Nur einige seien genannt:

Thomas Becker verdankt er den Beweis, dass Sozialpsychiatrie und sozialpsychiatrische Forschung in Deutschland durchaus möglich sind – und eine Gesprächskultur, die hierzulande oft vermisst wird. Markus Koesters, Reinhold Kilian, Bernd Puschner, Silvia Krumm, David Sudnow und Volkmar Aderhold ist er dankbar für vielfältige Anregungen und für einen kritischen Blick auf Autoritäten. Bernd Hippler und Carmen Weinmann verdankt er die Unterstützung für ein selbstkritisches Urteil sowie Stefan Lange und anderen einen kritischen Blick auf Studien und Veröffentlichungen.

Das wichtigste Korrektiv aber waren die Betroffenen und Psychiatrie-Erfahrenen. Von ihnen durfte er lernen, wie sie angesichts der Verunsicherungen durch die psychische Erkrankung, die über sie hereinbrach, ihre unkonventionellen Wege verfolgten, mit den ihnen zur Verfügung stehenden Ressourcen kämpften und sich oft nicht mit der Rolle abfanden, die man ihnen zuwies. Sie zeigten ihm immer wieder, wie wichtig der Perspektivwechsel ist, und wie nötig es auch ist, im psychiatrischen Handeln innezuhalten und die Behandlung zu hinterfragen.